儿科血液及肿瘤疾病专科医师手册

名誉主编　王天有

主　　编　郑胡镛　吴润晖　马晓莉

副 主 编　金　玲　张　蕊　张瑞东

编者名单　(以姓氏笔画为序)

于皎乐　马　洁　马晓莉　马静瑶　王　冬　王　凯
王　营　王希思　田　硕　邢天禹　巩文玉　刘　怡
刘曙光　苏　雁　李　刚　李　君　李斯慧　杨　菁
吴　颖　吴润晖　张　梦　张　雪　张　蕊　张大伟
张元元　张永红　张利强　张瑞东　陈　慧　陈振萍
林　巍　岳志霞　金　玲　金　眉　郑胡镛　赵　文
赵　倩　赵云泽　赵晓曦　段　超　段彦龙　姜　锦
姚佳峰　秦茂权　高　超　黄　爽　黄　程

编者单位：首都医科大学附属北京儿童医院

U0212249

人民卫生出版社
·北　京·

版权所有，侵权必究！

图书在版编目（CIP）数据

儿科血液及肿瘤疾病专科医师手册 / 郑胡镛，吴润晖，马晓莉主编 . —北京：人民卫生出版社，2021.4
ISBN 978-7-117-29183-5

I. ①儿…　II. ①郑…②吴…③马…　III. ①小儿疾病—血液病—诊疗—手册②小儿疾病—肿瘤—诊疗—手册
IV. ①R725.5-62 ② R730.5-62

中国版本图书馆 CIP 数据核字（2020）第 186467 号

人卫智网　**www.ipmph.com**	医学教育、学术、考试、健康，	
	购书智慧智能综合服务平台	
人卫官网　**www.pmph.com**	人卫官方资讯发布平台	

儿科血液及肿瘤疾病专科医师手册
Erke Xueye ji Zhongliu Jibing Zhuanke Yishi Shouce

主　　编：郑胡镛　吴润晖　马晓莉
出版发行：人民卫生出版社（中继线 010-59780011）
地　　址：北京市朝阳区潘家园南里 19 号
邮　　编：100021
E - mail：pmph @ pmph.com
购书热线：010-59787592　010-59787584　010-65264830
印　　刷：三河市潮河印业有限公司
经　　销：新华书店
开　　本：889 × 1194　1/32　　印张：13.5　　插页：4
字　　数：350 千字
版　　次：2021 年 4 月第 1 版
印　　次：2021 年 5 月第 1 次印刷
标准书号：ISBN 978-7-117-29183-5
定　　价：69.00 元

打击盗版举报电话：010-59787491　E-mail：WQ @ pmph.com
质量问题联系电话：010-59787234　E-mail：zhiliang @ pmph.com

主编简介

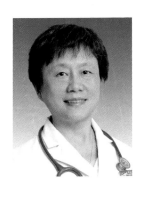

郑胡镛 教授

主任医师、博士研究生导师。担任首都医科大学附属北京儿童医院血液肿瘤中心主任，白血病专业学术带头人。

担任中国医师协会儿科医师分会儿童血液肿瘤专业委员会主任委员、北京医学会血液学分会委员、《中华儿科杂志》编委、《中国小儿血液与肿瘤杂志》副主编、*Blood Research* 编委。入选北京市科技新星计划、"十百千"卫生人才百人计划、新世纪百千万人才，为卫生系统高层次人才学科带头人、北京市卫生系统首批"登峰"人才计划负责人、儿童血液病与肿瘤分子分型北京市重点实验室主任。

现已从事儿科医疗、科研及教学工作29年，研究方向为"儿童和青少年白血病的多学科综合治疗"及"白血病基因学分型和个性化治疗"。在团队的共同努力下，首都医科大学附属北京儿童医院对急性淋巴细胞白血病的治愈率达80%以上、对急性髓细胞白血病的治愈率达70%以上。在临床工作中推行白血病的综合治疗，引进WHO提出的生物 - 心理 - 社会 - 医学多学科诊治模式，使患儿不仅可获得躯体疾病治愈，更可获得精神心理的康复，明显提高了患儿的生存质量。在科研方面，注重转化医学研究，承担科技部863计划、国家自然科学基金、市局级科研项目和国际合作项目25项，发表论文一百余篇。参与编撰专著二十余部。在教学方面，承担首都医科大学儿科学系和肿瘤学系的教学工作，培养硕士研究生和博士研究生三十余名。

主编简介

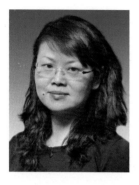

吴润晖 教授

主任医师、博士研究生导师,担任首都医科大学附属北京儿童医院血液肿瘤中心副主任、首都医科大学血液病学系副主任。

担任中国血友病治疗协作组成员及儿科组负责人、中国免疫学会血液免疫分会委员。

专业方向为儿童出凝血。主要工作内容包括先天性出血性疾病、获得性出凝血疾病、血栓性疾病诊治。从事儿童出凝血性疾病工作近30年,具有丰富的临床工作经验。主持和参与了多项国家级和省部级有关儿童出凝血的临床科研项目。已发表核心期刊论文百余篇及SCI期刊论文十余篇。

主编简介

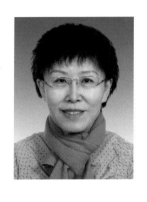

马晓莉　教授

主任医师、博士研究生导师，担任首都医科大学附属北京儿童医院血液肿瘤中心副主任、实体瘤专业组长。

担任国际小儿肿瘤学会（SIOP）会员、美国临床肿瘤学会（ASCO）会员、中国临床肿瘤学会（CSCO）会员、中国抗癌协会小儿肿瘤专业委员会委员、中国医师协会儿科医师分会小儿血液肿瘤专业委员会委员、中国医师协会循证医学专业委员会儿科学组委员、海峡两岸医药卫生交流协会眼科专业委员会视网膜母细胞瘤学组委员、中国抗癌协会小儿肿瘤专业委员会委员。担任《中华实用儿科临床杂志》《中国小儿血液与肿瘤杂志》编委等。

曾在香港威尔斯亲王医院儿童癌症中心和美国圣朱迪儿童研究医院进修儿童肿瘤的诊治和管理。从事儿内科工作三十余年，专业方向为儿童实体肿瘤化疗与管理。于2006年底创建了首都医科大学附属北京儿童医院血液肿瘤中心肿瘤内科专业组（实体瘤专业组），是全国首个专注于儿童实体肿瘤的内科团队。负责完成了中国儿童及青少年横纹肌肉瘤诊疗建议的制定和发布。参与完成了中国抗癌协会小儿肿瘤专业委员会多种儿童实体瘤诊疗建议的修订。近5年以第一作者或责任作者发表论文九十余篇，其中SCI论文16篇。作为负责人主持科研项目6项。主编、副主编专著2部。参与了包括《诸福棠实用儿科学》（第8版）在内的多部专著的编写。

副主编简介

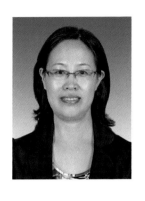

金　玲　教授

首都医科大学附属北京儿童医院主任医师。北京儿童医院淋巴瘤专业组成员。《国际输血及血液学杂志》编委。专业方向为小儿血液肿瘤，包括淋巴瘤、白血病及儿童常见血液病等。参与全国儿童淋巴瘤的临床诊治和科学研究工作。是首都医科大学附属北京儿童医院淋巴母细胞瘤方案的主要制定人之一。擅长儿童淋巴瘤的诊治。

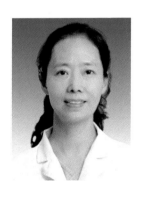

张　蕊　教授

首都医科大学附属北京儿童医院主任医师。担任中华医学会儿科学分会血液学组青年委员副组长、全国儿童EB病毒感染协作组副组长、中国医师协会循证医学专业委员会儿科学组委员、中国研究型医院学会儿科学专业委员会青年委员、全国噬血细胞综合征协作组委员、国际组织细胞协会会员。专业方向为儿童组织细胞疾病和慢性活动性EB病毒感染。作为课题或分课题负责人承担国家级及省部级课题6项，作为第一作者和通讯作者发表核心期刊和SCI论文三十余篇。参编《诸福棠实用儿科学》(第8版)、《噬血细胞综合征》;参译《儿童淋巴瘤》等专著。

副主编简介

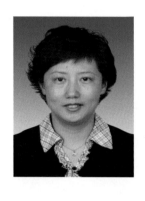

张瑞东　教授

首都医科大学附属北京儿童医院主任医师。担任第 16、17 届中华医学会儿科学分会血液学组秘书及青年委员、中国医师学会儿科医师分会血液学组副秘书长、北京医学会输血医学分会第 3 届委员会妇儿输血组委员。担任《中华儿科杂志》通讯编委、《中国小儿血液与肿瘤杂志》编委。发表论文二十余篇,参编著作十余部。承担及参与过国家自然科学基金、国家"十一五""十二五"攻关、北京市教育委员会重点项目、北京市科学技术委员会、北京市局级课题等共 16 项。获北京市科学技术进步奖三等奖 1 项,北京医学奖三等奖 1 项。申请专利 2 项。

序

    1976年，白血病患儿的疾苦深深触动了一位天使的内心——已52岁的胡亚美教授毅然投身于儿童白血病的诊治及研究工作，并带领团队在国内率先开始了儿童白血病的临床试验治疗。自二十世纪八十年代以来，我国儿童白血病的治疗取得了初步成效，治愈率从不足40%提升至80%左右。

    桃李不言，下自成蹊。首都医科大学附属北京儿童医院几代血液人执梦想与信念，迎难而上，信步杏林。如今，首都医科大学附属北京儿童医院血液肿瘤中心通过四十余年的积淀，对血液肿瘤疾病已形成了深刻的认识和丰富的临床经验，这也是本书的精华所在。而从胡亚美院士一直传承下来的"制胜血液肿瘤疾病、让更多患儿健康幸福"的信条，更是成为编写《儿科血液及肿瘤疾病专科医师手册》的初衷。

    本书由首都医科大学附属北京儿童医院血液肿瘤中心专家组倾力编撰，共11章。全书以临床应用为出发点，围绕一线临床医师实际所需，从临床检查、诊断、分级、治疗等方面对儿童血液及肿瘤性疾病进行讲解，在突出经验传承的同时，不乏对血液及肿瘤疾病前沿知识的介绍，浓缩了各位编者们宝贵的临床经验。

    本书得到了首都医科大学附属北京儿童医院血液肿瘤中心临床医师、科研人员和临床检验技师的大力支持，感谢所有作者与支持者的努力，感谢所有医学前辈的奉献，特别致谢胡亚美院士。

    本书内容难免有不足之处，望读者们提出宝贵意见！

王天有

中华医学会儿科学分会主任委员

中国医师协会儿科医师分会副会长

2021年4月

前　言

　　谁要能看透孩子的生命，就能看到埋埋在阴影中的世界，看到正在组织中的星云和方在酝酿的宇宙。儿童的生命是无限的，它是一切。

——罗曼·罗兰

　　孩子，是这个世界的精灵。能作为一名儿科大夫，去知晓他们的疾苦，去托扶他们的生命，去洞悉他们的笑与泪，无疑是崇高和幸运的。我国约有 13.5 万儿科医师，其中近一半处于 35 岁以下，在国家大力推进全科医师制度而且儿童血液肿瘤问题逐渐凸显的背景下，儿科医师对儿童血液肿瘤专科的临床学习需求不断升高。

　　鉴于此，我们总结了多年临床实践经验，结合儿童血液肿瘤学最新进展和一线医师在临床中遇到的困惑、困难，以临床应用为基点对疾病进行多方位讲解，内容包括红细胞、白细胞、血小板、组织细胞等血液细胞的疾病；白血病、淋巴瘤、实体瘤等肿瘤性疾病；造血干细胞移植；血液重症感染等并发症处理；输血等支持治疗；血液实验室检查等。考虑到大多数儿科医师对儿童血液肿瘤疾病不熟悉，我们还加入了大量图表，以便于理解和记忆。

　　儿科医师的成长道路是艰辛的，是充满质疑和挑战的，可当看到孩子们绽放笑容的那一刻，谁又能说自己的这些付出是不值得的呢？宝剑锋从磨砺出，梅花香自苦寒来。我们感谢儿童血液肿瘤学前辈们积累的宝贵的精神财富，同时也希望《儿科血液及肿瘤疾病专科医师手册》这本书能成为我国儿科同仁们应对儿童血液及肿瘤疾病的实用宝典。

本书汇集了首都医科大学附属北京儿童医院血液肿瘤中心多位专家多年的临床及教学经验,历经多次审核校验,力求准确、精细。本书出版之际,恳切希望广大读者在阅读过程中不吝赐教,欢迎发送邮件至邮箱 renweifuer@pmph.com,或扫描封底二维码,关注"人卫儿科学",对我们的工作批评指正,以期再版修订时进一步完善,更好地为大家服务。

主　编
2021 年 4 月

目 录

第一章

白 血 病

第一节 白血病概述

白血病(leukemia)是儿童时期最常见的恶性肿瘤,15岁以下儿童白血病的发病率为4/10万左右。急性白血病约占95%,慢性白血病只占3%~5%。20世纪70年代以来,由于多药联合化疗方案的实施,白血病成为第一个通过化疗手段可治愈的肿瘤性疾病。目前儿童急性淋巴细胞白血病的治愈率已达80%以上;急性髓细胞白血病的总体治愈率已达70%左右,其中急性早幼粒细胞白血病的治愈率已达90%以上。

【临床表现】白血病细胞占据骨髓,抑制了正常红系、粒系和巨核系血小板(platelet,Plt)的生成,所以临床表现有贫血、发热和出血;白细胞的髓外浸润可以表现为关节疼痛、肝脾淋巴结肿大、绿色瘤及中枢神经系统异常等。

1. **贫血** 多为轻、中度贫血。表现为面色苍白,但有时皮肤颜色较深掩盖贫血表现,故一定要检查结膜和甲床是否苍白,询问患儿是否常诉头晕、乏力、气短、食欲减退等伴随症状。

2. **发热** 60%的白血病患儿有发热表现。因白血病细胞丧失了正常白细胞的功能,所以患儿容易并发感染。另外,肿瘤细胞可以释放致热原,导致瘤性发热。因此,抗生素治疗虽然可以暂时缓解症状,但总体上效果不佳。

3. **出血**　约 50% 的患儿表现为皮肤出血点(斑)、牙龈出血或鼻出血。

4. **髓外浸润表现**　肝脾大(60%~68%)、淋巴结肿大(50%)、骨关节疼痛(20%)。急性髓细胞白血病的患儿可以出现绿色瘤,这是由于髓性白血病细胞在骨膜(尤其是眼眶骨膜)下或软组织内浸润,因瘤细胞含绿色过氧化物酶、肿块呈圆形隆起似瘤而得名。伴有中枢神经系统浸润的患儿,可有颅内压增高表现,如头痛、恶心、呕吐、嗜睡,甚至昏迷。

【实验室检查】

1. **血常规**　红细胞和血小板减少,白细胞可以增高,也可以减低,有时外周血可以见到幼稚血细胞。

2. **骨髓穿刺或活检**　是诊断白血病的必行检查。骨髓涂片形态学(morphology)显示相应类型的幼稚细胞明显增生,但有少数患儿骨髓增生低下。除形态学(morphology)检查外,还需将骨髓穿刺液进一步行免疫学(immunology)、细胞遗传学(cytogenetics)和分子生物学(molecular biology)检查,即 MICM 诊断分型。

3. **细胞化学染色**　用组织化学染色检测细胞内糖原、过氧化物酶、脂酶等,以协助区分不同类型的白血病。

【诊断及鉴别诊断】根据病史、临床症状和体征,特别是血象、骨髓象检查,白血病的诊断不难。骨髓穿刺或活检提示幼稚细胞 ≥ 20% 即可诊断白血病,但由于白血病的临床表现不具特异性,所以应与以下疾病鉴别:

1. **再生障碍性贫血**　是骨髓造血功能衰竭所导致的全血细胞减少,患儿肝脾淋巴结无肿大,骨髓造血增生低下,无幼稚细胞增多。

2. **类白血病反应**　当机体遭受感染或中毒等刺激时,造血系统反应性增生,白细胞总数增高,外周血中性粒细胞核左移并出现幼稚细胞(多为中晚幼粒细胞),但患儿血小板不减少,且中性粒细胞碱性磷酸酶活性常明显增高,可与白血病鉴别。当原发病去除后,血象即恢复正常。

3. **传染性单核细胞增多症** 患儿表现为发热、肝脾淋巴结肿大,血液中出现的异常淋巴细胞可被误认为白血病细胞。但此病为良性病,EB 病毒 IgM 抗体阳性或 IgG 抗体滴度明显增高,血清嗜异凝集反应阳性,骨髓无幼稚细胞增生。

4. **风湿性关节炎** 当白血病细胞浸润骨关节引起肿痛时,被误诊为风湿性关节炎的情况并不少见。当患儿出现发热、关节疼痛、尤其血常规提示有贫血和 / 或血小板减少时,应行骨髓检查与白血病鉴别。

5. **其他肿瘤细胞骨髓浸润** 如神经母细胞瘤、肾母细胞瘤、横纹肌肉瘤等的骨髓浸润,需与白血病鉴别。典型的神经母细胞瘤细胞在骨髓呈菊花团样分布,嗜铬素 A(CgA)染色阳性,GD2 抗原阳性。但目前肾母细胞瘤、横纹肌肉瘤细胞无特异抗原标志,此时应行腹部 B 超或 CT 以协助诊断。

【治疗原则】儿童白血病的治疗以化疗为主,只有少数高危患儿需要放疗或造血干细胞移植。白血病的个性化治疗和靶向治疗是未来的治疗方向。

1. **化学药物治疗** 化疗的原则是多药联合和多疗程治疗,化疗强度及方案根据临床危险度分组而定。虽然各组治疗方法有所不同,但治疗原则不变:诱导缓解治疗后予以强化治疗(或称巩固治疗)和维持治疗,以此消除残留的白血病细胞。中枢神经系统白血病的预防治疗开始于临床早期,其治疗时间根据患儿的复发风险、全身治疗强度和是否使用了颅脑放射而定。白血病治疗常用的化疗药物见表 1-1。

2. **放射治疗** 目前已不用于预防治疗,但对中枢神经系统白血病复发患儿,仍然推荐使用放射治疗,但照射剂量可以低至18Gy。对初诊即有睾丸白血病患儿,如果已给予有效的全身化疗,则应避免进行睾丸的放射治疗。

表1-1 白血病治疗常用的化疗药物

药名		作用机制	毒副作用
环磷酰胺	cyclophosphamide	抑制 DNA 合成	骨髓抑制、脱发、出血性膀胱炎
柔红霉素	daunorubicin	抑制 DNA 和 RNA 合成	骨髓抑制、心脏毒性等
阿霉素(阿柔比星)	adriamycin	抑制 DNA 和 RNA 合成	骨髓抑制、心脏毒性等
去甲氧柔红霉素(伊达比星)	idarubicin	抑制 DNA 合成	骨髓抑制、心脏毒性等
长春新碱	vincristine	抑制 DNA 合成	周围神经炎、脱发
足叶乙苷(依托泊苷)	VP-16	抑制 DNA 和 RNA 合成	肝肾损害等
替尼泊苷	VM-26	破坏 DNA,阻断 G_0 和 M 期	骨髓抑制、肝肾损害等
左旋门冬酰胺酶	L-asparaginase	分解门冬酰胺,溶解淋巴细胞	过敏反应、肝损害、出血、胰腺炎等
阿糖胞苷	cytarabine	抑制 DNA 合成,作用于 S 期	骨髓抑制、脱发等
氨甲蝶呤	methotrexate	抑制叶酸辅酶,抑制 DNA 合成	骨髓抑制、黏膜炎
6-巯基嘌呤	6-mercaptopurine	抑制嘌呤合成,抑制 DNA 和 RNA 合成	骨髓抑制、肝损害
泼尼松	prednisone	溶解淋巴细胞	库欣综合征、高血压、骨质疏松
地塞米松	dexamethasone	溶解淋巴细胞	同泼尼松

3. **造血干细胞移植** 异基因造血干细胞移植是强化治疗的最佳方法，但移植相关风险也较高，达 30% 左右。异基因移植对极高危或对初始治疗反应差的患儿的生存率有明显的改善。

4. **靶向治疗及细胞免疫治疗** 最经典的靶向治疗是酪氨酸激酶抑制剂（tyrosine kinase inhibitors，TKI）甲磺酸伊马替尼，以及目前已发展到第二代、第三代的酪氨酸激酶抑制剂。嵌合抗原受体（chimeric antigen receptor，CAR）T 细胞治疗是目前认为最有前景的免疫治疗方法，已用于治疗白血病、淋巴瘤、神经母细胞瘤等恶性肿瘤，特别是 CD19 CAR-T 细胞治疗复发 / 难治性儿童急性淋巴细胞白血病（acute lymphoblastic leukemia，ALL）取得了 70% 以上缓解率的效果。

5. **并发症的治疗**

（1）感染：是白血病最常见的并发症，也是导致白血病患儿死亡的最主要原因。一旦患儿出现感染早期征象如发热，必须马上给予广谱抗生素，三代头孢联合或不联合氨基糖苷类治疗是常见的经验性用药。当白血病患儿出现粒细胞缺乏伴发热时，应重拳出击，采用降阶梯使用抗生素的原则。多数粒细胞缺乏伴发热患儿的感染灶不明显，所以一旦发热应及时抽取血培养（双瓶送检）以尽早明确病原，对因治疗。此外，医疗中心必须建立严格的消毒管理制度，防止交叉感染。医务人员每次接触患儿前后应洗手或消毒，患儿每天应进行口腔清洁如刷牙或漱口，进行会阴部坐浴。应定时对室内空气、地面进行消毒，有条件的可将患儿置于层流室内。

（2）出血：是白血病的另一常见并发症，是仅次于感染的致死原因。两者可以同时存在并相互影响。血小板数量减少及其质量异常、血管通透性改变、凝血机制异常是引起出血的原因，应积极对症支持治疗。

（3）高白细胞治疗：当白细胞 >100 × 10^9/L 时，称为"高白细胞血症"，多见于 T- 系急性淋巴细胞白血病，急性单核细胞白血病或急性粒单细胞白血病。对高白细胞患儿应给予大量水化治疗,小剂量阿糖胞苷或联合羟基脲治疗可以降低白细胞。凝血异常时要给予充足的血小板和新鲜冰冻血浆输注。但应避免浓缩红细胞输注,因可加重高白细胞黏滞综合征。

(4)高尿酸血症:尽可能促进尿酸溶解、排出或中和尿酸。包括液体疗法及药物治疗,特别注意监测尿量,注意出入量平衡,监测电解质。

1)水化碱化:全天液量 2 500~3 000ml/m²,其中 2/3 液量静脉输入,1/3 量口服。初诊患儿一般不予以碱化治疗,必要时给予 5% 碳酸氢钠溶液 80~120ml/m²,用 5% 或 10% 葡萄糖溶液稀释 3~5 倍至 1/2 张或 1/3 张。

2)别嘌醇:10mg/(kg·d),分 3 次口服至外周血白细胞降至正常水平。

3)尿酸氧化酶:每次 0.15mg/kg+ 生理盐水 50ml,静脉注射,30 分钟。需注意:①检查 G-6-PD,如果有酶缺陷,不能用尿酸氧化酶;②仅给予水化(3 000~3 500ml/m²),不含钾;③禁用碱性液(防止磷酸盐结晶);④禁用别嘌醇、钙剂、磷酸肌酸保心药物(防止磷酸盐结晶)。

(5)高钾血症:是肿瘤溶解综合征中最危及生命的一种急重并发症,必须马上处理。

1)静脉给予葡萄糖和胰岛素:可使 K^+ 由细胞外暂时回到细胞内,10% 葡萄糖溶液 5~10ml/kg,每 4~5g 糖可加入 1U 胰岛素,静脉滴注 30 分钟,几小时内可使血钾降低 1~2mmol/L。

2)静脉注射葡萄糖酸钙:仅能对抗高钾引起的心脏毒性,静脉缓慢推注 10% 的葡萄糖酸钙每次 1ml/kg,加等量 5% 或 10% 葡萄糖溶液稀释,推注时间 >30 分钟。

3)静脉输注碳酸氢钠:通过 H^+-K^+ 交换使细胞外液的 K^+ 暂时进入细胞内。剂量为 5% 的碳酸氢钠 80~120ml/m²,用 5% 或 10% 葡萄糖溶液稀释 3 倍,20~30 分钟输入,可在 1 小时左右降低血钾浓度。对于酸中毒患儿效果最好,但不宜用于血容量过多的患儿。

4）透析：通过上述方法治疗血钾仍进行性升高应考虑透析治疗。

（6）低钙血症：10% 葡萄糖酸钙溶液 1~2ml/（kg·次），加等量 5% 或 10% 葡萄糖溶液注射液，>30 分钟静脉推注。注意推注过快可引起心搏骤停，漏出血管可引起局部组织坏死。

（7）化疗毒副作用：蒽环类药物累积剂量 >300mg/m^2 时，可出现远期心脏毒性，尤其对年幼儿童更易造成心脏损害，因此应限量使用蒽环类药物。大剂量阿糖胞苷可造成严重的眼、口腔和肠道的黏膜炎，因此用药期间应给予类固醇激素眼药水预防治疗。胃肠道反应是化疗药物普遍存在的毒副作用。

6. **心理治疗和提高生存质量** 白血病给患儿及其家庭带来巨大的心理压力和精神创伤，并将改变他们今后的生活方式。首先要消除患儿和家长关于白血病是不治之症的错误观念，明确白血病是一种可治愈的恶性肿瘤，树立战胜疾病的信念。白血病治疗不仅包括躯体疾病的治疗，更应同步进行心理、家庭和社会等方面的干预。心理关怀是每个医护工作者的职责，应贯穿于治疗及随访过程中。一个真心的微笑、一句温暖的话语，就能起到融冰化霜之功效。我们不仅要治愈孩子的躯体疾病，更要让他们获得心理的健康和回归社会的能力。

（郑胡镛）

第二节　急性淋巴细胞白血病

急性淋巴细胞白血病（acute lymphoblastic leukemia，ALL）是儿童最常见的恶性肿瘤，占儿童白血病的 75%~80%，主要起源于 B 系或 T 系淋巴祖细胞，白血病细胞在骨髓异常增生和聚集并抑制正常造血，导致贫血、血小板减少和中性粒细胞减少；白血病细胞也可侵及髓外组织引起相应病变。近年来采用多药联合强化疗及靶向治疗等方法，儿童 ALL 的治愈率可达 85%

以上。

【诊断及危险度分型】

1. **临床表现** 发热、贫血、出血和白血病细胞脏器浸润是急性淋巴细胞白血病重要的临床特征。

(1)发热、贫血、出血:由于原始幼稚淋巴细胞异常增殖抑制正常造血,可出现由于血红蛋白、血小板、中性粒细胞减少引起的 1 项或 2 项以上的临床症状、体征。如血红蛋白减少出现贫血,呈进行性加重,常见乏力、苍白、活动后气促、嗜睡等,查体时发现面色、甲床、眼睑结膜不同程度的苍白;血小板减少引起皮肤黏膜出血点、瘀斑、鼻出血、牙龈出血等,出血为常见的早期症状;中性粒细胞减少可出现感染、发热,发热常为首见症状,热型不定,约占 50%~60%。

(2)白血病细胞浸润表现:70%~80% 的患儿有不同程度的肝脾、淋巴结的肿大。

1)纵隔淋巴结肿大常见于 T 淋巴细胞白血病,可造成呛咳、呼吸困难、上腔静脉综合征和上纵隔综合征等。

2)中枢神经系统白血病:早期通常仅在脑脊液检查中发现白血病细胞,晚期可见脑神经麻痹、偏瘫、脑炎、脑膜炎、脊髓炎或末梢神经炎等。

3)睾丸肿大可单侧或双侧,局部肿硬或者阴囊积水会出现阴囊无痛性肿大。明显的睾丸症状在初诊时发生率较低,仅为 2%,多见于急性淋巴细胞白血病缓解期。T-ALL 合并纵隔肿块、高白细胞的婴儿及青少年易睾丸受累。

4)白血病细胞浸润眼眶、视神经、视网膜、虹膜、角膜或者结膜,眼前房积脓会使眼部受累。眼部出血及白血病细胞在视网膜或者视神经沉积是 ALL 最初的表现,其他眼部症状常发生在复发时,约 10% 复发患儿出现眼部累及症状。

5)骨髓及关节浸润所致疼痛,可有胸骨、长骨的压痛。原因为小儿骨髓多为红髓易被白血病细胞侵犯,大量白血病细胞增生、压迫和破坏邻近骨质及骨膜浸润。

6)其他少见的浸润：当白血病细胞浸润皮肤可有结节、肿块及斑丘疹等；浸润唾液腺、腮腺可有相应肿大等；脊髓硬膜外压迫少见，但后果严重，需及时发现并立即化疗，给予高剂量的糖皮质激素治疗以防止永久性的下肢瘫痪发生。

2. **MICM 诊断分型** 实验室检查是诊断急性白血病的重要手段。包括外周血细胞计数和分类及骨髓形态学、细胞化学染色、免疫学及细胞遗传学、分子生物学检测即 MICM 诊断分型。

(1)形态学

1)外周血细胞计数及分类：多数患儿的表现为不同程度的贫血，红细胞数也会相应减少，贫血一般属于正细胞正色素性。大部分患儿会出现血小板减少，甚至低于 $10 \times 10^9/L$，极少数患儿血小板数可正常，甚至增加。白细胞数常增加，多在 $(30~50) \times 10^9/L$，少数可达到 $100 \times 10^9/L$ 以上，部分患儿初诊时白细胞正常或减低。血涂片中可见数量不等的原始及幼稚淋巴细胞，白细胞计数减少者外周血不易见到幼稚细胞。

2)典型的骨髓形态学表现：为骨髓液无油滴及小粒，骨髓增生明显或极度活跃，少数可呈增生活跃或减低，增生减低者常伴有骨髓纤维化。骨髓中原始及幼稚细胞 ≥ 20%，高者达 90% 以上。粒细胞系、红细胞系及巨核细胞系三系明显减低甚至缺如。按照 FAB(French-American-British)分型，根据细胞大小、核浆比例、核仁大小及数目、胞质嗜碱程度将急性淋巴细胞白血病分为 L1~L3 三型，因上述分型与 ALL 疗效及预后无明显相关性，现临床上已忽略。

3)ALL 组化检查：过氧化物酶染色(POX)和苏丹黑染色(SB)阴性，糖原染色(PAS)常 ±~+++，多为粗大颗粒或呈小珠、团块状。酸性磷酸酶(ACP)染色，T 淋巴细胞白血病常阳性。

(2)免疫学：应用系列单克隆抗体对白血病细胞进行标记，常用多参数流式细胞仪进行分析，确定白血病类型。目前 ALL 主要分为 T 细胞系和 B 细胞系两大类，儿童 ALL 主要以 B 细胞型为主，占 80%。根据白血病细胞表达的不同异常表型，免疫分型大致分为 B 前体、成熟 B 以及 T 淋巴细胞表型。按分化阶段不同，B 前体细胞型 ALL 主要分为早期前 B、普通 B、前 B 三种类型，具体免疫表型特征见表 1-2。欧洲白血病免疫分型工作组推荐将 T-ALL 免疫表型分为：早前 -T（$cCD3^+$，$sCD3^-$，$CD1a^-$，$CD2^+$，$CD5^-$，$CD7^+$，$CD34^-$）；前 T/ 未 成 熟 -T（$cCD3^+$，$sCD3^-$，$CD1a^-$，$CD2^+$，$CD5^+$，$CD7^+$，$CD34^-$）；皮质 -T（$cCD3^+$，$sCD3^{+/-}$，$CD1a^+$，$CD2^+$，$CD5^+$，$CD7^+$，$CD34^-$）；成熟 -T（$cCD3^+$，$sCD3^+$，$CD1a^-$，$CD2^+$，$CD5^+$，$CD7^+$，$CD34^-$）。在 WHO 造血与淋巴组织肿瘤分类（2016）中，早期 T 前体（early T cell precursor，ETP）ALL 是暂命名的一种类型，以独特的免疫表型为特征：$cCD3^+$、$sCD3^-$、$CD1a^-$、$CD2^+$、$CD5dim^+$（<75%）、$CD7^+$，干细胞和 / 或粒系标志阳性包括 HLA-DR、CD13、CD33、CD34 或 CD117，约占 T-ALL 的 15%。

表 1-2	急性 B 细胞型淋巴细胞白血病免疫表型特征				
型别	HLA-DR	CD19	CD10	Cyµ	SmIg
Ⅰ（早期前 B）	+	+	−	−	−
Ⅱ（普通 B）	+	+	+	−	−
Ⅲ（前 B）	+	+	+	+	−
Ⅳ（成熟 B）	+	+	+	−	+

注：Cy，cytoplasmic（胞质）；Sm，surface membrane（膜表面）

（3）细胞遗传学：应用染色体显带技术进行核型分析，以发现白血病细胞染色体数目异常及易位、倒位、缺失等结构改变。90% 以上的 ALL 具有克隆性染色体异常。染色体异常主要包括数量异常和结构异常。数量异常：①超二倍体：约占 ALL 的 1/4，以 B 前体 ALL 多见，至少非随机增加 5 条染色体，多以 4、6、10、14、17、18、21、X 染色体异常多见，染色体数目 51~67 或 DNA 指数 >1.16，与预后良好相关。②亚二倍体：较少见，染色体数目 <44 条或 DNA 指数 <0.81，预后不理想。亚二倍体根据

染色体数目进一步分为多个亚型:近单倍体(NH)ALL:24~30条染色体,低亚二倍体(LH)ALL:31~39条染色体,高亚二倍体ALL(40~43条染色体)和近二倍体ALL(44~45条染色体)。亚二倍体的白血病细胞因有PI3K/mTOR和MEK-ERK信号通路活化,而对PI3K抑制剂敏感。

染色体结构异常:常见的染色体结构异常包括t(12;21)、t(1;19)、t(9;22)、11q23等。21号染色体内部扩增(iAMP21)是WHO造血与淋巴组织肿瘤分类(2016)中暂命名的一种类型,此类白血病的特点是21号染色体的部分扩增,FISH的 *RUNX1* 基因探针典型地检测到5个或更多的基因拷贝,或者在单个异常的21号染色体的中期检测到3个或更多的拷贝,在扩增区域基因组测序证实了导致序列扩增和异常基因的复杂的重组 iAMP21在B-ALL中占2%,多见于年长儿,中位年龄为10岁,初诊低白细胞(中位数 $5 \times 10^9/L$)通常核型复杂伴有多种异常,如X染色体扩增、-7、*ETV6* 以及 *RB1* 基因缺失等,30岁以上少见,ALL柏林法兰克福蒙斯特(Berlin-Frankfiirt-Mtinster,BFM)2000方案经验:按标危治疗预后差,强化治疗了减少复发。

(4)白血病相关基因:常采用PCR或FISH检测白血病的相关基因,目前急性淋巴细胞白血病常见基因包括 *TEL-AML1*、*E2A-PBX1*、*BCR-ABL1*、*MLL* 重排、*SIL-TAL1*、*TCRα*、*TCRβ* 等。预后良好的基因包括 *TEL-AML1*,预后差的基因包括 *BCR-ABL1*、*MLL* 重排等。除上述白血病相关基因外,近年来研究确定了几组患者,其中一组患者尽管缺乏 *BCR-ABL1* 融合基因,但其基因表达谱与费城染色体阳性(Ph⁺)B-ALL类似,被归类为费城染色体样(Ph样)B-ALL(或 *BCR-ABL1* 样B-ALL),预后差。Ph样疾病是常见的高风险B-ALL,在美国国家癌症研究所(National Cancer Institute,NCI)高危患者中占到了20%以上。Ph样疾病的发病率随着年龄的增加而增加,NCI表为患者中10%~20%以上的青少年发病,在年轻人中有明显发病高峰,超过30%的人将发生Ph样ALL。新一代测序技术破译Ph样

ALL 基因组特征,根据细胞因子受体及存在激酶融合类型将 Ph 样 ALL 分为 5 种亚类型:*CRLF2* 过表达、*ABL* 类基因重排、*JAK2* 重排、*EPOR* 重排、激活 JAK-STAT 或 MAPK 信号通路序列突变以及缺失及其他罕见激酶的突变。

肌细胞增强因子 2D 重排(*MEF2D* 重排)在儿童 B-ALL 中占 3%~4%,几乎全部出现在 B 前体细胞 ALL 病例中,发生在年龄较大的儿童中,中位年龄 12.1 岁;免疫表型可见 $CD10^-$、$CD38^+$,融合基因有 *MEF2D-BCL9*、*MEF2D-HNRNPUL1*、*MEF2D-SS18*、*MEF2D-FOXJ2*、*MEF2D-DAZAP1*、*MEF2D-CSF1R* 等,患儿复发风险很高,且对化疗反应不敏感,是预后不良的一个标志,中高危型。*MEF2D* 重排导致 HDAC9 过表达,提示 HDAC 抑制是 *MEF2D* 重排患儿潜在的治疗策略,即对组蛋白去乙酰化酶抑制剂(如 panobinostat)敏感。

锌指 384 重排(*ZNF384* 重排)见于 4%~5% 儿童 B-ALL 中,常见的有 *TCF3-ZNF384*、*EP300-ZNF384*、*CREBBP-ZNF384*、*TAF15-ZNF384*,ZNF384 ALL 通常被诊断为带有髓系抗原表达的 B-ALL 或 B/ 髓系混合型急性白血病,提示 B/ 髓系造血潜能的祖细胞的转化而来,*ZNF384* 易位患者通常表现为 CD10 不表达或低表达、CD13 和 / 或 CD33 异常表达的 B-ALL;高表达 *GATA3*、*CEBPA* 和 *CEBPB*,但不同的 *ZNF384* 伙伴基因表现出不同的临床特征,*TCF3-ZNF384* 融合基因患者半数以上白细胞计数较高且化疗不敏感,是 *ZNF384* 融合者中复发率最高的亚型,预后较差。*ZNF384* 重排其特征是上调 JAK-STAT 通路,这提示使用该通路抑制剂治疗可能有好处,HDAC 抑制剂可能有效。

T-ALL 中涉及 *TAL1*、*KMT2A*、*MLLT10*、*TLX1* 和 *TLX3* 的重排。*CDKN2A/B* 缺失突变发生在近 50% 的 T-ALL 中,*PTEN* 的缺失突变出现在 20% 的 T-ALL 中。最常见的突变基因是参与正常 T 细胞发育的跨膜受体 *NOTCH1*,在 70% 的患者中存在。泛素连接酶基因、*FBXW7*、活化信号通路和表观遗传调控因子的突变也很常见。

3. **中枢神经系统白血病诊断** 中枢神经系统白血病（central nerve system leukemia,CNSL）在 ALL 发病时或治疗过程中往往缺乏临床症状,仅在脑脊液（cerebro-spinal fluid,CSF）行常规检测时发现异常,但需与细菌感染和药物所致化学性脑膜炎区别。CNSL 在 ALL 停药时,早期有颅压增高如头疼或呕吐症状,后期出现脑神经麻痹、脑炎症状如嗜睡甚至昏迷。

（1）CNSL 诊断

1）诊断时或治疗过程中以及停药后脑脊液中白细胞（white blood cells,WBC）计数 ≥ 5 个 /μl,同时在脑脊液离心涂片标本中以白血病细胞为主,或白血病细胞所占比例高于外周血幼稚细胞百分比。

2）或有脑神经麻痹症状。

3）或有影像学检查（CT/MRI）显示脑或脑膜病变。

4）排除其他病因引起的中枢神经系统病变。

（2）CNSL 脑脊液的分级:根据脑脊液细胞学（包括脑脊液细胞计数及细胞形态学）、临床表现和影像学检查结果,将 CNS 分为以下 3 级:

1）CNS1 :需要同时符合以下 3 项:①脑脊液中无白血病细胞;②无 CNS 异常的临床表现,即无明显的与白血病有关的脑神经麻痹;③无 CNS 异常的影像学（CT/MRI）依据。

2）CNS2 :符合以下任何 1 项:①腰椎穿刺无损伤即脑脊液不混血,红细胞（red blood cell,RBC）: 白细胞（white blood cell,WBC）≤ 100 : 1 时,脑脊液中 WBC 计数 ≤ 5 个 /μl,并见到明确的白血病细胞;②腰椎穿刺有损伤即脑脊液混血（RBC:WBC>100 : 1）,CSF 中见到明确的白血病细胞;③腰椎穿刺有损伤并为血性 CSF,如初诊白细胞数 >50 × 10^9/L 则归为 CNS2。

3）CNS3（即 CNSL）: ① CSF 中 RBC:WBC ≤ 100 : 1,WBC>5 个 /μl,并以白血病细胞为主,或白血病细胞所占比例高于外周血幼稚细胞百分比;②或有其他明确病因的脑神经麻痹;③或 CT/MRI 显示脑或脑膜病变,并除外其他中枢神经系统疾病。

4. 睾丸白血病的诊断   ALL 男童在经历规范化疗特别是静脉注射大剂量氨甲蝶呤后，睾丸白血病（testis leukemia，TL）的发生明显降低，常发生在白血病停药后、不治疗或不规则治疗的白血病晚期。ALL 患儿表现为睾丸单侧或双侧肿大，质地变硬或呈结节状，缺乏弹性感，透光试验阴性，超声检查可发现睾丸呈非均质性浸润灶，活组织检查可见白血病细胞浸润。

5. 危险度分型   根据初诊时临床特征如年龄、白细胞数、肿瘤细胞遗传学、分子生物学特征以及早期治疗反应进行临床危险度分型。国内外各治疗组主要采用德国 BFM 与美国国家卫生研究院（National Institutes of Health，NIH）分型方法。国内各协作组通常分 3 型即低（标）危组、中危组、高危组。根据临床危险度不同组别采用不同强度的治疗方案。表 1-3 为中国儿童白血病协作组 ALL2018 方案（China Childhood Leukemia Group，CCLG-ALL2018 方案）临床危险度分型。

【鉴别诊断】

1. 类白血病反应   可有肝脾大，血小板减少，末梢血象中偶见中晚幼粒及有核红细胞，但本病往往存在感染灶，当原发病控制后，血象即恢复。

2. 传染性单核细胞增多症   为 EB 病毒感染所致，可有肝脾、淋巴结肿大，发热，血清嗜异凝集反应阳性，EBV 抗体阳性，白细胞增高并出现异型淋巴细胞，但血红蛋白及血小板计数正常，骨髓检查无白血病改变。

3. 再生障碍性贫血   出血、贫血、发热和全血细胞减少与白血病低增生表现有相似点，但本病不伴有肝脾、淋巴结肿大，骨髓细胞增生低下，无幼稚细胞增生。

4. 风湿与类风湿关节炎   风湿与类风湿关节炎常见发热、关节痛，为游走性及多发性，轻者仅有关节痛而无局部关节红、肿、热、痛，这与首发症状为关节痛而无明显血液学改变的急性淋巴细胞白血病易混淆，遇不典型病例应争取尽早行骨髓检查鉴别。

表1-3 CCLG-ALL2018方案的临床危险度分型

标危	中危	高危
必须满足以下所有条件： 1. 年龄≥1岁且<10岁。 2. WBC<50×10⁹/L（无法监测微小残留病（minimal residual disease，MRD）。 3. 非CNS2、CNSL(CNS3)或/和睾丸白血病。 4. 非中高危组细胞遗传学、分子生物学特征。 5. MRD标准： (1) 诱导治疗d15*MRD<1×10⁻³。 (2) 诱导治疗d33 MRD<1×10⁻⁴。 (3) 巩固治疗前MRD<1×10⁻⁴。	符合以下1项或多项： 1. 年龄≥10岁。 2. 初诊最高WBC≥50×10⁹/L（无法监测MRD）。 3. CNS2、CNSL(CNS3)或/和睾丸白血病。 4. E2A-PBX1/t(1;19)。 5. iAMP21。 6. Ph+ALL。 7. Ph样ALL。 8. ZNF384重排。 9. IKZF1缺失（且诱导治疗d33：MRD<1×10⁻⁴）。 10. T-ALL。 11. 诱导治疗d15骨髓M2(5%≤原淋+幼淋<20%，且d33骨髓M1(原淋+幼淋<5%)(无法监测MRD)。 12. 且符合MRD的IR标准： (1) 诱导治疗d15：1×10⁻³≤MRD<1×10⁻¹。 (2) 诱导治疗d33：1×10⁻⁴≤MRD<1×10⁻²。 (3) 巩固治疗前MRD<1×10⁻⁴。	符合以下任何1项或多项： 1. t(4;11)(MLL-AF4)或其他MLL基因重排阳性。 2. 低二倍体（≤44）或者DI指数<0.8。 3. IKZF1缺失（且诱导治疗d33 MRD≥1×10⁻⁴）。 4. MEF2D重排。 5. TCF3-HLF/t(17;19)(q22;p13)。 6. 诱导治疗d15骨髓M3（原淋+幼淋≥20%），d33骨髓未完全缓解M2及M3（原淋+幼淋≥5%）（无法监测MRD）。 7. 诱导治疗d33 评估时纵隔肿瘤灶没有缩小到最初肿瘤体积的1/3。巩固治疗前仍存在瘤灶者列入高危。 8. 符合以上1项或符合MRD HR标准任1项： (1) 诱导治疗d15 MRD≥1×10⁻¹。 (2) 诱导治疗d33 MRD≥1×10⁻²。 (3) 巩固治疗前MRD≥1×10⁻⁴。

注：*d：天，举例：d15，即15天

5. **与合并骨髓浸润的其他小圆形细胞肿瘤鉴别** 如与骨髓细胞无典型的菊花团样改变的神经母细胞瘤鉴别,两者免疫表现不同,髓外瘤块占位不同,检测神经元特异性烯醇化酶、尿香草苦杏仁酸等肿瘤细胞标志物可区别。

【治疗】

1. **治疗原则** 当前治疗儿童 ALL 的主要方法是化学治疗(chemotherapy),简称化疗。儿童 ALL 的疗效有很大提高,主要归功于新药的研发与化疗方案的不断优化组合,以及支持治疗、保护隔离、预防 / 治疗感染的发生及多学科多中心联合等综合水平的提高。现代 ALL 治疗模式基于风险度相适的治疗,即:①按不同危险度分型选择方案;②采用早期强化疗,后期弱化疗,加强髓外白血病的预防;③在治疗早期进行治疗反应的评估,调整下一步的化疗强度,体现个性化治疗,分阶段、长期规范治疗的方针;④治疗程序依次是:诱导缓解治疗、早期强化治疗、巩固治疗、延迟强化治疗和维持治疗,总疗程为 2~2.5 年。以下为 CCLG-ALL 2018 方案中前体 B(BCP)-ALL 及 T-ALL 简表(表 1-4、表 1-5)。

表 1-4　CCLG-BCP-ALL 2018 方案简表

治疗阶段	低危	中危	高危
诱导缓解治疗(5 周)	VDLP(DNR 2 剂 PEG-ASP2 剂)	VDLP(DNR 2 剂,PEG-ASP2 剂)	VDLP(DNR4 剂,PEG-ASP2 剂)
早期强化治疗(2~4 周)	CAM × 1 轮	CAML × 2 轮(PEG-ASP 2 剂)	CAML × 2 轮(PEG-ASP2 剂)
巩固治疗(8 周 /7 周)	HD-MTX $2g/m^2$ × 4 轮 +6-MP/VD	HD-MTX $5g/m^2$ × 4 轮 +6-MP/VD	(HR-1′,HR-2′,HR-3′)× 2 轮(PEG-ASP 6 剂)
延迟强化(5~8 周)	VDLD(DNR3 剂,PEG-ASP2 剂)	VDLD(DNR 4 剂,PEG-ASP 2 剂)	VDLD(DNR 3 剂,PEG-ASP2 剂)
	CAM × 1 轮	CAML × 2 轮(PEG-ASP2 剂)	CAML × 1 轮(PEG-ASP1 剂)

续表

治疗阶段	低危	中危	高危
维持治疗	6-MP+MTX/VD（84 周）	6-MP+MTX/VD（79 周 /105 周）	6-MP+MTX/VD（109 周）
总疗程	男女均 2 年（104 周）	女 2 年（104 周），男 2.5 年（130 周）	男女均 2.5 年（130 周）

表 1-5 CCLG-T-ALL 2018 方案简表

治疗方案	中危	高危
诱导缓解治疗（5 周）	VDLD（DNR4 剂，PEG-ASP2 剂）	VDLD（DNR4 剂，PEG-ASP2 剂）
早期强化治疗（4 周）	CAML × 2 轮（PEG-ASP2 剂）	CAML × 2 轮（PEG-ASP2 剂）
巩固治疗（8 周 /7 周）	HD-MTX 5g/m^2 × 4 轮 +6-MP/VD	（HR-1′,HR-2′,HR-3′）× 2 轮（PEG-ASP6 剂）
延迟强化Ⅰ治疗（3 周 +2 周）	VDLD（DNR 3 剂，PEG-ASP2 剂）	VDLD（DNR 3 剂，PEG-ASP2 剂）
	CAML（小）× 2 轮（PEG-ASP2 剂）	CAML × 1 轮（PEG-ASP1 剂）
中间维持（8 周）	6-MP+MTX	无
延迟强化Ⅱ治疗（3 周 +2 周）	VDLD（DNR 3 剂 PEG-ASP2 剂）	无
	CAML（小）× 2 轮（PEG-ASP2 剂）	无
维持治疗	6-MP/MTX+VD（69 周 /95 周）	6-MP/MTX+VD（109 周）
总疗程	女 2 年（104 周），男 2.5 年（130 周）	女、男均 2.5 年（130 周）

2. CNSL 的治疗

(1) 初诊时合并 CNSL 的患儿在诱导治疗中每周 1 次 TIT 治疗,直至脑脊液转阴,至少 5 次。在完成延迟强化治疗后接受颅脑放疗,但 <4 岁不放疗,年龄≥ 4 岁的患儿剂量为 18Gy。

(2) 在治疗中或停药后的 CNSL 复发在进行重新诱导缓解治疗的同时,采用三联鞘注(氨甲蝶呤、阿糖胞苷、地塞米松),第 1 周 3 次(一般在鞘注 2~3 次后 CSF 即转阴),第 2 周 2 次,第 3、4 周各 1 次,以后每 8 周 1 次。在全身强烈化疗,特别是应用含大剂量氨甲蝶呤及阿糖胞苷 3~4 疗程后,采取颅脑放疗。放疗后不再应用大剂量氨甲蝶呤及阿糖胞苷,但仍然需鞘注直至停止全身化疗。对于反复发作的 CNSL 可采用脑室注射法,安置 Ommaya 囊,使药物在蛛网膜下腔充分循环吸收,避免反复腰椎穿刺给患儿带来的巨大痛苦,不影响患儿淋浴甚至游泳,同时便于医务人员操作。

3. 睾丸白血病的治疗 初诊时如合并睾丸白血病(testicular leukemia, TL),应在全身化疗的巩固治疗结束后进行活检,确定是否需睾丸放疗。TL 复发后,一般做双侧睾丸放疗,剂量为 20~26Gy,对年龄较小的幼儿采用 12~15Gy,可保护正常的性腺功能。在做 TL 治疗的同时根据治疗的阶段,重新调整全身化疗方案。

4. 造血干细胞移植 造血干细胞移植不是治疗 ALL 的主要手段,目前大多数机构对于儿童 ALL 患儿的早期血液复发、对早期治疗反应差的 T-ALL 患儿及诱导缓解治疗后具有 MRD 高水平或 MRD 持续阳性的患儿(除外 1~5 岁并同时具有超二倍体 >50 或 *ETV6-RUNX1* 的患儿)是明确的移植候选患儿。移植并不能提高其他类型极高危白血病的疗效,包括婴儿白血病及具有 *MLL* 基因重排的白血病。自体造血干细胞移植在儿童 ALL 中与高复发率相关,在多数研究中并不能显示出比化疗有更高的生存率,因此多数研究者不推荐使用自体移植。

5. 靶向及免疫治疗 随着对基因表达谱、DNA 拷贝数变化及表观遗传学改变的高通道全基因组分析的到来,最新一代全基因组与转录本测序技术为白血病的发生与耐药以及新白血病亚型的识别带来了新的视野,并将为治疗带来新靶点,新的核苷类似物如氯法拉滨和奈拉滨,现在已经成为治疗白血病的化疗药物之一。在 Ph$^+$ 患儿使用甲磺酸伊马替尼和其他 ABL 激酶抑制剂治疗是白血病分子治疗的标准。利妥昔单抗(抗 CD20)和依帕珠单抗(抗 CD22)已经用于治疗复发 / 难治性 B-ALL,尤其是结合了抗 CD19 与抗 CD3 特异性的双重特异性抗体构建产物——博纳吐抗体(blinatumomab),这种双特异性 T 细胞衔接蛋白通过将 T 细胞上的 CD3$^+$ 受体与 CD19 结合起作用,它能使全面复发或难治的儿童 / 成人患者的完全缓解率达 30%~40%。对于化疗敏感但 MRD$^+$ 的 CR 患者,70%~80% 可获得 MRD$^-$,美国食品药品管理局(Food and Drug Administration,FDA)批准它治疗 Ph$^+$ 和 Ph$^-$ 的复发 / 难治性 B-ALL 及成人和儿童第一次或第二次缓解但是 MRD ≥ 0.1% 时使用。对于 NOTCH-1 信号通路突变的 T 细胞 ALL 患者来说,γ- 分泌酶抑制剂可能是一个有吸引力的治疗干预。鲁索替尼(ruxolitinib)可能在 JAK-STAT 信号增加的 ALL 治疗中起效。CD30(本妥昔单抗,brentuximab)在部分复发 / 难治性 T-ALL 病例中成为一种有效的治疗选择。

　　最近利用基因工程技术构建了表达靶向嵌合抗原受体(chimeric antigen receptor,CAR)的 T 细胞,用此 CAR-T 细胞过继免疫治疗在复发 / 难治性 B-ALL 中取得了突破性进展,CAR-T19 应用最多,疗效也较肯定。CAR 治疗与抗体治疗不同,CAR-T 细胞输注会针对肿瘤细胞上的相应抗原大量扩增,可在体内维持几个月甚至几年,CAR-T 细胞治疗是一个动态的治疗,并且 CAR-T 细胞可迁移到多个组织器官,包括中枢神经系统。但该疗法的一个潜在长期毒副作用是发生慢性 B 细胞缺乏。目前 CAR-T 细胞治疗已经应用于临床复发 / 难治性病例取得了巨大进步,但仍有较高的治疗失败率,耐药及复发的问题仍然难以克服。尽管部分患者存在严重的 CRS 及罕见的致命性神经毒性风险,对复发/难治性的患者也应考虑使用 CAR-T 治疗,时机最好在疾病复发时,而不是在尝试其他治疗方法失败后。针对 HCT 后复发的患者,应考虑选择 CAR-T 治疗,因为基于 4-1BB 的 CD19 CAR-T 细胞治疗可以使多达一半的患者获得长期缓解,而不需进行第二次移植。美国儿童肿瘤研究组(Child Oncology Group,COG)正在开展一项研究,在巩固后(治疗开始 9~12 周)持续 MRD$^+$ 儿童使用 CAR-T 细胞免疫治疗,目标是改善无事件生存率,同时在至少 50% 的接受治疗的患者中避免造血干细胞移植。随着技术的改进、毒性反应的降低,CAR-T 细胞治疗技术不断演变进步,CAR-T 技术将逐渐走向成熟。

(张瑞东)

第三节　急性髓系白血病

急性髓系白血病(acute myeloid leukemia,AML)占儿童急性白血病的 20% 左右,儿童 AML 可发生于任何年龄,男女之间无差异。AML 在 1 岁以内出现第一个发病高峰,然后逐渐下降,4 岁后处于平台期,发病率为(5~7)/100 万,到青少年期以后 AML 发病率又开始上升。发病机制尚不明确,部分 AML 继发于先天缺陷如唐氏综合征,以及骨髓衰竭性疾病如范科尼贫血等。既往 AML 的治愈率约为 40%,远不及儿童 ALL,近年来采用多药联合强化疗及靶向治疗等方法,儿童 AML 的治愈率可达 70% 以上。

【诊断依据】

1. **临床表现**　AML 的临床表现主要由骨髓造血衰竭和白血病细胞浸润脏器引起。

(1)骨髓造血衰竭的临床表现:贫血、粒细胞和血小板减少。贫血为正细胞正色素性,表现为面色苍白、乏力、头晕和食欲缺乏;粒细胞减少表现为发热、感染;血小板减少可出现皮肤瘀点、瘀斑、鼻出血和牙龈出血。

(2)白血病细胞浸润脏器:常有骨痛、肝脾大、腹胀、牙龈增生、睾丸肿大或视觉障碍(视网膜浸润),当有中枢神经系统白血病时可出现面神经瘫痪。但 AML 的骨痛、关节痛不如 ALL 常见,淋巴结、肝、脾大也不如 ALL 明显。巨大肝脾仅见于小婴儿AML。M3 型常合并严重的出血和 DIC。M4 型、M5 型多发生于小婴儿伴高白细胞、皮肤浸润及伴 CNSL。M6 型的胎儿血红蛋白(HbF)和血红蛋白 H(HbH)多增高。M7 多发生在 3 岁以下特别是伴 Down 综合征的婴幼儿。

白血病细胞聚集成团可以形成肿物,如髓细胞肉瘤或绿色瘤,多见于 M1、M2 型,易误诊为恶性实体瘤。当出现眼眶肿瘤或皮肤浸润灶时,应高度怀疑 AML。

当患儿白细胞明显增多超过 $100 \times 10^9/L$ 即可诊断为高白细胞血症(hyperleukocytosis),并可出现高黏滞综合征(high viscosity syndrome,HVS),表现为呼吸急促(肺栓塞)或抽搐(脑栓塞),这在单核细胞白血病的患儿中更容易发生。

2. **实验室检查**

(1)血液检查:多数患儿的血常规检查有贫血和血小板减少。白细胞数量可高、可低或正常,约 20% 的患儿白细胞数超过 $100 \times 10^9/L$,但中性粒细胞多降低。外周血涂片需仔细观察,有些会出现 Auer 小体,更提示为 AML。所有 AML 患儿均需行凝血功能检查,如果患儿出现 DIC 表现,还需行 D- 二聚体检查。AML 患儿还需常规行尿酸检查,以监测肿瘤溶解综合征的发生。化疗及输血前的其他常规检查还有肝炎病毒 A、B、C,HIV,EBV 及 VZV 等。

(2)骨髓检查:AML 的确诊必须行骨髓穿刺检查,并进行MICM 分型。包括骨髓常规分类、组化、免疫分型、融合基因、突变基因、染色体等。有条件的建议进行 RNA 测序(全转录组测序)。

(3)脑脊液检查:中枢神经系统白血病占白血病的 5%,在起病时可无任何症状,常见于高白细胞、年龄小、单核细胞性及 MLL 基因重排的白血病。腰椎穿刺抽取脑脊液后行离心甩片法检测,如果腰椎穿刺无损伤,WBC>5×10⁶/L 且见幼稚细胞,便可诊断为中枢神经系统白血病。当患儿伴有高白细胞血症或为 APL 时,应避免行腰椎穿刺,以免将白血病细胞带入中枢神经系统。对这类患儿可先行化疗及输注血小板等,使其白细胞下降及 DIC 纠正后再进行腰椎穿刺术。

(4)影像学检查:所有患儿都应行胸片检查。由于白血病患儿的化疗用药具有心脏毒性,因此 ECG 和超声心动图也是必须做的基本检查。根据患儿情况,选择性进行头颅 CT 或 MRI 检查。对于存在髓外受累的患儿应进行瘤灶部位的评估筛查,同时在有条件的情况下建议进行 PET-CT 检查。

(5)病理检查:髓系肉瘤患儿在无骨髓受累的情况下,应进行瘤灶部位病理检查。

3. **诊断分型** 白血病的分型是指导临床选用治疗方案和提示预后的基础。目前采用 MICM,即形态学(morphology)、免疫学(immunology)、细胞遗传学(cytogenetics)和分子生物学(molecular biology)分型。随着人类基因组计划的完成和基因研究的不断进展,基因学分型将是白血病新的分型方向。

(1)形态学分型:也称 FAB 分型,1976 年法、美、英(French-American-British,FAB)三国的血细胞形态学专家讨论制定了白血病的形态学分型,将 AML 分成 M1~M7 共七个亚型,后来又增加了"M0"型。

1)急性髓系白血病微分化型(M0):极少见。骨髓中幼稚细胞占 30% 以上,形态学和细胞化学染色不能证明髓系来源,但免疫方法或电镜能检出髓系表达标志。该型的其他特点有表达 T 细胞相关抗原 CD7 及具有 AML1 基因的突变。

2)急性髓系白血病未成熟型(M1):骨髓中髓系幼稚细胞占 90% 以上,细胞大,核圆、规则,核仁 1 个或数个,胞质少,可有 Auer 小体,MPO(±),无颗粒。

3) 急性髓系白血病部分分化型 (M2): 骨髓中髓系幼稚细胞占 30% 以上, 细胞很大, 核肾形, 核仁 1 个或数个, 胞质量不等, 有细小颗粒及 Auer 小体。

4) 急性早幼粒细胞白血病 (M3): 细胞很大, 核肾形, 核仁 1 个或数个, 胞质量不等, 可有 Auer 小体, 胞质含粗大颗粒是其特征。

5) 急性粒单细胞白血病 (M4): 可以说是 M2+M5, 粒单幼稚细胞各占 20% 以上。骨髓中嗜酸细胞增多时称为 M4Eo。

6) 急性单核细胞白血病 (M5): 骨髓中幼稚单核细胞增多。细胞大, 核不规则, 锯齿状, 核仁少见, 轻度嗜碱, 含天蓝色颗粒。

7) 红白血病 (M6): 骨髓中有核红细胞占 50% 以上, 以原始及早幼红为主, 髓系幼稚细胞占 30% 以上, 粒细胞中可见 Auer 小体。

8) 急性巨核细胞白血病 (M7): 骨髓中原始巨核细胞占 50% 以上, 形态学很难独立诊断, 常需用免疫学等方法协助鉴别。

WHO 2016 年新的分型标准对原 M6 型 (急性红白血病) 进行了修订, 去除了急性红白血病这个概念, 仅保留纯红系白血病这一亚型。此类型髓系原始细胞比值不再以占非红系有核红细胞比例计算, 而改为占骨髓全部有核细胞比值作为判定标准。

以上 FAB 分型只是根据白血病的形态学, 后来随着对 AML 研究的不断深入, 发现了 AML 一系列特异的遗传学和分子学标志。WHO 于 1997、2001、2008、2016 年根据新定义的基因亚型 4 次修订了 AML 的分型标准。WHO 将遗传学及分子学特征整合进分型体系中, 对 AML 预后的评估更具有意义。WHO 经过多次修订完善 AML 分型标准, 不仅将诊断 AML 的幼稚细胞百分率降到 20%, 而且指出即使幼稚细胞未达诊断标准, 但如果具有特异的遗传学和分子学标志, 也应诊断为 AML。

(2) 免疫学分型: CD13、CD33、CD117 是髓系最常见的表达标志, 在 90% 以上 AML 患儿的幼稚细胞上表达。AML 的免疫分型标志有:M0 具有 CD34、TdT、CD7 阳性;M1~M5 表达 CD13、CD33、CD14(多见于 M5)、CD15(M4 型 100% 表达)、HLA-DR、MPO 等髓系标志的 1 种或多种,但 M3 常出现 CD34、HLA-DR 阴性;M6 具有血型糖蛋白 A 或膜收缩蛋白阳性;M7 表达 CD41、CD42b、CD61。

(3)细胞遗传学和分子生物学分型:在儿童 AML 中,可检出 70% 以上的染色体/基因异常。2001 年 WHO 发表了 AML 的遗传学分型,其后在 2016 年又进一步修订,确立了 AML 遗传学及分子学特点。

【鉴别诊断】

1. **急性淋巴细胞白血病**　AML 的临床表现与 ALL 相似,仅用骨髓形态学有时很难鉴别,需行免疫学及遗传分子生物学检查以帮助鉴别。

2. **骨髓增生异常综合征**　当患儿骨髓幼稚细胞比例偏低时,很难鉴别 AML 和 MDS,一般用幼稚细胞占 20% 以上的标准来诊断 AML。当幼稚细胞 <20% 时,如果存在 AML 特异的遗传学变异、高白细胞血症、髓外疾病以及在短时间(2~4 周)内出现病情进展,则应考虑为 AML。鉴别 AML 和 MDS 非常重要,因为后者的治疗通常需要造血干细胞移植(hematopoietic stem cell transplantation,HSCT)。

3. **类白血病反应**　此时外周血可出现幼稚细胞,但本病多见于某些细菌和病毒的严重感染,骨髓细胞分类基本正常,与周围血象表现不同步,其原发病去除后,血象变化可恢复正常。

【治疗】WHO 新的分类方案(2008 年版)对髓系肿瘤和急性白血病提出了遗传学变异的分型,强调新诊断的 AML 需完善遗传学检查后方可开始化疗。最新版 WHO 分类方案(2016 年版)在其基础上又做了更新。由于现代化疗方案的进步,目前 AML 完全缓解率已达 85% 以上,总体生存率已达 70% 以上,这些成绩的获得依赖于高强度的化疗及有力的支持治疗,使致死性的并发症得到了有效控制。目前 HSCT 已很少用于初次缓解的 AML 患儿。

对 AML 患儿应实施强化疗以获得早期缓解和长期生存。应根据初诊时的复发危险度评估给予分层强化疗:当患儿具有良好预后因素时,应避免超强度化疗;反之,当患儿具有不良预后因素时,应给予高强度化疗。遗传学异常和早期治疗反应是评估预后的两个重要方面。2015 年由首都医科大学附属北京儿童医院血液肿瘤中心牵头成立的中国儿童急性髓细胞白血病协作组(Chinese Children's Leukemia Group-AML,CCLG-AML)进行了多中心前瞻性大样本中国儿童 AML 诊治研究,将已通过大宗病例报道得到具有预后提示意义的基因标记引入 CCLG-AML 2015 危险度评估研究中。2019 年 CCLG-AML 方案进一步对危险度分型标准进行了补充和完善,采用最新的危险度分层标准,将 AML 分成三个危险度组,根据危险度分层采取相应化疗方案:

(1) 低危组:t(8 ;21)/*AML1-ETO* 或 *RUNX1-T1RUNX1*、inv(16)或 t(16 ;16)/*CBFβ-MYH11*、正常核型并具有 *NPM1* 突变、正常核型并具有 *CEBPα* 双突变、初诊时 WBC ≤ 100 × 10⁹/L、除外髓系肉瘤、中枢神经系统白血病、睾丸白血病,诱导治疗第一疗程后第 28 天骨髓 MRD<10^{-3}。若无条件行 MRD 检测,则骨髓完全缓解(即原始细胞 <5%)。

(2) 高危组:5 号、7 号染色体单体,5q-、7q-、12p/t(2 ;12)/*ETV6-HOXD*,除外 t(9 ;11)的 MLL 重排,t(6 ;9)/*DEK-NUP214* 或 *DEK-CAN*,t(7 ;12)/*HLXB9-ETV6*,t(9 ;22)/*BCR-ABL1*,t(16 ;21)/*TLS-ERG* 或 *FUS-ERG*,复杂核型(三种及以上遗传学异常,但不包括良好核型),*FLT3-ITD* 突变,*c-KIT* 突变(除外 CBF-AML),*RUNX1* 突变,*TP53* 突变,MDS 转化 AML,治疗相关性 AML,髓系肉瘤,诱导治疗第一疗程后第 28 天骨髓 MRD ≥ 10^{-2}。若无条件行 MRD 检测,则骨髓原始细胞 ≥ 20%。

(3) 中危组:CBF [t(8 ;21)或 inv(16)或 t(16 ;16)]伴 *c-KIT*

突变,除低危、高危组外的患儿。

一旦患儿确诊为 AML,应立即开始治疗,在治疗过程中应监测缓解情况,及时调整危险度。CCLG-AML 2019 方案在第一疗程诱导治疗后第 28 天、第二疗程诱导治疗后第 28 天、巩固治疗后第 28 天(或下一疗程治疗前)进行 MRD 评估,根据 MRD 水平调整危险度。当患儿早期获得缓解并具有良好核型或基因型,便可进行低危方案的治疗,反之,如果患儿早期不缓解或具有不良核型或基因型,则应采用高危方案治疗,其他患儿则采用中危方案治疗。诱导治疗 1~2 个疗程后,患儿应获得完全缓解,其后进入巩固治疗。高危患儿若有合适配型,将在完成第二疗程诱导治疗或第一疗程巩固治疗后考虑行异基因造血干细胞移植。目前国际上巩固治疗疗程一般为 2~5 个疗程,但对于是否进行维持治疗,尚存在争议。大多数研究组认为,如果已给予高强度诱导和巩固治疗,则不推荐维持治疗。中枢神经系统白血病预防治疗是必需的,常规采用鞘内注射化疗药物。在强化疗过程中,积极的支持治疗非常重要,这将有效提高 AML 患儿的生存率。

1. 化学治疗(除外 APL)

(1)诱导治疗:蒽环类药物和阿糖胞苷是最常用于诱导治疗的两类细胞毒性药物。最常用的蒽环类药物有三种,即柔红霉素、去甲氧柔红霉素和米托蒽醌。诱导期蒽环类药物一般用 3 天,柔红霉素剂量为 50~60mg/(m²·d),去甲氧柔红霉素剂量为 10~12mg/(m²·d),米托蒽醌剂量为 10~12mg/(m²·d)。相关研究表明,这三种蒽环类药物没有疗效差异。阿糖胞苷一般用 7~10 天,剂量为 100~200mg/m²,每天 1 次或 2 次静脉滴注。上述组合被称为"3+7"或"3+10"诱导方案。儿童 AML 治疗方案中,在诱导期常加用依托泊苷(VP16)。近来我国成人 AML 多中心协作组及儿童 AML 协作组采用基于高三尖杉酯碱的诱导方案治疗 AML,取得了显著进步,并成为具有中国特色的 AML 化疗方案。虽然各国诱导方案不尽相同,但儿童 AML 初次缓解率均能达到 85% 以上。多数研究组重复 1 次诱导治疗,当患儿骨髓恢复后即开始第二轮诱导治疗,一般在初次诱导治疗后第 4 周左右。如果初次诱导治疗后骨髓缓解不理想,如 15 天幼稚细胞 >15%,也可提前进行第二轮诱导治疗。

(2)缓解后巩固治疗:对维持 AML 的缓解非常必要。巩固治疗一般为 2~4 个疗程,化疗药物与诱导期不尽相同。大剂量阿糖胞苷有助于增加 AML 尤其是 CBF-AML 的疗效。有些协作组方案除了采用大剂量阿糖胞苷,还加用依托泊苷或米托蒽醌联合用药。目前尚无证据表明巩固治疗采用多少疗程合适。关于 AML 的维持治疗,多数研究组认为如果已在诱导和巩固期进行了强化疗,就没有必要进行维持治疗,但 BFM 协作组一直坚持采用维持治疗 1 年。总体来说,AML 诱导和巩固治疗最少不应少于 4 个疗程。

2. **髓细胞肉瘤治疗** 髓细胞肉瘤或粒细胞肉瘤是髓外白血病的表现形式,占 AML 的 2%~4%。髓细胞肉瘤可为首发表现,可以单发,也可同时伴有骨髓浸润。此时即使骨髓幼稚细胞 <20%,也应诊断为 AML 而不是 MDS。眶部绿色瘤多见于 AML t(8;21)。皮肤(皮肤白血病)、淋巴结、骨或软组织均可受累。髓细胞肉瘤的患儿即使骨髓幼稚细胞 <5%,也应同样进行高强度的 AML 方案化疗。经过系统化疗后,多数肿瘤反应良好并消失,不需局部放疗。但如果治疗后肿瘤仍不消退,可采用局部放疗。由于对这种罕见情况很难开展临床研究,目前仍不确定放疗是否获益。

3. **中枢神经系统白血病治疗** 约有 5%~10% 的 AML 患儿初诊时即有中枢神经系统(central nervous system,CNS)受累。对所有 AML 患儿,均需进行 CNS 疾病预防治疗,否则 CNS 疾病复发率很高。鞘注化疗药是常规治疗方法,可行单剂阿糖胞苷或单剂氨甲蝶呤鞘注,也可行三联鞘注,即阿糖胞苷 + 氨甲蝶呤 + 类固醇激素。对已有 CNS 白血病的患儿,给予每周 2 次鞘注直至脑脊液幼稚细胞消失。AML 患儿的鞘注总次数没有统一规定,许多中心在每个疗程治疗期间至少给予 1 次鞘注,因此鞘注总次数在 4~10 次之间。如果患儿已接受大剂量阿糖胞苷和鞘注化疗,则无需进行颅脑放疗。

4. **造血干细胞移植**　随着强化疗的实施,AML 的疗效已相当好,甚至好于自体造血干细胞移植,因此现在自体造血干细胞移植已不再是治疗 AML 的首选治疗方式。异基因造血干细胞移植曾一度被认为是治疗 AML 的最佳选择,后来随着大规模临床研究的开展,发现对于低危险组且获得首次缓解的 AML 患儿,采用化疗而不行移植也能获得相似的疗效。对中危和高危组 AML,采用化疗还是移植仍有争论。当 AML 患儿选择移植治疗时,一般在巩固治疗第 1~2 疗程后进行,这样的缓解状态使移植效果更好。

5. **靶向治疗**　吉妥单抗(gemtuzumab ozogamicin,GO)是一种由人源化抗 CD33 单克隆抗体与卡奇霉素(calicheamicin)组成的缀合药物,该药靶点为 AML 患者中检测到的 CD33 阳性白血病细胞。英、美、法等临床试验发现,在 GO 联用诱导治疗的情况下,患者的诱导缓解率及长期缓解率虽然没有明显增加,但 GO 治疗组患者的无复发生存期及整体生存期方面明显延长。但是,不良遗传型患者未能从 GO 中取得临床获益。

6. **肿瘤细胞免疫治疗**　针对 AML 的 CD123、CD33 等的CAR-T 细胞免疫治疗虽然还处于临床试验阶段,但为复发 / 难治性的儿童 AML 提供了一种潜在的有效治疗手段。

【预后】随着化疗方案的改进及有效的支持治疗,AML 的5 年无事件生存率不断提高,国际上各协作组的报道虽不尽相同,但均达到 60% 左右,有的高达 75%,特别是 APL 的生存率达 90% 以上。但值得注意的是,蒽环类药物的累积剂量也很高,多数 >300mg/m^2,有的达到 500mg/m^2;阿糖胞苷的用量也在增加,超过 30g/m^2;其他药物如依托泊苷的评估尚不肯定。约有30% 的 AML 患儿复发,复发患儿的再次缓解率较低、预后较差,推荐进行异基因造血干细胞移植。

【诊治要点】

1. **关于病史和查体** 详细询问患者起病情况、症状(有无感染、贫血、出血、骨痛、体重减轻等表现),要求提供入院前辅助检查的完整资料,需要注意血象及白细胞水平。明确治疗过程,化疗药物使用时间、剂量以及评估检查的情况。入院专科查体应注意皮肤黏膜、浅表淋巴结、心、肺、腹、神经系统及四肢关节,男孩应注意观察睾丸情况,有占位的需要测量大小及性状。

2. **化疗前评估** 务必在化疗前完善 MICM 分型评估检查,包括骨髓常规分类、组化、免疫分型、融合基因、突变基因、染色体等。存在髓系肉瘤的患儿需有至少两家三级甲等医院病理检测结果。化疗前还需进行完善的瘤灶、感染灶筛查及脏器功能评估,请影像学、耳、鼻、喉、口腔科等会诊。必要时需行 PET-CT 检查。

3. **关注 AML 相关急症** 高白细胞血症患儿易出现肿瘤溶解综合征、弥散性血管内凝血及呼吸功能不全,注意监测生化、肝肾功能、凝血功能、血常规,需积极采取大剂量水化、尿酸氧化酶,纠正异常凝血功能(输注血小板、血浆等),使用羟基脲及小剂量 Ara-C 减积治疗等措施。对于中性粒细胞减少性发热患儿,需高度重视,完善血培养检查,立即给予经验性广谱抗生素治疗,采用降阶梯式治疗策略,以三代头孢为主,联合应用抗革兰氏阳性菌的抗生素,如万古霉素,以及采用抗真菌治疗。根据微生物学结果调整治疗方案。

4. **疾病活动度监测** 在化疗不同阶段,应进行动态骨髓缓解、分子生物学监测评估,完善重要脏器功能检查。停药后需进行血常规检查,停药 3~6 个月内行骨髓缓解情况评估。

5. **远期并发症的随访** 肿瘤患儿远期存在继发第二肿瘤、代谢综合征、肥胖、智力减低、神经认知功能损害等并发症的可能。远期动态随访、及时干预可改善患儿生存质量。

(于皎乐)

第四节 急性早幼粒细胞白血病

急性早幼粒细胞白血病(acute promyelocytic leukemia, APL)是急性髓系白血病的一种特殊亚型,占儿童髓细胞白血病的10%左右,易见于青少年人群。APL存在特异性染色体易位t(15;17)(q22;q21),形成特异的 *PML-RARα* 融合基因。APL临床表现凶险,起病及治疗过程中容易发生出血和栓塞而引起死亡。近二十年来,由于全反式维甲酸(ATRA)及砷剂的临床应用,APL已成为可以治愈的白血病之一,90%以上的APL患儿可以被治愈。

【诊断依据】

1. **临床表现** 典型的急性早幼粒细胞白血病通常以各种出血为临床表现。病情凶险,起病及治疗过程中容易发生出血和栓塞而引起死亡。白血病的其他临床表现如发热、贫血、骨痛等亦可发生。

2. **实验室检查**

(1)血常规:可有贫血和血小板减少,白细胞数量可升高、减低或正常,外周血涂片可见早幼粒细胞。白细胞升高的程度与APL的危险度及分层治疗密切相关。

(2)凝血功能检查:因APL患儿经常以出血倾向、DIC起病,凝血象检查及监测非常重要。包括纤维蛋白原(Fib)、凝血酶原时间(PT)、活化的部分凝血活酶时间(APTT)、纤维蛋白原降解产物(FDP)及D-二聚体。

(3)骨髓检查:细胞形态学可见异常的颗粒增多的早幼粒细胞增生,大于20%即可诊断APL,常见呈柴捆状的Auer小体。APL的细胞化学具有典型特征,表现为过氧化酶强阳性,非特异性酯酶强阳性,且不被氟化钠抑制,碱性磷酸酶和糖原染色(PAS)呈阴性或弱阳性。

(4)免疫分型:典型的APL表达CD13、CD33、CD117和

MPO,不表达或弱表达 CD3、CD7、CD14、CD64、HLA-DR、CD34、CD56。

(5)细胞遗传学:包括常规染色体和荧光原位杂交(FISH)检测。两种技术可检测约 90% 以上典型的 t(15 ;17)和约 5% 不典型易位。常规染色体检测还可发现除 t(15 ;17)以外的染色体异常。FISH 可快速报告,利于尽早靶向治疗。1%~2% 的 APL 有变异型 t(11 ;17)(q23 ;q21)/*PLZF-RARα*,更少见的变异型染色体易位有 t(5 ;17)(q35 ;q21)/*NPM-RARα*、t(11 ;17)(q13 ;q21)/*NuMA-RARα*、dup(17)(q21.3-q23)/*STATSb-RARα*。前 2 种易位的患者对 ATRA 敏感,但 ATRA 对 *STATSb-RARα* 融合基因阳性患者无效。

(6)分子生物学

1) *PML-RARα* 融合基因:RQ-PCR 可检出 99%APL 患者的 *PML-RARα* 融合基因。检测 *PML-RARα* 融合基因是诊断 APL 的最特异、敏感的方法之一,也是 APL 治疗方案选择、疗效分析、预后分析和复发预测最可靠的指标。

2)基因突变:部分 APL 患儿可伴有 *FLT3-ITD* 突变,多与早期高白细胞血症以及早期死亡相关。

【诊断标准】符合以下条件 1+2 或 1+3 即可确诊:

1. 骨髓细胞形态学 AML-M3(FAB 分型)。

2. 染色体或 FISHt(15 ;17)。

3. 分子生物学检测 *PML-RARα* 阳性。

【危险度分层】主要依据外周血白细胞和分子生物学特征:

1. **低危组** WBC<10×10^9/L。

2. **高危组** WBC ≥ 10×10^9/L,或 *FLT3-ITD* 突变者,或低危组维持治疗前未达到分子生物学缓解。

【治疗方案】依据 APL 的危险度进行分层治疗。低危组 APL 患儿接受 ATRA 联合砷剂的靶向去化疗治疗,而高危组 APL 患儿在接受 ATRA 联合砷剂靶向治疗同时,还接受蒽环类药物为代表的减化疗治疗。

（一）诱导治疗

1. **低危组** 全反式维甲酸（ATRA）+ 砷剂［三氧化二砷（ATO）或复方黄黛片（RIF）］。

（1）ATRA：15~25mg/（m²·d），每天 2 次或每天 3 次，口服，第 1~28 天，骨髓形态学证实为 APL 时立即给药。

（2）ATO/RIF：ATO 0.15mg/（kg·d）（最大剂量 10mg/d），静脉滴注，第 1~28 天；或 RIF 50~60mg/（kg·d），每天 2 次或每天 3 次，口服，第 1~28 天。分子生物学证实 *PML-RARα* 融合基因阳性时给药，建议 1 周内给药。

2. **高危组** ATRA+ 砷剂 + 蒽环类药［去甲氧柔红霉素（IDA），或柔红霉素（DNR）］。

（1）ATRA+ 砷剂（剂量和给药时间同上）。

（2）IDA/DNR：IDA 10mg/（m²·d），静脉滴注，隔天 1 次，2~3 次；或 DNR 40mg/（m²·d），静脉滴注，隔天 1 次，2~3 次。

（二）缓解后巩固治疗

1. **低危组** ATRA+ 砷剂（ATO/RIF）。

（1）ATRA：15~25mg/（m²·d），每天 2 次或每天 3 次，口服，第 1~14 天。

（2）RIF/ATO：RIF 50~60mg/（kg·d），每天 2 次或每天 3 次，口服，第 1~14 天；或 ATO 0.15mg/（kg·d）（最大剂量为 10mg/d），静脉滴注，第 1~14 天。

2. **高危组** ATRA+ 砷剂（ATO/RIF）+ 蒽环类药物（IDA/DNR）（如果高危组在诱导后分子生物学已转阴，可以不用蒽环类药物）。

（1）ATRA：15~25mg/（m²·d），每天 2 次或每天 3 次，口服，第 1~14 天。

（2）RIF/ATO：RIF 50~60mg/（kg·d），每天 2 次或每天 3 次，口服，第 1~14 天；或 ATO 0.15mg/（kg·d）（最大剂量 10mg/d），静脉滴注，第 1~14 天。

（3）IDA/DNR：IDA 10mg/（m²·d），静脉滴注，隔天 1 次，1~2

次;或 DNR 40mg/(m²·d),静脉滴注,隔天 1 次,1~2 次。

3. 巩固后评估

(1)评估时间:低危组和高危组的巩固治疗疗程均为 28 天,即从用药开始计算,第 28 天行骨髓穿刺及融合基因评估,然后进入下一个疗程。

(2)若分子生物学(*PML-RARα*)缓解,进入维持治疗。

(3)若分子生物学(*PML-RARα*)不缓解,按原巩固方案重复 1 次,第 28 天再做评估。如分子生物学转阴,进入维持治疗;如分子生物学仍阳性,进入强化方案:

1)原低危组患儿:IDA 10mg/(m²·d),静脉滴注,隔天 1 次,2~3 次;或 DNR 40mg/(m²·d),静脉滴注,隔天 1 次,2~3 次。

2)原高危组患儿:IDA+Ara-C[IDA 10mg/(m²·d),隔天 1 次,3 天],Ara-C 100mg/m²,12 小时 1 次,7 天。

若分子生物学缓解,进入维持治疗。若分子生物学仍阳性,原低危组可重复 1 次高危组强化方案(IDA+Ara-C),原高危组患儿建议血干细胞移植或更强化疗(HDAra-C 为主的方案)。

(三)缓解后维持治疗

1. ATRA 15~25mg/(m²·d),每天 2 次或每天 3 次,口服 1 周、停 1 周,依次循环。

2. RIF/ATORIF 50~60mg/(kg·d),每天 2 次或每天 3 次,口服 2 周、停 2 周,依次循环;或 ATO 0.15mg/(kg·d)(最大剂量 10mg/d),静脉滴注,用 2 周、停 2 周,依次循环。

3. 每 8 周为 1 个疗程。低、高危组均为 4 个疗程。

4. 维持阶段 *PML-RARα* 融合基因出现阴转阳情况的处理:

(1)IDA[10mg/(m²·d),静脉滴注,隔天 1 次,3 天]与 ATO+ATRA(维持方案)交替,循环 2~3 次。

(2)根据融合基因监测结果调整,总 ATO 不超过 6 个疗程(包括诱导治疗)。

(3)如监测持续阳性,建议异基因造血干细胞移植。

5. 停药后出现阴转阳(持续 2 次以上结果)情况处理 建

议行异基因造血干细胞移植。

（四）中枢神经白血病的防治

诱导期务必待 DIC 控制后，再行鞘注。诱导期 0~1 次，巩固治疗 1 次，维持期每 3~6 个月 1 次，共 1~2 次。确诊 CNSL 后退出该方案。鞘注年龄与药量见表 1-6。

表 1-6　APL 患儿年龄与鞘注用药

月龄	Ara-C	Dex
<12	15mg	2.5mg
12~36	25mg	2.5mg
>36	35mg	5mg

（五）减积治疗

若初诊 WBC 或诱导后 WBC>10×10^9/L，可选择以下药物进行减积治疗：

1. 羟基脲 10~40mg/（kg·d），2~3 次 /d（使用不超过 2 周）。

2. 阿糖胞苷 40~100mg/m²，静脉滴注，6 小时，每天 1 次或每 12 小时 1 次（使用不超过 7 天）。

3. 高三尖杉酯碱 1mg/m²，静脉滴注，每天 1 次（使用不超过 5 天）。

4. 高危组加用蒽环类。

（六）融合基因的监测

检测 *PML-RARα* 融合基因是诊断 APL 的最特异、敏感的方法，也是 APL 治疗方案选择、疗效分析、预后分析和复发预测最可靠的指标。因此，在整个 APL 治疗过程中监测 *PML-RARα* 融合基因十分必要。通常在诱导期第 0、28 天，巩固治疗期每个巩固治疗的第 28 天，维持治疗期以及停药时监测，停药后每 6 个月 1 次，直至停药后 2 年。

（七）砷剂安全性监测

砷剂是指三氧化二砷，即砒霜的主要成分，需要定期监测治疗期间砷剂的有效浓度,用药量尽可能控制在满足临床有效血药浓度的最低剂量,从而最大程度地降低砷剂对脏器功能的损害。因此每次用药前需常规监测肝肾功能、心肌酶谱、心电图、心超检查等。对于砷剂排泄的监测包括血、尿、头发、指甲砷剂浓度的监测。

【并发症处理】

1. **分化综合征**　分化综合征(differentiation syndrome,DS)是使用诱导分化剂(维甲酸、砷剂)后出现的常见并发症,一般在用药后 2~3 天发生,通常在初诊或复发时,与 WBC>10×10^9/L 并持续增长有关。表现为不能解释的发热、体重增加、外周性水肿、肺间质性浸润的呼吸困难、胸腔和心包积液、间断性低血压、急性肾衰竭等,严重时可危及生命,故需密切观察,及时处理。

(1)一旦出现分化综合征,应立即使用类固醇激素:常用地塞米松 10mg/(m^2·d)(最大量 10mg/d),分 1~2 次使用,症状好转后应减停,一般不超过 2 周。

(2)根据患儿病情判断是否需要减量或暂停诱导剂,或只单独使用砷剂。

(3)积极对症治疗:如甘露醇降低颅内高压、疼痛控制、保持大便通畅等,症状改善后逐渐恢复治疗剂量。

2. **弥散性血管内凝血**　对于出血倾向明显、凝血功能异常者,输注单采血小板(Plt)以维持 Plt ≥ 50×10^9/L;输注纤维蛋白原(Fib)、凝血酶原复合物和冰冻血浆维持 Fib>1.5g/L,PT 和 APTT 值接近正常。每天监测 DIC 直至凝血功能正常。如有器官大出血,可应用重组人凝血因子Ⅶ。

3. **化疗药物毒副作用监测及治疗**　蒽环类化疗药物、砷剂等造成心脏毒性、肝肾功能损害、化疗后骨髓抑制,均为较常见毒副作用。据此除对症性心脏、肝、肾营养治疗外,应控制蒽环类化疗剂量,累积剂量不超过 350mg/m^2。少数病例监测到胰腺功能受损。

【小结】急性早幼粒细胞白血病,已经从死亡率最高的白血病亚型转变成为治愈率最高的一型白血病。死亡主要发生在诱导分化治疗初期。一旦临床高度怀疑为急性早幼粒细胞白血病,应尽早采取诱导分化治疗。同时在诱导分化治疗阶段积极纠正DIC,早期识别分化综合征的发生,及时给予有效干预,此点尤为重要。

(张元元)

第五节 慢性粒细胞白血病

儿童慢性粒细胞性白血病(chronic myeloid leukemia,CML)是一种少见的儿童获得性造血干细胞恶性克隆增殖性疾病,仅占儿童白血病的 3%~5%。由于儿童 CML 病鲜见,目前国内外对该疾病的治疗尚存在一定争议,多为借鉴成人 CML 的治疗经验,其预后亦有待进一步追踪。

【诊断依据】

1. **症状和体征** 临床上主要表现为乏力、肝脾大,以脾大更为明显。

2. **实验室检查**

(1)外周血:白细胞计数明显增高,同时伴有中、晚幼粒细胞增高及个别原粒细胞,易见嗜酸、嗜碱性粒细胞。

(2)骨髓:增生表现为明显或极度活跃,粒细胞、红细胞比例增大或明显增大,以中性中幼粒、晚幼粒及杆状核粒细胞增生为主;可见较多的嗜酸及嗜碱性粒细胞,可见少量原粒细胞,红系明显受抑制,巨核细胞和血小板无明显异常改变。

(3)中性碱性磷酸酶:降低或消失。

(4)遗传学及分子生物学检测:Ph$^+$,即 t(9;22)(q34;q11)染色体异位;*BCR-ABL* 融合基因阳性。

【诊断标准】临床上分为慢性期(chronic phase,CP)、加速期(accelerated phase,AP)和急变期(blasticphase,BP 或 blastcrisis,

BC)。其诊断主要结合临床表现、外周血象、骨髓涂片、骨髓活检、染色体核型分型、*BCR-ABL* 基因检测、免疫表型检测以及影像学检查结果,各期诊断标准如下:

1. 慢性期(CP)的诊断标准

(1)有低热、乏力、多汗、体重减轻等非特异性表现。

(2)血白细胞计数升高,主要为中性、晚幼粒细胞和杆状核粒细胞,原粒细胞 + 早幼粒细胞 <10%,嗜酸和嗜碱性粒细胞增多,有少量有核红细胞。

(3)骨髓增生明显至活跃,粒系为主,原始细胞 <10%。

(4)Ph 染色体 90% 以上阳性。

(5)*BCR-ABL* 阳性率为 90%~100%。

(6)没有任何加速期或急变期相关表现。

2. 加速期(AP)的诊断标准 如有以下一项或一项以上即可诊断加速期:

(1)外周血或骨髓中原始细胞占 10%~19%。

(2)外周血嗜碱性粒细胞 ≥ 20%。

(3)与治疗无关的持续性血小板减少(<100 × 10^9/L)或治疗无效的持续性血小板增多(>1 000 × 10^9/L)。

(4)进行性脾大和白细胞增多,治疗无效。

(5)除 Ph 染色体以外又出现其他染色体异常。

(6)粒巨噬细胞集落形成单位(colony forming unit-granu-locyte macrophage,CFU-CM)培养中集簇增加而集落减少。

巨核细胞增生伴明显网硬蛋白或胶原纤维化和 / 或粒系明显病态造血现象不作为诊断 AP 标准,可提示 AP,因常与其他特征同时出现。

3. 急变期(BP)的诊断标准 如有以下一项或一项以上即可诊断急变期:

(1)外周血或骨髓中原始细胞(原粒细胞或原始淋巴细胞 + 幼稚淋巴细胞 + 原始单核 + 幼稚单核细胞)≥ 20%。

(2)出现髓外浸润。

(3)骨髓活检可见原始细胞成片或聚集成簇。

【鉴别诊断】

1. **幼年型粒单核细胞型白血病**　是兼有骨髓增生异常综合征(myelodysplastic syndrome,MDS)和骨髓增生性疾病(myeloproliferative diseases,MPD)特征的疾病,常表现为外周血白细胞增高、单核细胞增高、血小板减低,可见髓系前体细胞,肝脾大、胎儿血红蛋白(fetal hemoglobin,HbF)增高,骨髓幼稚细胞 <20%,染色体可见 -7 等异常,无 Ph^+ 染色体,*BCR-ABL* 基因阴性。

2. **类白血病反应**　常有感染等原发病。末梢血白细胞数可显著增高,并可见到 5% 以上的幼稚细胞,易与慢粒混淆。但类白血病反应碱性磷酸酶积分明显增加,且无染色体异常。

3. **原发性血小板增多症**　临床上以出血为主,WBC< $50 \times 10^9/L$,血小板显著增高,可见异形血小板,以骨髓巨核系增生为主,Ph 染色体阴性。

4. **慢性淋巴细胞白血病**　多见于老年人,脾大程度不如慢性粒细胞白血病,WBC 通常在 $100 \times 10^9/L$,血象及骨髓分类以成熟淋巴细胞为主,偶有原始淋巴细胞、原始幼稚细胞。

5. **传染性单核细胞增多症**　其临床特征为发热、咽喉炎、淋巴结肿大,外周血象白细胞计数增高,血小板减少。淋巴细胞比例增多,异形淋巴细胞超过 10%;嗜异性凝集试验阳性,感染后体内出现抗 EBV 抗体。骨髓无幼稚细胞。

【治疗】CML 的治疗历经了 19 世纪的砷剂、20 世纪初的脾区照射、20 世纪 50 年代的白消安和 60 年代的羟基脲,直至 80 年代的重组干扰素,慢性期(CML-CP)患者的平均存活期由之前的 3~5 年延长为 4~6 年。至 10 年前,异基因造血干细胞移植(allo-HSCT)仍是 CML 的最佳治愈手段,能有效提高患者存活率。2000 年后,伊马替尼因具有分子靶向和高效低毒的特点而越来越多地应用于儿童 CML 的治疗,但其远期疗效及相关副作用目前在国内外尚无大宗临床总结报道,故在儿童 CML

的治疗中,选择伊马替尼还是异基因造血干细胞移植作为一线治疗尚存在一定争议,目前认为格列卫联合造血干细胞移植可能是最佳的治疗方法。

2012 年,美国血液学会制定了关于儿童 CML 的推荐治疗指南:

1. 慢性期的治疗 开始给予羟基脲 25~50mg/($m^2 \cdot d$)治疗,一旦确诊 *BCR-ABL* 阳性,即开始伊马替尼 340mg/($m^2 \cdot d$)治疗,并一直持续进行。每 3 个月通过 PCR 定量方法监测疾病状态。如果患儿没有达到缓解状态,检测 *BCR-ABL* 突变,并换用达沙替尼 60mg/($m^2 \cdot d$),并开始配型寻找移植供者(建议更换为达沙替尼而不是增加伊马替尼剂量)。如果患儿应用达沙替尼后疾病仍进展或复发,则进行清髓性异基因造血干细胞治疗。

2. 加速期的治疗 开始即给予达沙替尼 80mg/($m^2 \cdot d$),分2 次给予,并开始寻找 HLA 相合的同胞及无关供者,一旦达到缓解则进行清髓性异基因造血干细胞移植。

3. 急变期的治疗 参考急性髓系白血病方案化疗,并给予达沙替尼 80mg/($m^2 \cdot d$),分 2 次给予,同时寻找 HLA 相合的同胞及无关供者,一旦达到缓解则进行清髓性异基因造血干细胞移植。

【疗效评估】CML 疗效判断包括血液学、细胞遗传学和分子生物学三个不同水平,具体判断标准见表 1-7。

1. TKI 药物的调整 每周监测血常规直至达到血液学完全缓解,后可改为每月监测 1 次。TKI 的应用常于最初治疗的 6个月内易发生骨髓抑制。当中性粒细胞绝对值低于 0.75×10^9/L或血小板低于 50×10^9/L 时,停用 TKI 而不是减量。若中性粒细胞减少持续 2~4 周不能恢复,可应用粒细胞刺激因子。一旦中性粒细胞绝对值大于 1×10^9/L,即重新开始相同剂量的 TKI治疗并停用粒细胞刺激因子。

表1-7 CML 疗效判断标准

疗效水平	定义
完全血液学缓解	血细胞计数正常,白细胞分类计数正常,无髓外浸润表现
完全细胞遗传学缓解	Ph^+ 细胞 0
显著细胞遗传学缓解	Ph^+ 细胞 0~35%
显著分子生物学缓解	$BCR-ABL$ mRNA 水平减低 ≥ 3 个对数级
完全分子生物学缓解	RT-PCR 检测 $BCR-ABL$ 为阴性

2. Ph 染色体及 $BCR-ABL$ 融合基因的监测 为选择进一步治疗的方法,精确监测疾病反应是必需的。建议每 3~6 个月监测骨髓细胞遗传学,及每 3 个月用 PCR 定量方法监测外周血或骨髓 $BCR-ABL$ 融合基因残留,至 MMR 后可每 6 个月监测 1 次。当发现 $BCR-ABL$ 转录增高或没有血液学缓解或出现加速期或急变期改变时需进行突变分析。

（吴 颖）

第六节 幼年型粒单细胞白血病

幼年型粒单细胞白血病（juvenile myelomonocytic leukemia, JMML）是一种多能造血干细胞异常性疾病,可造成红系、髓系和巨核系的发育异常,其异常增生的特点表现为外周血和骨髓的单核细胞明显增高。近来研究证明 JMML 的发生与 RAS 通路调控异常有关。95% 的患儿在诊断时年龄 <4 岁,其中 60% 发生在 2 岁以前,多见于 3~12 个月婴儿,男性多于女性。JMML 预后差,造血干细胞移植是目前唯一明确能改善 JMML 预后的治疗方法,但复发率较高。HSCT 的时机、预处理方案和供体来源的选择应根据患儿临床特征、治疗反应等谨慎实施。

随着 JMML 分子学机制的进一步研究,多种新型靶向药物可能改善 JMML 的预后。

【诊断依据】

1. 症状和体征

(1)一般症状:起病可急或缓,最常见的表现是发热、不适、咳嗽、腹胀、扁桃体炎、支气管炎、肺部感染,但这些不是 JMML 的特异表现,与婴儿期的多种微生物(如 CMV、EBV 等)感染表现相似,因此应注意除外感染因素。

(2)骨髓增殖性疾病的表现:肝、脾、淋巴结肿大。

(3)皮肤表现:皮肤损害是常见且重要的特征,见于半数以上的患儿,表现为面部斑丘疹或湿疹样皮疹,甚至为化脓性皮疹、黄色瘤、咖啡牛奶斑。

2. 实验室检查

(1)血常规:血红蛋白轻度或者中度减少,血小板减少,半数在 $50 \times 10^9/L$ 以下,白细胞增多,2/3 患儿在 $50 \times 10^9/L$ 以下,少数患儿(<10%)>$100 \times 10^9/L$。单核细胞轻度或中度增多,外周血可出现幼粒细胞和幼红细胞,嗜酸细胞和嗜碱细胞可增多。

(2)骨髓形态学:粒系增生,单核系统幼稚细胞增多,可为 5%~10%。可见病态造血,红系病态造血少见,巨核细胞减少。骨髓活检病理在部分患儿可见纤维增生。

(3)细胞遗传学:无 Ph 染色体,-7 单体见于 30% 左右的 JMML,8- 三体见于 4% 的患儿。

(4)基因:约 75% 的 JMML 患儿可检出 *NF1*、*NRAS*、*KRAS*、*PTPN11*、*CBL* 基因突变,这些基因均参与 RAS 信号通路的调节。有 15% 的 JMML 患儿虽然能检出 *NF1* 基因突变,但却没有多发性神经纤维瘤 I 型的临床表现。约 30% 的患儿具有 *RAS* 基因突变,但还没有发现在同一病例中 *NF1* 和 *RAS* 基因的同时突变。

(5)细胞培养:粒单系祖细胞(CFU-GM)可在缺乏外源性

生长因子时大量自发生长,而正常造血祖细胞生长受抑。这种自发生长表现为对粒 - 巨噬细胞集落刺激因子(granulocyte-macrophage colony stimulating factor, GM-CSF)具有选择性,抗GM-CSF 抗体可选择性地抑制 JMML 克隆生长,而其他生长因子抗体不能抑制其克隆生长。故细胞培养 GM 发生克隆自发性生长对 JMML 诊断起重要作用。

(6)其他检查:JMML 患儿表现为 HbF 增多,2/3 患儿 HbF>10%,HbA2 减低。免疫球蛋白呈多克隆增加,血清溶菌酶增加,中性粒细胞碱性磷酸酶减低、正常或增加,但上述并不能提供诊断依据。

【诊断标准】2016 年 WHO 发布了 JMML 的最新诊断标准:所有患者必须满足条目 1,在此基础上若能满足条目 2 或条目 3 即可诊断为 JMML(表 1-8)。

表 1-8 JMML 诊断标准

条目 1 (全部满足)	条目 2 (满足其中至少 1 条)	条目 3 (满足其中至少 2 条)
· Ph 染色体阴性,*BCR-ABL* 融合基因阴性 · 单核细胞绝对值 >1 000/µl · 外周血及骨髓幼稚细胞 <20% · 脾大	· *NRAS*、*KRAS*、*PTPN11* 基因突变 · 临床诊断 *NF1* 或 *NF1* 基因突变 · *CBL* 突变和 *CBL* 杂合子丢失	· STAT5 磷酸化 · 外周血涂片可见髓系原始细胞 · HbF 增高 · 染色体 -7 或者其他染色体异常 · 细胞培养髓系原始细胞对 GM-CSF 高度敏感

【鉴别诊断】

1. **肿瘤性疾病**

(1)朗格汉斯细胞组织增生症:可表现为白细胞增多,单核细胞增多,肝脾大,皮肤损害。与 JMML 特征性的鉴别是受损组织细胞表达 CD1a 或 CD207 的朗格汉斯细胞。

(2)慢性粒细胞白血病:慢性粒细胞白血病患儿亦可表现为白细胞增多、脾大,需与 JMML 患儿进行鉴别,最根本的鉴别点是 JMML 无 Ph 染色体或无 *BCR-ABL* 融合基因。

2. **非肿瘤性疾病**

(1)婴幼儿期类白血病反应:可有肝脾大,血小板减少,末梢血象中偶见中晚幼粒及有核红细胞,但往往存在慢性感染灶,无单核细胞增高及 HbF 明显升高。

(2)巨细胞病毒及 EB 病毒感染:可有发热、肝脾淋巴结肿大,白细胞增多,血小板减少,但骨髓常呈增生低下,巨核细胞不减少,无明显单核细胞增高及 HbF 明显升高。病毒学检查为阳性。

【治疗原则】

1. **造血干细胞移植** 总体来说,JMML 的化疗效果不佳,造血干细胞移植是目前唯一明确能改善 JMML 预后的治疗方法。但移植前的化疗迄今没有标准方案,对无明显症状的 JMML 患儿,在等待适合供者时,可以观察而无需治疗。JMML 患儿经移植治疗后,复发率较高。HSCT 的时机、预处理方案和供体来源的选择应根据患儿临床特征、治疗反应等谨慎实施。

2. **化疗** 移植前强化疗已不再推荐,如果患儿具有高白细胞及明显脏器浸润,可用 6-MP 50mg/$(m^2 \cdot d)$,也可加用维甲酸,但治疗效果不肯定。对病情严重患儿,可用小剂量阿糖胞苷 40mg/$(m^2 \cdot d)$;如果效果不佳,可联用蒽环类药物。

3. **脾切除** 移植前是否脾切除仍有争论,过去美国儿童肿瘤协作组(Children's Oncology Group,COG)对 JMML 患儿均在移植前行脾切除,但欧洲 EWOG-MDS 协作组(European Working Group of MDS in Childhood)临床试验结果表明,JMML 移植前行或不行脾切除,无病生存率和复发率均无显著差异。

4. **去甲基化治疗** 国外有研究将去甲基化药物 5- 氮杂

胞苷应用于 JMML 患者,相关的多中心研究正在进行中,虽然 5- 氮杂胞苷不能完全治愈 JMML,但可用于移植窗口期的桥接治疗以减轻肿瘤负荷、化疗毒性、提高移植术后生存率。

5. **靶向治疗**　JMML 的靶向治疗主要是抑制 RAS 及其调控通路中的相关蛋白,阻断 RAS 通路的药物主要集中在 RAF-MEK-ERK 和 P13K/AKT/mTOR 通路中。这些 RAS 途径抑制剂有望成为治疗 JMML 的新方法。

FTI R115777 是一种法尼基蛋白转移酶抑制剂,靶分子是 RAS 蛋白,可使 47% 的初诊 JMML 患儿得到缓解。其他一些靶向药物如 SHIP-1(细胞因子信号抑制剂)、E21R(GM-CSF 类似物)、唑来膦酸(zoledronic acid,RAS 通路抑制剂)等,正在细胞及动物中进行研发。

6. **诱导多能干细胞治疗**　干细胞具有自我更新和分化潜能,干细胞的多能性由一系列复杂的调控基因调控。一些研究发现对多能性转录因子进行整合,可使编码体细胞基因成功整合出多能胚胎干细胞。此过程是一个去分化过程,这些新产生的细胞成为诱导多能干细胞。诱导多能干细胞可以分化成为全部的体细胞,且诱导多能干细胞移植可以消除致病细胞的缺陷,无免疫排斥,无细胞数量限制以及无伦理限制。造血干细胞移植是目前治疗 JMML 较为成功的方法,诱导多能干细胞虽然可以诱导出各系细胞,但其能否为治疗 JMML 提供一种新的临床方法尚需要更多研究证实。

【诊治要求】

1. **关于病史和查体**　详细询问病史:外地就医的诊治过程及转归,特别注意有无呼吸道及皮疹情况。入院进行生命体征评估,专科查体中注意面色、肝脾淋巴结情况、出血表现、皮疹、呼吸情况等。

2. **关于实验室检查**　完善血常规、骨髓细胞学及骨髓活检、染色体,*NF1*、*NRAS*、*KRAS*、*PTPN11*、*CBL* 基因突变,HbF、粒单系祖细胞(CFU-GM)细胞培养。

3. **病情告知** 在患儿明确诊断、制订治疗方案后,由上级医师向家长详细告知病情及预后,签署知情同意书。

4. **疗效评估和随访** 根据患儿具体情况决定是否行造血干细胞移植,若需要则尽快行 HLA 配型,联系造血干细胞移植科进行治疗,同时可以选择患儿适应的基因靶向药物桥接造血干细胞移植。若无条件移植,则定期监测生命体征,进行血常规、骨髓细胞学检查。

（林 巍）

参考文献

1. 江载芳, 申昆玲, 沈颖. 诸福棠实用儿科学. 8 版. 北京: 人民卫生出版社, 2015.
2. Philip A Pizzo, David G. Poplack Principles and Practice of Pediatric Oncology. 7th ed. Philadelphia, PA: Wolters Kluwe, 2015.
3. Bonaventure A, Harewood R, Stiller CA, et al. Worldwide comparison of survival from childhood leukaemia for 1995—2009, by subtype, age, and sex (CONCORD-2): a population-based study of individual data for 89828 children from 198 registries in 53 countries. Lancet Haematol, 2017, 4 (5): 202-217.
4. Stephen P. Hunger, Charles G. Mullighan. Acute Lymphoblastic Leukemia in Children. N Engl J Med, 2015, 373 (16): 1541-1552.
5. Pui CH, Yang JJ, Hunger SP, et al. Childhood acute lymphoblastic Leukemia: progress through collaboration. J Clin Oncol, 2015, 33: 2938-2948.
6. 于皎乐, 郑胡镛. 儿童急性髓细胞白血病治疗新进展. 中国实用儿科学, 2016, 31 (4): 246-252.
7. Arber D A, Orazi A, Hasserjian R, et al. The 2016 revision to the World Health Organization classification of myeloid neoplasms and acute leukemia. Blood, 2016, 127 (20): 2391-2405.
8. Zwaan CM, Kolb EA. Reinhardt D, et al. Collaborative Efforts Driving Progress in Pediatric Acute Myeloid Leukemia. J Clin Oncol, 2015, 33 (27): 2949-2962.

9. Lo-Coco F, Di Donato L, Schlenk R F. Targeted Therapy Alone for Acute Promyelocytic Leukemia. N Engl J Med, 2016, 374 (12): 1197-1198.
10. Zhu HH, Huang XJ. Oral arsenic and retinoic acid for non-high-risk acute promyelocytic leukemia. N Engl J Med, 2014, 371 (23): 2239-2241.
11. Andolina JR, Neudorf SM, Corey SJ. How I treat childhood CML. Blood, 2012, 119: 1821-1830.
12. Locatelli F, Niemeyer CM. How I treat juvenile myelomonocytic leukemia (JMML). Blood, 2015, 125 (7): 1083-1090.
13. Sakashita K, Matsuda K, Koike K. Diagnosis and Treatment of Juvenile Myelomonocytic Leukemia. Pediatr Int, 2016, 58 (8): 681-690.
14. Ward AF, Braun BS, Shannon KM. Targeting oncogenic Ras signaling in hematologic malignancies. Blood, 2012, 120 (17): 3397-3406.
15. Easterbrook J, Fidanza A, Forrester LM. Concise review: programming human pluripotent stem cells into blood. Br J Haematol, 2016, 173 (5): 671-679.

第二章

红细胞疾病

第一节　儿童贫血概述

贫血可定义为红细胞（red blood cell，RBC）量或血红蛋白（hemoglobin，Hb）浓度降低。在实践中，贫血最常由以下1项或2项指标的降低来界定：①血细胞比容：血细胞比容（hematocrit，HCT）是指红细胞在全血样本中所占的体积分数，用百分比表示；②血红蛋白：血红蛋白是红细胞色素血红蛋白在全血中的浓度指标，表示为 g/100ml（dl）。6~12岁儿童 Hb 的正常值约为13.5g/dl（135g/L）。Hb 和 HCT 的正常范围随年龄、种族和性别而存在很大差异。界定贫血的阈值为：HCT 或 Hb 小于等于同年龄、同人种和同性别人群的第2.5百分位数。

【患者特征】儿童贫血的病因根据就诊年龄、性别、人种和族群而不同。

1. **患者年龄**　患者年龄是考虑的重点，因为 HCT 和 Hb 的正常值随年龄变化较大，并且在不同的年龄出现贫血的病因不同：

（1）出生到3月龄：小婴儿贫血的最常见原因是"生理性贫血"，发生于6~9周龄。红细胞生成在出生后显著下降，这是由于组织氧合增加以及促红细胞生成素的产生减少。在健康足月儿中，Hb 在出生时较高（>14g/dl），然后快速下降，在6~9周龄时达到最低值（约为11g/dl），这被称为"婴儿期生理性贫血"（也称为"生理性最低值")。新生儿和小婴儿的病理性贫血可通过下列任意一项与生理性贫血相鉴别:病理性贫血(Hb<13.5g/dl)见于出生后第 1 个月内;病理性贫血中 Hb 水平通常比生理性贫血更低(即 <9g/dl);溶血征象(如黄疸、巩膜黄染或深色尿)或贫血的症状(如易激惹或喂养困难)。新生儿病理性贫血的常见病因包括失血、免疫溶血病(即 Rh 或 ABO 血型不相容)、先天性感染、双胎输血和先天溶血性贫血[如遗传性球形红细胞增多症、葡萄糖 -6- 磷酸脱氢酶(glucose-6-phosphate dehydrogenase,G-6-PD)缺乏症]。与新生儿期高胆红素血月儿相比,早产儿出生时 HCT 和 Hb 更低、红细胞寿命更短,并且肝功能不成熟导致促红细胞生成素生成受损。因此,与足月儿贫血相比,早产儿红细胞下降在出生后发生得更早且更严重。

(2)3~6 月龄的婴儿:在 3~6 月龄检测到的贫血提示存在异常血红蛋白病。足月儿在 6 月龄之前,贫血的病因不太可能是营养性铁缺乏。

(3)年幼儿童、儿童和青少年:在年幼儿童、年长儿童和青少年中,贫血的病因更可能为获得性,尤其是缺铁性贫血。对于9~12 月龄的所有贫血儿童,推荐筛查缺铁性贫血。

2. **性别** 一些遗传性贫血属于伴性遗传,如 G-6-PD 缺乏症和 X 连锁铁粒幼细胞贫血,最常见于男性。在月经初潮后的女孩中,月经出血过多是导致贫血的一个重要原因。

3. **人种和族群** 人种和族群背景有助于指导异常血红蛋白病和酶病(如 G-6-PD 缺乏症)患者的诊断性检查。血红蛋白S 和 C 最常见于黑色人种和西班牙语裔人群;地中海贫血综合征更常见于有地中海和东南亚血统的个体;G-6-PD 缺乏症更常见于西班牙系犹太人、菲律宾人、希腊人、撒丁岛人、库尔德人和黑色人种。

【评估】

1. **病史** 对贫血的评估首先要进行全面的病史采集。贫血症状的程度、既往史、家族史、饮食史和发育史可以为病因的寻找提供重要线索。

(1)症状:描述这些症状有助于阐明贫血的严重程度和急慢性,并且可以识别失血或有溶血病因的患者:①贫血的症状和严重程度:贫血的常见症状包括嗜睡、心动过速和苍白。婴儿可能表现为易激惹和喂养困难。由于机体有代偿能力,与同等 Hb 水平的急性贫血患者相比,慢性贫血患者可能仅有少数症状或没有症状。②溶血症状:尿色改变、巩膜黄染或黄疸提示可能存在溶血性疾病。仅见于男性家族成员的溶血发作可能提示存在性连锁遗传病,如 G-6-PD 缺乏症。③出血症状:应回顾胃肠道出血相关的具体问题,包括粪便颜色的改变、粪便中血液的识别和胃肠道症状史。严重或长期鼻出血也可以导致失血性贫血和缺铁性贫血。对于青少年女性,应询问月经史,包括出血持续时间和出血量等。严重鼻出血和/或月经过多应怀疑是否有潜在出血性疾病。对于有胃肠道出血症状的患者,确定有无炎症性肠病、肠息肉、结直肠癌、遗传性出血性毛细血管扩张症、血小板异常和血友病的家族史非常重要。

(2)既往史:既往史应针对性描述贫血既往发病情况,并识别潜在疾病:①出生史:出生史和新生儿史应包括胎龄、出生时住院时长,以及新生儿期黄疸和/或贫血的病史。②贫血史:应回顾既往全血细胞计数(complete blood count,CBC),如果既往有贫血发作,应描述其特征(包括持续时间、病因、治疗和缓解情况)。既往存在贫血病史的患者,提示可能存在遗传性疾病。而在既往无贫血史的患者中,贫血的病因更可能为获得性。某些异常血红蛋白病(如血红蛋白 E 或多种地中海贫血)的患者可能因为被误诊为缺铁性贫血而存在多次治疗史。③潜在疾病:为寻找可能导致贫血的慢性潜在性感染或炎症性疾病,应注意询问有无相关疾病的症状或病史,同时应注意有无疫区(如疟疾、肝炎和结核病)的旅行史,以进一步分析是否是感染所致贫血。

(3)药物和毒素暴露史:应回顾患者当前和过去的用药情

况,尤其是对于潜在的 G-6-PD 缺乏症患者,需特别留意可能导致溶血的氧化剂。应寻找环境中可能存在的毒素暴露,如铅和井水中的硝酸盐等。

(4)家族史:应深入调查患者的家族史,询问有无黄疸、胆石症或脾大的家庭成员,并询问是否有家庭成员进行过胆囊或脾脏切除术,这可以帮助识别存在遗传性溶血性贫血的患者。

(5)饮食史:重点在于评估铁摄入,其次是叶酸和维生素 B_{12}。应记录膳食类型、配方奶粉的类型(是否进行铁强化)和停止配方奶粉或母乳时的年龄。此外,还应确定患儿正在饮用的奶的量和类型。有异食癖(尤其是食冰癖)提示可能存在铅中毒和 / 或铁缺乏。

(6)发育史:应询问患儿父母相关问题,以确定患儿是否达到了与其年龄相符的发育标志性事件。发育延迟可能与铁缺乏、维生素 B_{12} 或叶酸缺乏有关。

2. 体格检查 体格检查也可为贫血病因的寻找提供重要线索。尤其要针对性检查皮肤、眼、口、面、胸部、手和腹部。检查可见到毛细血管的部位(如结膜、手掌和甲床)来评估是否有皮肤黏膜苍白。然而,临床评估这些部位是否苍白对发现重度贫血(即 Hb<7g/dl)的敏感度仅为 50%~60%。

溶血性贫血的患者可以表现出红细胞破坏增加的体征,包括巩膜黄染、黄疸及肝脾大等。然而,和通过评估皮肤黏膜是否苍白来临床识别贫血一样,黄疸的临床识别敏感度也较低,例如在急诊科,通过黄疸识别溶血性贫血的敏感度和特异性均仅为 70% 左右。

3. 实验室评估 初始实验室检查包括 CBC、红细胞指数、外周血涂片和网织红细胞计数。但对于 2 岁以下表现为轻度小细胞性贫血并有相关饮食史的患儿,网织红细胞计数不是诊断缺铁性贫血的必要检查。

(1)全血细胞计数:CBC 可提供红细胞和其他细胞系(即白细胞和血小板)的信息。应评估这三系细胞有无异常。

(2)血红蛋白和血细胞比容:Hb 和 HCT 的正常范围根据不同年龄存在很大差异,因此采用根据年龄和性别校正的标准非常重要。

(3)红细胞指数:是评估贫血的一个必不可少部分,包括:

1)平均红细胞容积:平均红细胞容积(mean corpuscular volume,MCV)可由自动血细胞计数仪直接检测,代表血液样本中各个红细胞体积的平均值(单位为飞升,fl)。MCV 的正常值根据年龄而异(与年龄较大的儿童相比,婴儿的 MCV 较高)。在早产儿中,MCV 值随着胎龄的减小而增加。

MCV 是评估贫血患者时最有用的红细胞参数,用于贫血的分类:小细胞性贫血定义为贫血伴低 MCV 值(即≤同年龄、同人种和同性别人群的第 2.5 百分位数);正细胞性贫血定义为贫血伴正常 MCV 值(即介于同年龄、同人种和同性别人群的第 2.5 百分位数与第 97.5 百分位数之间);大细胞性贫血定义为贫血伴高 MCV 值(即≥同年龄、同人种和同性别人群的第 97.5 百分位数)。由于网织红细胞的 MCV 大于成熟红细胞,所以在红细胞其他方面正常的情况下,网织红细胞明显增多的患者可能存在 MCV 升高。

2)红细胞分布宽度:红细胞分布宽度(red cell distribution width,RDW)是对血液样本中 RBC 大小变异性(红细胞大小不均)的一个量化指标。正常值随年龄变化极小,通常为12%~14%。

3)平均红细胞血红蛋白浓度:平均红细胞血红蛋白浓度(mean corpuscular hemoglobin concentration,MCHC)是一个计算出的指数(MCHC=Hb/HCT),得出的值为每 100ml 红细胞中所含 Hb 的质量(g)。MCHC 值随儿童年龄(与年龄较大的儿童相比,婴儿的值更高)和性别(与女性相比,男性的值稍微更高)的不同而有差异。MCHC 值也随胎龄的减小而增加。MCHC 测量值根据所采用的技术不同可能稍有不同,应使用特定实验室的正常范围来解读。贫血还可根据 MCHC 进行分类:低色素性贫血定义为贫血伴 MCHC 低值(≤ 32g/dl);正色素性贫血定义为贫血伴 MCHC 正常值(33~34g/dl);高色素性贫血定义为贫血伴 MCHC 高值(≥ 35g/dl)。

(4)白细胞计数和血小板计数:其他细胞系可能为贫血的潜在病因提供线索。白细胞增多(总白细胞计数升高)提示存在感染或急性白血病。血小板增多(血小板计数升高)是铁缺乏的一个常见表现。血小板增多通常作为机体对感染和其他炎性疾病(尤其是川崎病)的急性期反应的一部分而出现。

白细胞减少、中性粒细胞减少和 / 或血小板减少可能预示骨髓功能异常或外周血细胞破坏增加:骨髓抑制 / 衰竭的原因包括药物或毒素、营养缺乏(如叶酸或维生素 B_{12} 缺乏,甚至铁缺乏)、急性白血病或再生障碍性贫血;外周血细胞破坏增加的原因可能是脾功能亢进、微血管病性溶血性贫血[如溶血尿毒综合征(hemolytic uremic syndrome,HUS)]或 Evans 综合征(自身免疫性溶血性贫血的一种变异型)。

(5)血涂片:检查外周血涂片是所有贫血评估的一个重要部分。即使患者 RBC 指数正常,检查血涂片也有助于发现导致贫血原因的异常细胞。

(6)网织红细胞计数:网织红细胞是循环中最年轻的红细胞,通过残留 RNA 得以识别。一般报告网织红细胞在红细胞中所占的百分比。在出生几个月后,婴儿网织红细胞正常百分比与成人相同(约为 1.5%)。

对于贫血患者,分析网织红细胞百分比时需考虑到 RBC 数量减少。最为简单的方法是计算网织红细胞绝对计数(absolute reticulocyte count,ARC),公式如下:ARC= 网织红细胞百分比 × 红细胞计数 /L。

许多自动细胞计数仪都可计算并报告 ARC 值。存在贫血的情况下,预计 ARC 会增加,但实验室并未提供校正贫血程度后的正常范围。对于贫血患者,正常范围内的 ARC 值($<100 \times 10^9$/L)通常表明红细胞生成反应偏低。ARC 是骨髓红

细胞生成活性的一个指标,用于区分骨髓对贫血的反应:贫血伴高 ARC 提示红细胞生成反应活跃;贫血伴低或正常 ARC 提示红细胞生成不足(即骨髓对贫血的反应减弱)。然而,这两种类型并不相互排斥。如果合并损害红细胞生成的疾病(如感染),溶血或失血可以伴 ARC 偏低。

【诊断方法】病史、体格检查和初始实验室检查被用于缩小可能的诊断范围并指导进一步检查。

1. **其他细胞系异常** 缩小诊断范围的第一步是确定患者为孤立性贫血还是同时存在其他细胞系(即 WBC 和 PLT)异常。

(1)全血细胞减少:儿童全血细胞减少的原因包括白血病、感染、骨髓抑制性药物、再生障碍性贫血和脾功能亢进等。

(2)贫血伴血小板减少:贫血伴血小板计数偏低的原因包括 HUS、血栓性血小板减少性紫癜(thrombotic thrombocytopenic purpura,TTP)以及 Evans 综合征等。

(3)贫血伴血小板增多:缺铁性贫血常伴有血小板增多。贫血伴血小板计数升高的其他原因包括脾切除术后贫血和感染或炎症等。

(4)贫血伴白细胞增多:贫血伴白细胞计数升高原因包括白血病和感染等。

2. **贫血的分类** 根据红细胞大小和骨髓的生理性反应(即网织红细胞反应),可以对贫血进行分类。采用这些分类体系来评估贫血患者有助于进一步缩小诊断范围。

(1)小细胞性贫血:儿童小细胞性贫血的最常见原因是铁缺乏和地中海贫血。RDW 有助于区分铁缺乏与地中海贫血。红细胞大小不均(高 RDW)是铁缺乏的典型表现,而在地中海贫血患者中 RDW 通常正常(但也可出现 RDW 升高)。

(2)正细胞性贫血:正细胞性贫血的常见原因包括溶血性贫血、失血、感染、药物和慢性病贫血等。

(3)大细胞性贫血:儿童大细胞性贫血最常见的原因是暴露

于某些药物(如抗癫痫药、齐多夫定和免疫抑制剂)。其他原因包括维生素 B_{12} 或叶酸缺乏、肝病、Diamond-Blackfan 贫血、甲状腺功能减退和再生障碍性贫血等。

3. 网织红细胞反应　网织红细胞计数有助于评估正细胞性贫血患儿。

(1)网织红细胞计数升高:网织红细胞计数升高(>3%)反映了骨髓对失血或溶血的红细胞生成反应活跃。常见原因包括:出血、自身免疫性溶血性贫血、红细胞膜异常(如遗传性球形红细胞增多症)、红细胞酶异常(如 G-6-PD 缺乏症)、异常血红蛋白病(如镰状细胞病)以及微血管病性溶血性贫血(如 HUS)。

(2)网织红细胞计数减低或正常:网织红细胞计数减低或正常反映了红细胞生成不足(即骨髓对贫血的反应降低)。骨髓反应不充分的原因包括感染、铅中毒、再生障碍性贫血、急性造血功能停滞、Diamond-Blackfan 贫血(通常表现为大细胞性贫血)、药物(大多数可减少红细胞生成的药物还可影响其他细胞系;顺铂是可以造成孤立性红细胞生成抑制的药物之一),以及肾脏病。此外,急性失血性贫血可伴有 ARC 偏低,主要是因为骨髓没来得及组织合适的网织红细胞反应,通常 1 周左右即可恢复正常。

4. 确认性检查　一旦根据 MCV 和网织红细胞计数缩小了诊断范围,就可以进行确认性检查。如果怀疑为溶血性贫血,检查项目应包括血清间接胆红素、乳酸脱氢酶和血清结合珠蛋白水平。针对特定病因的检查包括直接抗球蛋白试验、G-6-PD 缺乏筛查试验、红细胞渗透脆性和 / 或血红蛋白电泳。如果怀疑为铁缺乏,还需检测血清铁蛋白、铁和总铁结合力(total iron binding capacity, TIBC)。对于表现为轻度小细胞性贫血并有相关饮食史的 2 岁以下儿童,没有必要进行铁检查,可以尝试性使用铁治疗,来确认这些儿童的诊断。针对其他营养缺乏和 / 或铅中毒的检查可能包括血清叶酸、维生素 B_{12} 和铅水平。骨髓穿刺和 / 或活检对于评估白血病或其他骨髓衰竭疾病(如再生障碍性贫血、Diamond-Blackfan 贫血）可能是必需的。

（马 洁）

第二节 营养性缺铁性贫血

铁缺乏（iron deficiency, ID）是儿童最常见的营养元素缺乏。世界卫生组织估计，贫血累及约 1/4 的世界人口，并且集中于学龄前儿童及女性。对于亚洲和非洲的发展中国家，铁缺乏是一个具有挑战的问题。

铁是人体必需的一种营养素。大多数铁（75%）结合于血红素蛋白[血红蛋白（hemoglobin, Hgb）及肌红蛋白]中。其余铁则结合于贮存蛋白（铁蛋白及含铁血黄素）中，少部分铁（3%）结合于关键的酶系统，如过氧化氢酶及细胞色素类。在正常个体中，人体每天摄取及排泄的铁量都很少。大部分铁通过网状内皮系统的巨噬细胞破坏衰老红细胞而循环利用。铁平衡主要通过影响肠道吸收和转运（而非尿便排泄）机制来实现。肠道对铁的吸收是 3 种主要因素的作用：机体铁贮备（转铁蛋白和铁蛋白）、红细胞生成速率及膳食铁的生物利用度。铁贮量较低可增加肠黏膜上的受体，从而促使铁摄入增加。红细胞生成增多和网织红细胞增多或无效的红细胞生成增加（如 β 地中海贫血）时，铁吸收也会增加。

【临床表现】缺铁性贫血（iron deficiency anemia, IDA）是一种小细胞、低色素性及骨髓低增生性状态。该疾病的自然演化特征分为 3 个阶段：贮存铁缺乏阶段、缺铁性红细胞生成阶段和 IDA 阶段。在贮存铁缺乏期，贮存部位的铁耗减，但由于每天红细胞更新，"不稳定"铁池中仍有足量的铁来合成正常的血红蛋白（除非进一步的铁丢失）。IDA 是该演化的最终阶段，因此当补铁后该阶段也最先恢复。IDA 最常见的表现是轻至中度小细胞低色素性贫血，婴儿或儿童其他方面无症状、营养状况良好。重度贫血的婴儿要少见得多，其表现为嗜睡、苍白、易激惹、心脏扩大、喂养困难以及呼吸急促。尽管 IDA 通常为营养性贫血,但它也可能是由基础内科疾病所致,如胃肠道失血、吸收不良综合征或者慢性炎性疾病。例如难治性 IDA 可能是乳糜泻、幽门螺杆菌感染的主诉症状,或者可能是慢性病性贫血的一个令人混淆的发现。

【实验室筛查】美国儿科学会目前建议应在约 1 岁时进行铁缺乏的一般实验室筛查。这在铁缺乏风险升高的人群中尤为重要,包括低收入水平社区人群[如接受来自妇女、婴儿和儿童。IDA 最基本的实验室筛查为检测血红蛋白水平,小于 11g/dl 为异常。在大多数临床情况下,最简单且最符合成本效果的检查为全血细胞计数(complete blood count,CBC),该检查包含测量血红蛋白、血细胞比容、平均红细胞容积(mean corpuscular volume,MCV) 和红细胞分布宽度(red blood cell distribution width,RDW;红细胞大小变异性指标)。对于具有确实的铁缺乏危险因素的儿童,在初次筛查时检测血清铁蛋白有利于诊断。然而,应慎重解读检查结果,因为铁蛋白是一种急性期反应物,在炎症情况下可升高。可以纳入炎症相关指标,如 C 反应蛋白(C-reactive protein,CRP),以验证血清铁蛋白的结果。更具特异性且更符合成本效果的铁缺乏筛查方法包括网织红细胞血红蛋白浓度(reticulocyte hemoglobin concentration),或联合检测血清血红蛋白及可溶性转铁蛋白受体浓度。

【治疗】

1. 口服铁剂治疗

(1)剂量和用药方案:对于表现出轻度小细胞性贫血并推定诊断为 IDA 的婴儿和幼儿,最符合成本效果的治疗策略为尝试性铁剂治疗。对于确诊 IDA 的婴儿和幼儿,硫酸亚铁仍是最符合成本效果的治疗方法。推荐剂量为 3~6mg/(kg·d)的元素铁,具体取决于 IDA 的严重程度。通常我们使用硫酸亚铁,元素铁剂量为 3mg/kg,一天 1~2 次(最大剂量为 150mg/d 元素铁)。为了达到最佳吸收,铁剂应在两餐之间给予,且与果汁同服。如果硫酸亚铁与果汁(而非牛奶)同服,铁的吸收会增加(一项报告显示,这两种情况下铁吸收率分别为 13.7% 和 5.7%)。对于铁缺乏的患儿,补充铁剂应该能使其血红蛋白(hemoglobin,Hb)水平在 4 周内升高 1g/dl 以上。如果 IDA 较为严重,在补铁治疗的 72 小时可以观察到网织红细胞反应。在硫酸亚铁盐中,元素铁含量为 20%。可供使用的其他形式的口服铁盐包括富马酸亚铁和葡萄糖酸亚铁。这两种铁盐所含元素铁的比例不同,故必须给予相应的剂量。

(2)副作用:安慰剂对照试验证实,以上述剂量以及铁强化配方食品来补充铁很少会引起胃肠道症状。很少需要更大的剂量,而且更大的剂量可能会产生一定程度的不耐受。铁的液体制剂有时可造成牙齿或牙龈灰染。这些影响是暂时的,在给予铁滴剂后给儿童刷牙和 / 或用水漱口可以最大程度地减轻或避免。铁对免疫功能和感染易感性可产生不一致的几种效应。目前没有证据表明铁补充会增加感染的风险,但存在例外的情况,如在高传染季节开始对疟疾流行地区的特殊人群补铁。

2. **膳食改变** 用未经处理的全脂牛乳(而不是配方奶或母乳喂养)喂养婴儿与其肠道失血有关,故对所有婴儿都应避免这种喂养方式,特别是存在铁缺乏的婴儿。这很可能是牛乳蛋白诱导的结肠炎和未经处理的牛乳缺乏铁强化的共同结果。对于确诊或疑似 IDA 的患者,除了补充药用铁剂外,我们还建议采用以下膳食改变方式用于预防铁缺乏:

(1)对于 12 月龄以上的儿童,当发现或怀疑有铁缺乏时,每天牛乳摄入量应限制在 20 盎司(1 盎司 ≈ 28.35g)以下。若患儿尚未脱离奶瓶喂养,则应停止这种喂养方式,从而有助于限制奶的摄入。对于持续性或难治性 IDA 患儿,应该检查粪便中是否有血(采用愈创木脂法),若为阳性,即应停用所有的乳制品。

(2)对于不到 12 月龄的婴儿,若非母乳喂养或仅部分母乳喂养,则应采用铁强化配方奶进行喂养。如果患儿没有牛乳蛋白诱发结肠炎的证据,则可给予基于牛乳的配方奶,但不应给予婴儿未经处理的牛乳。

（3）对于 6 月龄以上的患儿，我们建议进行其他可增加铁摄入的膳食改变，包括铁强化婴儿麦片、富含维生素 C 的食物以及引入肉泥。

3. 对治疗反应的随访评估　治疗约 4 周后，应重新评估患儿的血红蛋白水平或全血细胞计数（complete blood count，CBC）。这些检查应当在该儿童没有急性或近期疾病征象的情况下进行，因为病毒感染可能会导致血红蛋白水平的暂时性下降。

合理的铁剂治疗、膳食调整（包括对 12 月龄以上的婴儿停用奶瓶喂养）以及定期随访评估是治疗成功的关键。缺少以上任何一步都很可能会导致治疗失败。

4. 输血　重度 IDA 很少需要输血治疗，即使血红蛋白浓度为 4~5g/dl。输血仅用于病情危急（心率 >160 次 /min、呼吸频率 >30 次 /min、嗜睡、喂养欠佳）的患者。对于此类患儿，输血时应谨慎，即给予 5ml/kg 的输血量，输注时间为 3~4 小时，以避免诱发心力衰竭。

（马　洁）

第三节　再生障碍性贫血

再生障碍性贫血（aplastic anemia，AA）是一种罕见疾病，特征为全血细胞和骨髓细胞减少。其主要的病理生理特征是在无骨髓浸润性疾病的情况下，多能造血干细胞受到损伤或丢失。相比之下，骨髓衰竭是一个范围更广的术语，其描述的是多种不同机制所致的全血细胞减少，包括肿瘤或纤维化替代骨髓、细胞成熟障碍（如维生素 B_{12} 缺乏症）和骨髓发育不良，骨髓衰竭的情况下干细胞为恶性且可能出现数量增加，但并未发育成熟。发生上述任一情况时，相关的中性粒细胞减少和血小板减少可分别导致可能危及生命的感染和出血。大多数儿童和青少年

AA 为获得性 AA,其特点是在没有骨髓异常浸润且无网硬蛋白增加的情况下,出现全血细胞减少和骨髓细胞减少。儿童全血细胞减少和 AA 的主要体质性或遗传性病因,包括范科尼贫血、先天性角化不良、Shwachman-Diamond 综合征以及先天性无巨核细胞性血小板减少症。

【临床表现】AA 的临床表现因人而异,包括三系血细胞减少相关的各种症状和体征:继发于血小板减少的出血性表现;进行性贫血导致的乏力、苍白和心血管主诉;中性粒细胞减少导致的发热、黏膜溃疡和细菌感染。

【诊断】存在全血细胞减少且网织红细胞绝对值减低(通常 <10 000 个)提示骨髓衰竭时,即提示 AA。红细胞通常大小正常,但偶尔可能出现大细胞性红细胞(平均细胞体积 >100)。外周血涂片显示其他血细胞虽有减少但形态正常。可通过骨髓穿刺和活检确诊 AA,特征性表现包括:骨髓细胞明显减少且外周血所有细胞均减少;骨髓腔由脂肪细胞和骨髓基质填充;其余造血细胞形态正常;无恶性浸润或纤维化;无巨幼红细胞性造血。一旦确诊,应详细评估患者是否有可能的诱发因素。获得性 AA 的临床预后,部分程度上取决于全血细胞减少的严重程度。

1. **中型再生障碍性贫血**(moderate aplastic anemia,MAA) 完全满足以下 3 种表现,即确定为中型再生障碍性贫血:骨髓造血细胞面积 <50%;中性粒细胞绝对数(absolute neutrophil count,ANC)<1 500/μl、血小板计数 <100 000/μl 或贫血伴网织红细胞绝对计数(absolute reticulocyte counts,ARC)<60 000/μl,2 个或 3 个细胞系受抑制时间 >6 周;不符合 SAA 的任何标准。MAA 患者的预后尚不明确;部分患者可出现自发痊愈。在一项病例研究中,24 例 MAA 患儿中有 16 例在中位随访 66 个月时进展为 SAA。

2. **重型再生障碍性贫血**(sever aplastic anemia,SAA) SAA 的标准为:骨髓活检显示正常造血细胞面积 <25%~30%;或者骨髓活检显示正常造血细胞面积 <50% 且造血细胞 <30%,并且至

少存在以下情况中的两种：ANC<500/μl、血小板计数 <20 000/μl 或 ARC<60 000/μl。

3. **极重型再生障碍性贫血**（very sever aplastic anemia, vSAA） 若患者 ANC<200/μl，则认为其存在 vSAA。SAA 或 vSAA 患者除非及时接受治疗，否则 70% 以上的患者会在 1 年内死亡，自发痊愈很罕见。

【鉴别诊断】全血细胞减少但无明显脾大时的鉴别诊断，包括其他先天性和获得性原因引起的骨髓衰竭，如获得性原因导致骨髓纤维化或肿瘤浸润骨髓、严重巨幼红细胞性贫血、阵发性睡眠性血红蛋白尿症（paroxysmal nocturnal hemoglobinuria, PNH）、MDS，以及人类免疫缺陷病毒（human immunodeficiency virus, HIV）或有噬红细胞作用的疾病所致的凶险性感染。

【治疗】SAA 会危及生命，需要由有能力的血液科医师进行紧急评估和治疗，包括停用致病物质（如果有的话）、采取支持治疗及某些针对 AA 的确定性治疗。对于适合接受造血干细胞移植（hemopoietic stem cell transplantation, HSCT）的患者，应该有选择地使用血液和血小板输注，以避免出现致敏作用。所有血液制品都应接受放射线照射、去除白细胞以及血清 CMV 阴性，并且不应从患者的家庭成员中获取。严重中性粒细胞减少的患者具有发生严重细菌感染的风险。因此，需对存在发热的受累患儿立即进行评估、血培养检查并采用广谱抗生素治疗。预防性抗生素疗法没有作用。

1. **重型再生障碍性贫血**　重型获得性 AA 的两种主要治疗方式为造血干细胞移植（hemopoietic stem cell transplantation, HSCT）和免疫抑制治疗（immunosuppressive therapy, IST）。

（1）造血干细胞移植（HSCT）：对于 SAA 或 vSAA 儿童（包括 HAA 儿童），HSCT 的优势（如稳定植入和造血作用，以及发生诸如 MDS 或 AML 的克隆性疾病的风险较低）超过手术相关的问题[如配型相合的同胞供者率较低、移植失败和移植物抗宿主病（graft versus host disease, GVHD）]。因此，同胞相合

HSCT 是治疗首选,长期无病生存率接近 90%。国际骨髓移植注册局远期效应工作委员会(Late Effects Working Committee of the International Bone Marrow Transplant Registry)的一份报告,评估了 HSCT 治疗成功后患者的远期结局;该报告纳入 1 029 例于 1980~1993 年间接受异基因 HSCT 治疗的 AA 患者,这些患者移植后在无 AA 状态下至少存活了 2 年。中位随访期为 11 年,60 例(5.8%)患者死亡。死亡原因包括:GVHD 38 例;感染而无 GVHD 7 例;器官衰竭(肝脏、心脏、肺、肾)5 例;其他(出血、间质性肺炎、药物反应等多种因素)7 例。

(2)免疫抑制治疗(IST):AA 患儿中,仅 20%~25% 有人类白细胞抗原(human leucocyte antigen,HLA)相合的同胞兄弟姐妹。对于其余患儿,我们优选强化 IST。初始方案通常包括单用抗胸腺细胞球蛋白(antithymocyte globulin,ATG)或单用环孢素,缓解率约为 50%。目前,由 ATG、环孢素、皮质类固醇联合或不联合造血生长因子构成的强化联合用药方案,达到更高的缓解率(75%~80%)。许多临床研究表明,儿童患者的缓解率和生存率可能优于成人患者,但这一结果并不普遍。尚未明确在 IST 中加入造血生长因子[即 G-CSF 或粒细胞 / 巨噬细胞集落刺激因子(granulocyte/macrophage-colony stimulating factor,GM-CSF)]治疗 SAA 的获益和风险。此外,尚未证实使用环磷酰胺(联合或不联合环孢素)可提供额外获益,但接受这种治疗的患者的死亡率及并发症的发病率增加。治疗的反应可能较慢,首先出现粒细胞恢复,之后才是血红蛋白稳定和对输血需求的减少。血小板可能需要数月至数年才能恢复。长期存活者可能出现持续性血小板减少、大红细胞症及血红蛋白 F 浓度升高。

2. **中型再生障碍性贫血** 对于 MAA 患者,尚无明确的推荐治疗方案。对于存在进行性血细胞减少,尤其是严重中性粒细胞减少和 / 或输血依赖的患者,应该考虑 HSCT 或 IST 治疗。在一项研究中,MAA 患儿接受 ATG/CSA 治疗的缓解率为 87%。在一项小型研究中,使用抗 Tac 单抗(一种针对 IL-2R 的单克隆抗体)治疗的缓解率为 50%,且副作用极少。对于此类 AA,还需进行进一步的研究。

（马　洁）

第四节　溶血性贫血

成熟的无核红细胞(red blood cells,RBC)从骨髓释放出来后,在循环中的生存时间为 100~120 天。在稳定状态下,循环中每天大约有 1% 的红细胞被破坏(即衰老的红细胞),同时有相同数量的新的红细胞(即网织红细胞)从骨髓中释放出来,来替代这些衰老的红细胞。溶血性贫血的基本病理生理是红细胞寿命缩短,轻则几近正常,重则明显缩短。

为了代偿红细胞寿命缩短,骨髓会增加其红细胞产出,该反应由促红细胞生成素产生增加所介导。例如遗传性球形红细胞增多症(hereditary spherocytosis,HS)的成人患者骨髓的红细胞产出可增至 6~8 倍。具有这样的骨髓最大程度反应时,红细胞寿命可缩短至 20~30 天也不发生贫血(即完全代偿性溶血)。其他溶血状态下红细胞生成的极限尚未明确,尤其是在婴儿和儿童中,但婴儿很可能低于成人。

由于红细胞生成增加(对溶血的反应),网织红细胞计数常超过 2%,网织红细胞绝对计数通常 >100 000/μl。存在慢性溶血性过程时,骨髓中出现红系增生,此时粒红细胞比值从正常的 3:1 逆转至 1:1 或更低。在严重的儿童期慢性溶血病变(例如重型地中海贫血、先天性球形红细胞增多症和镰状细胞病)中,骨髓过度增生可能引起骨髓腔扩大,从而导致骨性改变,尤其是颅骨和手骨。

【诊断】溶血性病程可通过测定红细胞的存活时间来直接判断,或者通过是否存在溶血代谢产物水平升高来间接判断(例如间接胆红素增加、乳酸脱氢酶增高及触珠蛋白降低)。或者,如果在非出血患者中发现通常伴随溶血状态的红细胞生成增加(例如存在网状细胞增多),则可推测该患者此时存在溶血性病变。然而,网状细胞增多在某些非溶血情况下也可能见到,如再生障碍性事件[例如儿童期暂时性成红细胞减少(transient erythroblastopenia of childhood,TEC)]后的恢复期,或者铁或维生素 B_{12} 缺乏引起贫血的儿童有效治疗期间。

非结合胆红素升高常发生于溶血性贫血儿童。然而,明显的临床黄疸可能不会出现或未被发现。此外,如果患者的肝功能正常,总胆红素水平超过 5mg/dl 则较为罕见。发生于慢性溶血患者的胆红素生成增加也可能导致胆色素结石的产生,后者可能发生在儿童早期。

【分类】溶血性疾病可根据红细胞寿命缩短的原因是红细胞本身的异常,还是外在异常因素作用于正常红细胞来进行分类。但这 2 种分类并不相互独立,因为某些溶血性疾病是由内在和外在机制共同导致。内源性溶血性贫血通常由血红蛋白、红细胞膜或红细胞胞内酶的遗传性异常所致。包括镰状细胞疾病和地中海贫血(将在其他专题中单独详细讨论)、HS、椭圆形红细胞增多症和口形红细胞增多症、阵发性睡眠性血红蛋白尿(paroxysmal nocturnal hemoglobinuria,PNH),以及丙酮酸激酶(pyruvate kinase,PK)和葡萄糖 -6- 磷酸脱氢酶(glucose-6-phosphate dehydrogenase,G-6-PD)缺乏。外源性溶血性贫血通常为获得性疾病,可由外力或其他因子从免疫、化学或物理方面损伤红细胞导致。包括自身免疫性溶血性贫血(autoimmune hemolytic anemia,AIHA)、脾功能亢进(例如由门静脉高压导致)及某些氧化剂(如氨苯砜和亚硝酸盐类)。

1. **内源性溶血性贫血**

(1)血红蛋白病:下述血红蛋白病是溶血性疾病的常见病因,包括地中海贫血(主要是重型 β 地中海贫血和血红蛋白 Hasharon 病);镰状细胞病;不稳定血红蛋白病,如先天性 Heinz 小体溶血性贫血、血红蛋白 Hasharon 和血红蛋白 Poole。

(2)遗传性球形红细胞增多症:HS 主要发生于北欧血统人

群,但亦见于许多其他种群的患者。典型特征为不同严重程度的家族性溶血性贫血、脾大及血涂片上可见球形红细胞。在大约 3/4 的患者中,系谱分析提示遗传性球形红细胞增多症为常染色体显性遗传病。目前已发现散发的显性基因突变,还有某些病例提示常染色体隐性遗传。HS 的基因位于 8 号染色体。

病理生理:大多数 HS 患者似乎都存在红细胞膜结构蛋白血影蛋白的缺陷或异常。其他被证实在该疾病中发挥作用的红细胞膜结构蛋白包括锚蛋白、带 3 蛋白及蛋白 4.2。这些患者均有血影蛋白相对缺乏的情况。这种缺乏会加速红细胞膜的丧失,从而减少红细胞的表面积。但因红细胞体积并未同时丢失,所以红细胞变为球形。也可发现细胞膜上的阳离子流增加。脾脏因其本质而参与溶血病程,因为脾脏循环会对球形红细胞产生代谢性压力。球形红细胞相对较硬且不能变形,因此通过脾索和脾窦时较为困难。这导致球形红细胞被"隔离"和破坏。因此,脾脏切除后可减轻溶血,但生化和形态异常仍然存在。

临床表现:HS 可能在新生儿期出现,表现为贫血及可能需要光照疗法或换血治疗的高胆红素血症。该病可能在儿童期或成年期出现,表现为脾大或慢性贫血。贫血的严重程度差异很大,但同一家族内往往相似。患者通常存在轻度黄疸,两三岁后几乎总能触及脾大,而骨髓腔扩大程度较地中海贫血轻。一些患者在出现由再生障碍性、溶血性或巨幼细胞性危象导致的贫血急性加重时才首获诊断。细小病毒感染相关的再生障碍性危象是儿童期最严重的并发症。

实验室检查发现:溶血的指征包括网织红细胞增多、贫血和高胆红素血症。血红蛋白水平为 6~10g/dl,网织红细胞计数为 5%~20%(均值 10%)。球形红细胞较正常红细胞小,无双凹圆盘的中央苍白区,但仅有相对较小一部分细胞呈球形。骨髓检查可见红系增生,但红细胞前体不呈球形。

渗透脆性试验可以证明红细胞异常。当将红细胞置于低渗盐溶液中,水就会进入细胞内使其肿胀。正常双凹形红细胞可以增加其体积,而球形红细胞已达到相对于表面积的最大体积,并且在较高浓度的盐溶液(即渗透脆性增加)中球形红细胞较正常红细胞更易发生溶血。在 10%~20% 的 HS 病例,只有先将血液在 37℃下孵育 24 小时才能显示出渗透脆性异常。

HS 必须与其他先天性溶血状态相鉴别。家族史、血涂片及渗透脆性试验可提供最有价值的诊断依据。获得性球形红细胞增多症见于 AIHA,其球形红细胞增多经常较 HS 更加明显,并且直接抗球蛋白试验阳性。在新生儿病例,HS 难以与继发于 ABO 血型不相容的溶血性疾病相鉴别。为明确诊断需要一段时间的观察。治疗:脾脏切除几乎总能获得临床治愈,除了少数染色体隐性遗传的严重 HS 病例。如果可能,脾切除术应至少推迟至患儿 5~6 岁时再进行,因为脾脏功能对年龄较小的儿童很重要,可保护他们免受荚膜细菌(如肺炎球菌)感染所致脓毒症的影响。脾切除前的支持治疗包括在婴儿期输血和 / 或促红细胞生成素治疗,以及补充叶酸。如果贫血严重到影响生长或正常活动,可以考虑更早进行手术。脾切除可预防胆石症,并消除再生障碍性危象的威胁。

脾切除后,黄疸和网状细胞增多现象消失。尽管球形细胞增多和渗透脆性异常会变得更加明显,但血红蛋白浓度可恢复正常。如果延迟至 5~6 岁再行脾脏切除,则术后较少发生严重脓毒症,但对发热的无脾脏儿童,向来都必须尽快仔细地评估脓毒症。

行脾切除术的至少 2 周之前应完成多价肺炎球菌疫苗接种。一些权威人士主张脾切除后预防性应用青霉素治疗,如果手术是在儿童 6 岁前进行,则肯定需要这样的预防性治疗。

(3)葡萄糖 -6- 磷酸脱氢酶缺乏:G-6-PD 缺乏可导致 2 种血液学异常,一种常见的病况表现为由感染或某些药物诱导产生的急性溶血发作,这种表现模式是 II 类和 III 类变异型患者的特征;另一种为罕见的、慢性非球形红细胞溶血性贫血,该类型被称为 I 类变异型,其特点是严重的 G-6-PD 缺乏。

研究发现 G-6-PD 基因位于 X 染色体上。在受累的半合子男性受试者中,该疾病由一个异常 G-6-PD 基因遗传导致。受累的纯合子女性受试者遗传了 2 个异常基因。大多数白种人群体中发现的正常 G-6-PD 被称为 G-6-PD B$^+$,而被称为 G-6-PD A$^+$ 的正常的同工酶常见于黑种人。目前记录的不同 G-6-PD 变异型超过 10 种。病理生理:在大约 13% 的黑种人男性和 2% 黑种人女性中发现了一种称为 G-6-PD A$^-$ 的突变型酶。这种酶不稳定,且与红细胞酶活性降低(正常范围的 5%~15%)有关。在地中海、阿拉伯及亚裔种族的受累人群中,由一种被称为 G-6-PD B$^-$ 的变异型导致的 G-6-PD 缺乏症的发病率相对较高。在地中海变异型中,纯合子女性或半合子男性受试者的酶活性小于正常的 5%。

G-6-PD 是戊糖磷酸途径的限速酶,对于保护红细胞免受氧化应激的影响至关重要。G-6-PD 缺乏时,许多药物的氧化代谢产物会导致血红蛋白变性和沉淀,造成红细胞损伤和快速溶血。然而,只有当患者暴露于氧化性药物(如磺胺类、抗疟药和萘醌类)或蚕豆时才会发生急性溶血。溶血的严重程度因药物的抗氧化效应、摄入量以及患者酶缺乏的严重程度而不同。

实验室检查发现:血红蛋白血症和血红蛋白尿发生于摄入氧化性物质后 24~48 小时,血红蛋白浓度可能急剧降低至 2~5g/dl。在此期间可观察到"咬细胞(bite cell)"和 Heinz 小体。染色的血涂片上无法观察到 Heinz 小体,但在体外活体染色制片时可显示出。3~4 天后咬细胞和 Heinz 小体均会消失。通常能自行恢复;急性溶血发作后 4~5 天,开始出现网状细胞增多和血红蛋白浓度升高,这预示能自行恢复。

诊断依赖于直接或间接证实红细胞内 G-6-PD 活性降低。受累患者直接测定的 G-6-PD 活性小于正常的 15%。白种人和亚裔的酶活性降低程度较 G-6-PD 缺乏的黑种人更严重。发生溶血事件后不久,在网织红细胞已开始应答时,G-6-PD 活性可能正常,这是因网织红细胞内 G-6-PD 活性更高的实际情况继而出现的。几周后,当网状细胞增多现象减弱时,可能需要复查以确诊。

治疗:通过避免使用氧化性药物来预防溶血发生至关重要。G-6-PD 缺乏有显著发病率的种族的成年男性及男孩,在使用已知的强效氧化剂前应检测这种缺陷。溶血发生后需给予支持治疗,包括在贫血严重以及患者有症状时需给予输血治疗。

2. 外源性溶血性贫血 由损伤正常红细胞并导致红细胞过早破坏的因素所致的溶血性贫血被归为"外源性"贫血。这类溶血性贫血包括 AIHA(温抗体型和冷抗体型)、脾功能亢进、微血管病[包括溶血 - 尿毒综合征(hemolytic-uremic syndrome,HUS)和弥散性血管内凝血(disseminated intravascular coagulation,DIC)]、阵发性冷性血红蛋白尿症(paroxysmal cold hemoglobinuria,PCH)、阵发性睡眠性血红蛋白尿症(paroxysmal nocturnal hemoglobinuria,PNH)及 Wilson 病。

(1)自身免疫性溶血性贫血:这些因素中定义最明确的是针对红细胞特定固有膜抗原的抗体,可破坏红细胞,导致溶血,从而引起 AIHA。直接抗球蛋白试验(也称 Coombs 试验)阳性可以鉴别这类疾病,该试验可检测红细胞表面的免疫球蛋白[如免疫球蛋白 G(immunoglobulin G,IgG)或 IgM]或补体成分。

原发性 AIHA 患者存在红细胞自身抗体且可引起溶血性贫血,但没有证据表明存在基础的系统性疾病。原发性 AIHA 可根据红细胞自身抗体与自身抗原的特性进一步分为温抗体型 AIHA、冷凝集素病或 PCH。

继发性 AIHA 是一种免疫介导的溶血性贫血,可在影响面更广泛的全身性疾病(如系统性红斑狼疮或其他自身免疫性疾病)、恶性肿瘤或免疫缺陷的情况下发生,或者发生于某些感染后。青霉素、头孢菌素及甲基多巴等药物可诱发部分患者产生抗体。

1)温抗体型溶血性贫血:温抗体型 AIHA(温凝集素病)时,循环中的抗体针对的是患者自身的红细胞。诱发这种自身免疫反应的因素尚不清楚,但包括病毒感染,偶有某些特定药物也可诱发。

临床表现:温凝集素病倾向于以两种临床模式出现,暴发性病程是原发性 AIHA 的典型特征。起病急,表现为苍白、黄疸和血红蛋白尿,经常先有呼吸道感染,脾大。皮质类固醇治疗总是有效、死亡率低以及可完全恢复是本病的特点。未见基础性疾病。慢性的病程则是继发性 AIHA(例如常与淋巴瘤或系统性红斑狼疮等基础疾病相关的继发性 AIHA)更典型的特征。此型 AIHA 病程长,有相当比例的死亡率。

实验室检查发现:贫血可能很严重,血红蛋白水平低于 6g/dl。球形红细胞增多和多染色性细胞较为显著。可见网状细胞增多和有核红细胞,常见白细胞增多。血小板计数通常正常,有时存在相关的免疫性血小板减少症[(immune thrombocytopenia,ITP),以前称特发性血小板减少性紫癜]。AIHA 伴免疫性血小板减少症称为 Evans 综合征。

若直接 Coombs 试验呈阳性,表明抗体附着于红细胞。这些抗体属于 IgG 类,经常为非特异性的泛凝集素,但它们可能对 Rh 血型系统(如 E、LW 血型)普遍存在的抗原具有特异性。由于存在自发红细胞凝集现象,患者血型可能被误定为 AB 型,Rh(+)。一些急性暂时性病例仅能在红细胞表面发现补体(主要为 C3 和 C4)。慢性 AIHA 时,Coombs 试验结果常显示为单纯的 IgG 类抗体。

治疗:可能需要输血治疗,但仅有短暂获益。难以找到完全匹配的血液,常需要给予交叉配血试验判定为"不相合"的血液。应该每 24 小时给予一剂 2~4mg/kg 的泼尼松口服。治疗应持续至溶血减轻。然后可逐渐减量。

急性疾病通常在数周或数月内自行缓解,但 Coombs 试验可在较长时间内呈阳性。脾切除术和免疫抑制剂对常规治疗无效的患者可能有益。继发于淋巴瘤或红斑狼疮的 AIHA 往往呈慢性病程,基础疾病病程决定最终的预后。

2) 冷凝集素溶血性贫血:正常情况下可能存在低水平的冷抗体,但在某些病毒或支原体感染后,抗体可上升到非常高的水平。这些高滴度的冷抗体可诱发血管内溶血,从而导致血红蛋白血症和血红蛋白尿伴随存在。由于溶血主要发生在血管内,所以相较于温抗体型 AIHA,深色尿液更常见于冷抗体型 AIHA,而脾大则更少见。

这些抗体对 I 类抗原常具有特异性,但与具有 I 类抗原的人类脐带血细胞的反应较差。冷抗体属于 IgM 型,其活性需要补体成分参与。血涂片上可观察到红细胞自发凝集并形成缗钱状。传染性单核细胞增多症患者可能发生急性溶血性贫血。这些病例的抗体具有抗 I 类抗原的特异性。

3) 阵发性冷性血红蛋白尿症(paroxysmal cold hemoglobinuria,PCH):PCH 是一种与特定冷抗体类型(Donath-Landsteiner 抗体)相关的罕见疾病,具有抗 P 抗原特异性。血管内溶血由环境低温诱发。在过去,约有 1/3 的病例都与先天性或获得性梅毒有关。目前 PCH 可见于两种临床情况:一种是儿童病毒感染后,另一种是作为成人的自身免疫性疾病。

(2) 阵发性睡眠性血红蛋白尿症(paroxysmal nocturnal hemoglobinuria,PNH):是一种血管内溶血显著的罕见慢性贫血,可能在儿童晚期发病。溶血情况特征性地在睡眠时加重,晨起通常会有血红蛋白尿。PNH 的主要缺陷是红细胞膜上锚定了一种异常表面蛋白。PNH 患者所有细胞表面都缺失这种细胞外锚蛋白或糖基化磷脂酰肌醇(glycosylphosphatidyl-inositol,GPI)。PNH 是一种克隆性异常,受累患者的 *PIG-A* 基因突变。这种异常使红细胞容易发生血清补体相关的溶血。血红蛋白尿是可解释的,因红细胞不再表达 CD55 和 CD59,这两者是清除红细胞膜上随机沉积的补体因子所需要的,因此红细胞不表达 CD55 和 CD59 就可导致补体介导的慢性血管内溶血。感染往往诱发溶血发作,但常常并无可识别的病因。除了慢性溶血,也可能发生血小板减少和白细胞减少。部分患者随后发生了再生障碍性贫血、骨髓增生异常或急性白血病。以前,酸化血清试验(Ham 试验)、凝血酶试验或蔗糖溶血试验的阳性结果可提示该诊断。目前通过证实红细胞表面无 CD55 或 CD59 来确诊。治疗为支持治疗和对症治疗,但口服 1~2mg/kg 皮质类固醇已显示出对于减少溶血的持续时间有效。造血干细胞移植已在成人和儿童的部分病例中都获得了成功。依库珠单抗是一种新兴的有望治疗成人患者的药物。

(马 洁)

参考文献

1. 江载芳,申昆玲,沈颖.诸福棠实用儿科学.8 版.北京:人民卫生出版社,2015: 1880-1893
2. Gallagher PG. The neonatal erythrocyte and its disorders//Orkin SH, Fisher DE, Look T, et al. Nathan and Oski's Hematology and Oncology of Infancy and Childhood. 8th ed. Philadelphia: WB Saunders, 2015: 52.
3. Brugnara C, Oski FA, Nathan DG. Diagnostic approach to the anemic patient//Orkin SH, Fisher DE, Look T, et al. Nathan and Oski's Hematology and Oncology of Infancy and Childhood. 8th ed. Philadelphia: WB Saunders, 2015: 293.
4. Powers JM, Buchanan GR. Potential for Improved Screening, Diagnosis, and Treatment for Iron Deficiency and Iron Deficiency Anemia in Young Children. J Pediatr, 2017, 188: 8.
5. Powers JM, Daniel CL, McCavit TL, et al. Deficiencies in the Management of Iron Deficiency Anemia During Childhood. Pediatr Blood Cancer, 2016, 63: 743.
6. Mantadakis E. Advances in Pediatric Intravenous Iron Therapy. Pediatr Blood Cancer, 2016, 63: 11.
7. Hartung HD, Olson TS, Bessler M. Acquired aplastic anemia in children. Pediatr Clin North Am, 2013, 60: 1311.
8. Korthof ET, Békássy AN, Hussein AA. Management of acquired aplastic anemia in children. Bone Marrow Transplant, 2013, 48: 191.
9. Oski FA, Brugnara C, Nathan DG. A diagnostic approach to the anemic

patient//Nathan DG, Orkin SH, Ginsberg D, et al. Nathan and Oski's Hematology of Infancy and Childhood. 6th ed. Philadelphia: WB Saunders, 2015: 409.

10. Chou ST, Schreiber AD. Autoimmune hemolytic anemia//Nathan DG, Orkin SH, Ginsberg D, et al. Nathan and Oski's Hematology of Infancy and Childhood. 6th ed. Philadelphia: WB Saunders, 2015: 411.

11. Berentsen S. How I manage patients with cold agglutinin disease. Br J Haematol, 2018, 181: 320.

第三章

白细胞疾病

第一节　中性粒细胞疾病

一、中性粒细胞增多症

成年人外周血中性粒细胞计数超过 7.5×10^9/L 称为中性粒细胞增多。出生一个月内的早产儿和新生儿中性粒细胞正常计数为 $(7.5 \sim 13.0) \times 10^9$/L，出生后几周内下降至成年人水平，此后维持这一水平。中性粒细胞增多症是指年龄 $\geqslant 1$ 个月的儿童和各年龄组成人外周血中性粒细胞计数 $>7.5 \times 10^9$/L 和 <1 个月的婴儿 $>26 \times 10^9$/L。

【病因及发病机制】外周血中性粒细胞增多的根本原因是中性粒细胞产生、骨髓释放和中性粒细胞破坏平衡的失调，主要有骨髓储存池或外周边缘池的细胞动员入血循环池、中性粒细胞不能正常进入组织，导致生存期延长及中性粒细胞前体细胞增殖和终末分化增加、中性粒细胞前体细胞有丝分裂作用增强或中性粒细胞前体细胞有丝分裂周期缩短等原因导致中性粒细胞循环池扩大。

运动后或肾上腺素诱导边缘池的中性粒细胞被动员入循环池导致反应性急性中性粒细胞增加。较慢的中性粒细胞增多多在糖皮质激素治疗或炎症性感染时内毒素、肿瘤坏死因子、IL-1 和一系列生长因子的产生的情况，这些物质的反应高峰多在 4~24 小时内出现,主要是由于骨髓储存池中的中性粒细胞释放入循环池。糖皮质激素还可减慢中性粒细胞从循环中向组织释放。

慢性中性粒细胞增多常与刺激中性粒细胞产生的原因持续存在有关,可能是干扰了骨髓的反馈机制。可见于较长时间的糖皮质激素治疗、持续存在的炎症反应、感染、慢性失血、慢性焦虑,多持续数天到数周,甚至数月。而川崎病、伴有广泛坏死性炎症、类风湿全身型等可以出现显著、持续的中性粒细胞增多。

【诊断】

1. 外周血中性粒细胞计数超过 $7.5 \times 10^9/L$ 称为中性粒细胞增多即可诊断。可根据发病原因伴有发热、皮疹等多种表现。

2. 鉴别诊断 主要是病因之间的鉴别诊断。注意常染色体显性遗传性中性粒细胞增多和类白血病反应。类白血病反应时白细胞总数常超过 $50.0 \times 10^9/L$,外周血常出现不成熟粒细胞,包括原始粒细胞和早幼粒细胞,常见于化脓性感染、结核感染、急性肾小球肾炎、急性类风湿、肝功能衰竭、肿瘤骨髓浸润等各种原因。

【治疗】主要在于寻找病原菌,治疗原发病。

二、中性粒细胞减少症

中性粒细胞减少症(neutropenia)是一组综合征,其血液学特点是外周血中性粒细胞减少,成人中性粒细胞绝对值低于 $2.0 \times 10^9/L$,儿童 10~12 岁低于 $1.8 \times 10^9/L$,<10 岁低于 $1.5 \times 10^9/L$。当中性粒细胞严重减少,低于 $0.5 \times 10^9/L$ 称为中性粒细胞缺乏症(agranulocytosis)。

【病因及发病机制】中性粒细胞减少的原因很多,可以是:①骨髓中中性粒细胞生成减少;②中性粒细胞在循环池、边缘池或组织内分布异常;③中性粒细胞破坏增加等。

常见病因:

1. **感染性中性粒细胞减少症** 除大多数病毒及某些细菌

感染引起中性粒细胞减少外,严重结核感染、立克次体感染如斑疹伤寒以及原虫感染如黑热病、疟疾等均可有中性粒细胞减少。

2. **中毒性中性粒细胞减少症** 主要是由放射性物质及某些化学毒物所致。化学毒物有苯、二甲苯、二硝基酚、DDT 等。引起中性粒细胞减少症常见药物有某些抗炎止痛药(如氨基比林、吲哚美辛、保泰松);大多数抗肿瘤药物如烷化剂、蒽环类等;某些抗生素如氯霉素、利福平、庆大霉素、万古霉素等;磺胺类药物;抗癫痫药等。

3. **婴儿遗传性中性粒细胞减少症** 为常染色体隐性遗传,病情重,常于婴儿期死亡。

4. **慢性良性中性粒细胞减少症或自身免疫性中性粒细胞减少症** 为常染色体显性遗传,预后良好。现在认为本病属于自身免疫性中性粒细胞减少症,一般在 4 岁前自愈。建议集落细胞刺激因子及丙种球蛋白仅在中性粒细胞计数很低和 / 或严重感染时应用。

【诊断】

1. **症状** 主要症状是容易发生细菌感染。严重中性粒细胞减少患者最常见的是化脓性感染,如皮肤蜂窝织炎、浅表或深部的皮肤脓肿、疖病、肺炎和败血症。口腔炎、牙龈炎、牙周组织炎为常见慢性炎症。

2. **体征** 感染体征:发热、化脓,局部常见渗出、波动感、溃疡和扁桃体炎等。全身感染则有相应感染体征。

3. **实验室检查**

(1)血常规检查:白细胞减少或正常,但中性粒细胞减少或缺乏。血红蛋白和血小板可由于病因不同有不同变化。

(2)骨髓:增生性骨髓象,红系、巨核系正常,粒系可减低(骨髓衰竭性疾病)、成熟障碍(周期性和严重中性粒细胞减少)、增生活跃(外周原因)。嗜酸细胞、单核细胞可代偿性增多。

(3)常见的感染病原菌为金黄色葡萄球菌和革兰氏阴性细菌。常有感染指标增高,如血沉增快、C 反应蛋白增高等。

4. **鉴别诊断**　主要是病因之间的鉴别诊断。

(1)先要除外感染继发性中性粒细胞减少,积极寻找病原菌,如常见的病毒感染,在充分抗感染的基础上观察中性粒细胞是否有所恢复,如恢复,则为继发性中性粒细胞减少。

(2)如抗感染后中性粒细胞不能恢复,且病程迁延反复,则要考虑是否有中性粒细胞抗体存在,或被留于单核巨噬细胞系统或循环中。

(3)如仍无效,则需考虑是否有先天性中性粒细胞缺乏等骨髓衰竭性疾病,可行骨髓穿刺明确是否在造血干细胞阶段有生成障碍(再生障碍性贫血)、分化障碍(严重先天性中性粒细胞减少)、粒细胞颗粒异常(Chediak-Higashi综合征)。

(4)慢性轻度白细胞减少患者,白细胞有时正常,有时低,但骨髓象正常,又无其他基础病,观察多年无变化,其中有些可能是中性粒细胞分布至边缘池增多,即假性中性粒细胞减少。但个别患者后来出现基础病、不典型的再生障碍性贫血、MDS故诊断需慎重。

【治疗】

1. 寻找病原菌,治疗原发病,停用可疑药物,避免接触有害物质,注意隔离,预防感染。

2. 应用升高白细胞药物　必要时皮下注射集落细胞刺激因子$5\sim10\mu g/(kg\cdot d)$。

3. 肾上腺皮质激素　它能使组织中的中性粒细胞减少,造成血中性粒细胞增多的假象,故需慎用。

三、遗传性中性粒细胞形态异常

正常人周围血中90%中性粒细胞的核为$2\sim4$叶,杆状核只占5%,分叶为5叶或超过5叶的不到5%。杆状核粒细胞增多称为"核左移",多为感染的表现。核分叶过多称为"核右移",见于维生素B_{12}或叶酸缺乏的巨幼红细胞贫血。

较多见的形态异常有下列数种:

1. **遗传性中性粒细胞核分叶减少症**(hereditary hyposeg-mentation) 又名 Pelger-Hüet 粒细胞异常症。为常染色体显性遗传。其特点是 90% 的成熟中性粒细胞不分叶或仅分两叶,形似花生或哑铃(图 3-1)。除粒细胞形态异常外,其吞噬等功能正常,对感染抵抗力仍正常。多于常规血涂片检查或因其他疾病检查血象时方始发现。首都医科大学附属北京儿童医院曾有报道。纯合子极少见,其全部中性粒细胞仅有一个圆形或椭圆形核。该异常中性粒细胞还可以见于黏液性水肿、急性肠炎、粒细胞缺乏症、多发性骨髓瘤、疟疾、继发于骨髓转移瘤的类白血病反应、药物过敏、慢性淋巴细胞白血病等情况,称之为假 Pelger-Hüet 异常。

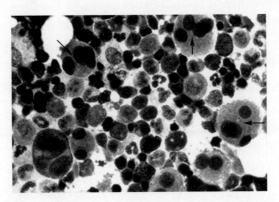

图 3-1 遗传性中性粒细胞核分叶减少症的骨髓象
成熟中性粒细胞不分叶或分两叶,形似花生或哑铃

2. **遗传性中性粒细胞分叶过多症**(hereditary hyperseg-mentation) 又名 Un-dritz 粒细胞异常症。此症比较罕见,为常染色体显性遗传。其特点为中性粒细胞核分叶过多。杂合子患者含有分叶在 5 叶以上的中性粒细胞的比例 >10% 以上,纯合子可高于 14% 以上,而正常人均在 10% 以下。本症应与其他原因如叶酸、维生素 B_{12} 缺乏所致的中性粒细胞分叶过多相鉴别。本病患者一般无症状,无巨幼红细胞贫血的表现。

3. **May-Hegglin 白细胞异常** 是一种比较少见的常染色体显性遗传性疾病,主要表现为粒细胞和血小板的形态异常。粒细胞中可见大的(2~5μm)嗜碱性和嗜天青颗粒,同时伴有不同程度的血小板减少和含颗粒很少的巨大血小板。这些异常颗粒在常规染色下形似 Döhle 小体,但电镜证实其与 Döhle 小体不同,这些异常颗粒主要由 RNA 组成,含有细丝结构。大部分患者无临床症状,少数病例有血块收缩不良和束臂试验阳性。有血小板减少的患者,脾切除效果显著。

4. **Alder-Reilly 白细胞异常** 是一种少见的常染色体隐性遗传性疾病,特点是粒细胞胞质发育异常,胞核发育正常。可见由于特殊颗粒成熟障碍,而残留的较正常粗大的深染的紫蓝色嗜天青颗粒(Alder-Reilly 小体),很易误认为中毒性颗粒。有些病例除中性粒细胞外,嗜酸与嗜碱性粒细胞亦有此种现象。该颗粒形成原因是由于催化黏多糖降解的酶缺乏,造成黏多糖降解不完全,部分降解的黏多糖在溶酶体内堆积而成。在黏多糖代谢异常疾病的 Ⅰ 型(Hunter 综合征)、Ⅱ 型(Hurler 综合征)和Ⅲ 型(Sanfilippo 综合征)中 10%~60% 的患者,其淋巴细胞可以见到此种颗粒,而其粒细胞中此种颗粒比较少见。Ⅴ 型(Scheie综合征)则不见此类不正常的淋巴和粒细胞。此种异常的白细胞其功能基本正常。

5. **家族性白细胞空泡症** 又称 Jordan 异常。其特征是粒细胞、单核细胞,偶尔淋巴细胞和浆细胞中含有空泡。所有中性粒细胞和约70%的单核细胞中含有3~10个大约2~5μm的空泡,而嗜酸性粒细胞、嗜碱性粒细胞和淋巴细胞中较前者空泡含量少且小。组织化学和荧光显微镜分析发现空泡中含有类脂化物,又被称为中性脂肪贮藏症。需与严重感染、中毒性肝炎、糖尿病酮症酸中毒患者脂肪染色空泡相鉴别。

四、粒细胞功能异常性疾病

中性粒细胞功能异常分为原发性和获得性,可涉及吞噬细胞功能的一个或多个方面,包括黏附、趋化、摄取、脱颗粒和氧化代谢等。本类疾病血液循环中性粒细胞数正常,免疫球蛋白水平正常或增高,但由于吞噬细胞在宿主防御功能中起重要作用,故常呈现反复发生的、难治疗的细菌和真菌感染。多见于婴幼儿和儿童。根据白细胞的功能异常可划分为以下几种疾病:

(1)黏附功能异常性疾病:白细胞黏附缺陷Ⅰ型(LAD Ⅰ)、白细胞黏附缺陷Ⅱ型(LAD Ⅱ)、获得性黏附功能紊乱。

(2)趋化功能异常:高免疫球蛋白E综合征(Job综合征是其一个变异亚型)、中性粒细胞肌动蛋白功能异常、局限性青少年牙周病、新生儿中性粒细胞功能异常、中性粒细胞趋化性的其他异常。

(3)调理作用和摄取功能失调:体液性调理作用失调、细胞摄取功能失调。

(4)脱颗粒异常:Chediak-Higashi综合征(CHS)、特异颗粒缺乏。

(5)氧化代谢异常:慢性肉芽肿病(CGD)、葡萄糖-6-磷酸脱氢酶缺乏(G-6-PD)、髓过氧化物酶缺乏、谷胱甘肽(GSH)代谢异常。

下面就几种比较常见疾病进行描述:

(一)儿童慢性肉芽肿病

慢性肉芽肿病(chronic granulomatous disease)是致死性遗传性白细胞功能缺陷,多为性联隐性遗传。男性发病,女性为基因携带者。少数为常染色体隐性遗传。发病多在2岁以内,少数可晚至10岁以后。

【病因及发病机制】正常粒细胞对细菌吞噬,脱颗粒产生过氧化氢,并在吞噬细胞后释放新生态氧,使碘、氯化合物氧化为游离的碘和氧,形成完整的过氧化氢-过氧化物酶-碘离子杀菌系统。本病由于缺乏葡萄糖氧化酶,不能产生过氧化氢,以致对不能产生过氧化氢的细菌如金黄色葡萄球菌、白色念珠球菌、克雷伯菌、E组大肠埃希菌、黏质沙雷菌等无杀菌功能,但对能产生过氧化氢的链球菌、肺炎球菌仍有杀灭作用。总之,是由粒细胞内过氧化物杀菌力缺乏而造成的疾病。

【诊断】

1. 症状

(1)慢性反复的皮肤、黏膜及淋巴网状器官的化脓性感染(多为葡萄球菌、大肠埃希菌、沙门氏菌属、白色念珠球菌、放线菌等感染),多在2~3岁发病。少数始于新生儿,呈现化脓性淋巴结炎(以颈、腹股沟多见)、蜂窝织炎、反复破坏性肺部感染、慢性骨髓炎、湿疹性化脓性皮炎、肝脾脓肿局部切开引流后伤口不愈呈慢性肉芽肿反应,易形成瘘道。

(2)全身症状:发热,食欲减退,乏力,贫血。

2. 体征

(1)与感染的部位相关。

(2)1/3病例有肛周脓肿、肛瘘。

(3)可有皮肤肉芽肿。

(4)肝、脾大。

3. 实验室检查

(1)白细胞总数及分类无异常(感染时可增高),轻度贫血。

(2)中性粒细胞的杀菌功能测定:杀菌力明显减低。中性粒细胞的吞噬功能正常、缺陷。

(3)血清免疫球蛋白水平增高,T细胞免疫功能基本正常。

(4)四唑氮蓝(NBT)的定性与定量试验:吞噬后氧化代谢的异常。

(5)组织学:可见含有色素脂类的组织细胞形成的肉芽肿(可间杂化脓区)。

4. 鉴别诊断

(1)G-6-PD缺乏症:这种患者还易发生溶血性贫血。由于酶的缺乏,白细胞中测不到单磷酸己糖旁路的代谢活动,它不能为亚甲蓝纠正。

(2)白细胞谷胱甘肽过氧化物酶缺乏症:病情较CGD轻,家族中无杂合子患者。

(3)家族脂色素组织细胞增生症:起病晚,仅女性发病,其粒细胞缺陷与 CGD 相似。

【治疗】

1. 一般支持疗法。

2. 积极控制感染。根据细菌培养和药敏试验结果选用抗生素,大剂量静脉给药,病情控制后应给药 2~3 周以防复发,必要时配合手术清除病灶。

3. 重症可试输注正常人粒细胞悬液。

4. γ 干扰素可增强中性粒细胞杀菌力。

5. 异基因造血干细胞移植。

【预防】

1. 预防性应用复方新诺明[5mg/(kg·d)]或双氯青霉素[25~50mg/(kg·d)]。

2. 常规疫苗接种和每年进行流感疫苗接种。

3. 皮肤伤口或磨损处予以积极消毒。

4. 防止便秘和温肥皂水灌肠浸泡早期的损伤可以降低直肠感染的发生率和严重性。

5. 口腔清洁可以防止牙龈炎和牙周病。

(二) 契 - 东综合征

契 - 东综合征(Chediak-Higashi syndrome,CHS)是一种罕见的先天性溶酶体异常症,为常染色体隐性遗传。由于颗粒形态发生缺陷所致的多器官疾病,以眼部皮肤白化病、反复细菌感染、粒细胞巨大溶酶体、轻度出血倾向、与视交叉有关的外周和颅内神经病变为特征。可分为稳定期及加速期。

【病因及发病机制】CHS 由于颗粒形态发生缺陷导致许多组织中出现大的颗粒,引起溶酶体酶的代谢障碍,导致一系列的组织器官功能改变。

【诊断】

1. 临床表现

(1)局部白化病:自幼眼睑、四肢皮肤白化,畏光,眼球震颤。皮肤呈多种颜色,有时出现小而软的结节。

(2)慢性反复性化脓感染:自幼儿期易发生皮肤、呼吸道的过氧化氢酶阴性细菌感染(链球菌、肺炎双球菌、嗜血流感杆菌等)的化脓感染。

(3)出血倾向:多有轻度出血倾向。

(4)中枢神经系统症状:轻瘫、感觉丧失、小脑性手足不灵、发作性行为异常及智力迟钝。

(5)疾病恶化期症状:随年龄增长,85%的患者疾病恶化,全身淋巴网状器官的广泛性淋巴样和组织细胞浸润,表现为全血细胞减少、淋巴结病、肝脾大、严重胃肠道出血、溶血性贫血及低丙种球蛋白血症。

2. 实验室检查

(1)血象:贫血,持续性中性粒细胞减少。中性粒细胞、单核细胞及淋巴细胞胞质中易见巨大的过氧化酶阳性的嗜苯胺蓝颗粒,具有诊断价值。血小板减少,并含有粗颗粒。

(2)中性粒细胞功能缺陷:游走性和趋化性功能不全,杀菌力明显低下。吞噬功能正常。

(3)中性粒细胞环核苷酸测定 cAMP 含量显著升高,cGMP 含量降低。

(4)血清溶菌酶含量升高。

3. 鉴别诊断　鉴别诊断包括其他遗传形式的部分白化病。

【治疗】尚无特效疗法。

1. 积极控制感染。根据细菌培养和药敏试验结果选用抗生素。

2. 必要时可输注正常人粒细胞悬液或全血。

3. 应用增加细胞内 cGMP 药物(大剂量维生素 C、胆碱能药),改进粒细胞功能。

4. 疾病恶化期　长春新碱、泼尼松和环磷酰胺,有些病例可切脾。

5. 异基因造血干细胞移植。

【预防】早期发现及治疗是关键,预防性用药有害而无益。

(三) 焦勃综合征

焦勃综合征(Job syndrome)是高免疫球蛋白 E 综合征的一个变异亚型。

(四) 高免疫球蛋白 E 综合征

高免疫球蛋白 E 综合征(hyper-IgE syndrome)是一种相对罕见的疾病,以血清 IgE 水平显著增高(常超过 2 000U/ml)、皮肤和下呼吸道反复发生严重葡萄球菌感染、肺膨出、慢性瘙痒症、骨骼和牙齿发育异常为特征。患者的中性粒细胞表现为不同程度的严重趋化性缺陷。遗传类型尚不清楚,但家族发病的趋势提示其为常染色体显性遗传,可见散发病例。

【病因及发病机制】hyper-IgE 综合征的分子基础尚不清楚。免疫学提示 T 淋巴细胞缺陷,如 IFN-γ 和 TNF 产生明显减少。肯定的 T 细胞缺陷可以解释 IgE 过度产生及异常的抗体反应(有些患者接种疫苗后反应异常),异常的抗体反应决定了患者易发生感染。IgE 的过度产生反映了各种免疫球蛋白生成的不平衡。由于抗金黄色葡萄球菌的 IgE 过量产生,抗葡萄球菌的保护性 IgG 产生减少,这是患者易发生反复感染的主要原因,趋化功能的缺陷进一步加重了反复感染。与骨骼和牙齿发育异常有关的免疫尚不确定。

【诊断】

1. **临床表现**

(1)一般在婴幼儿期感染症状就很明显。

(2)头颈部葡萄球菌疖肿、慢性瘙痒症常见于年轻患者。

(3)黏膜和甲床慢性念珠菌病很常见,可发生于儿童。

(4)反复发生的葡萄球菌肺炎是患者成长过程中常见的问题,常可并发持续的肺泡膨出形成,继发其他细菌感染。

(5)慢性耳、鼻窦、眼睛感染,化脓性关节炎和骨髓炎亦可见。

(6)骨骼(关节过伸、脊柱侧弯、不明原因的骨膜炎、易骨折)和牙齿发育异常也是 hyper-IgE 综合征的常见表现。多数患者到十几岁即出现特殊面容(宽鼻梁、大鼻子)。

2. 实验室检查

(1)外周血嗜酸性粒细胞增多。

(2)血清 IgE 水平显著增高。

3. 鉴别诊断 需与遗传性过敏性皮炎相鉴别。遗传性过敏性皮炎常有皮肤表层感染和湿疹,血清 IgE 浓度较高。

【治疗】

1. 一旦发生感染应积极控制。

2. 静脉注射人血丙种球蛋白。

3. 肺膨出持续存在者为避免发生真菌和革兰氏阴性菌的重复感染,应考虑手术切除。

4. 定期监测脊柱侧弯和外伤后的骨折情况。

5. 改善中性粒细胞趋化性,使用左旋咪唑、维生素 C、γ 干扰素和转移因子。

6. 异基因造血干细胞移植。

【预防】预防性应用复方新诺明[5mg/(kg·d)]或双氯青霉素[25~50mg/(kg·d)]。

(五)懒惰白细胞综合征

懒惰白细胞综合征(Lazy-Leukocyte syndrome)又称中性粒细胞"麻痹",目前认为其病因是基因缺陷。

【病因及发病机制】中性粒细胞趋化功能障碍,因而影响了它由骨髓移行到外周血中,致粒细胞减少,中性粒细胞中的肌动蛋白单片不能聚合形成纤维,以致发生两种缺陷:不能形成伪足;不能调节颗粒与膜的融合。患者的中性粒细胞在形态上与氧的代谢上均正常,但不会移动到发炎部位,吞噬功能亦很差,但在吞噬时能自颗粒释放过多的酶至细胞外及吞噬体中。患者的单核细胞功能正常。

也有人认为本症患者的粒细胞移动功能异常,可能是有粒细胞膜的微丝蛋白结构或功能异常而细胞膜僵硬,不易由骨髓释放至血液循环中,或由循环至组织中。

继发性中性粒细胞麻痹见于类风湿性关节炎、系统性红斑狼疮、尿毒症、严重感染、骨髓瘤、肝硬化、移植物抗宿主反应、免疫复合物、严重湿疹等疾病。粒细胞的麻痹可能与血中免疫球蛋白、免疫复合物、细菌内毒素吸附于细胞膜有关。糖尿病酮症酸中毒或血糖过高可能是由于血渗透压过高从而导致粒细胞麻痹。

【诊断】

1. 临床表现　自出生后反复发生革兰氏阳性或阴性细菌的感染,如中耳炎、口腔炎、齿龈炎和低热,感染波及皮肤与胃肠道,但不会化脓。

2. 实验室检查

(1)外周血中性粒细胞减少,但骨髓正常。

(2)皮肤开创实验无中性粒细胞聚集、黏附及吞噬功能受累。

(3)应用皮质醇、肾上腺素,注射细菌热源皆不能促使粒细胞增高,说明储存的粒细胞释放障碍,粒细胞移动功能异常。

3. 鉴别诊断　与其他类型的粒细胞功能异常性疾病相鉴别。

【治疗】无特殊治疗,原则是积极发现和选用强有力的抗生素治疗。骨髓移植后能产生功能正常的中性粒细胞,为治疗的有效途径。

（六）髓过氧化物酶缺乏症

髓过氧化物酶缺乏(myeloperoxidase deficiency)是一种遗传性吞噬细胞内髓过氧化物酶缺陷的免疫缺陷病,该病罕见。为常染色体隐性遗传。

【病因及发病机制】MPO 是吞噬细胞杀菌系统中另一酶系统,本病酶活性甚低,使中性粒细胞完全缺乏 MPO-H_2O_2- 卤化物系统的杀菌活力,对化脓性细菌和霉菌易感性增加。基因位于 $17q^{22}q^{23}$。由于嗜酸性粒细胞过氧化物酶的编码基因不同于中性粒细胞和单核细胞,因此嗜酸性粒细胞的过氧化物酶水平正常。

【诊断】

1. **临床表现**　自幼反复发生细菌和真菌感染。有家族史。

2. **实验室检查**

(1)中性粒细胞过氧化物酶染色显示 MPO 活性降低或缺乏。

(2)NBT 还原实验和氧耗量及葡萄糖的 HMP 代谢正常或降低,多数病例杀菌力低,H_2O_2 产量不减少。

(3)试管内中性粒细胞培养基中加入亚甲蓝刺激已糖磷酸旁路(HMP),慢性肉芽肿病的中性粒细胞活性增加,本病则无反应。

3. **鉴别诊断**　与其他类型的粒细胞功能异常性疾病相鉴别。尤其应与慢性肉芽肿病鉴别。

【治疗】无症状者不需要治疗。有感染者选用敏感的抗生素。有人用转移因子减少病毒感染的机会,也有人用维生素 C 20mg/(kg·d)口服。

(马　洁　吴润晖)

第二节　嗜酸性粒细胞增多症

一、特发性嗜酸性粒细胞增多综合征

特发性嗜酸性粒细胞增多综合征(idiopathic hypereosinophilic syndrome)是一种病因不明,外周血中嗜酸性粒细胞增多 >6 个月,多脏器受累且预后较差的综合征。

【病因及发病机制】目前病因不清,可能与某些细胞因子 IL-3、IL-5、GM-CSF 作用于嗜酸性粒细胞系,加速嗜酸性粒细胞造血祖细胞的增殖、分化,并活化增多的嗜酸性粒细胞功能,动员其向局部迁徙有关。异常增多的嗜酸性粒细胞内在异常及其所释放的细胞内物质造成机体组织损伤而产生本病各种临床表现。

【诊断】

1. 临床表现 本病多见于中年以上男性,儿童发病率低,最常见临床表现为发热、乏力、体重减轻。此外,根据受累部位及病变严重程度的不同,临床症状多种多样,常见的受累系统有血液、心血管、皮肤、神经、呼吸、消化系统等。

(1) 心脏:约 80% 患者可有心脏受累,主要表现有心悸、充血性心衰,听诊可有心律失常、心脏杂音等。

(2) 呼吸系统:50% 可有肺脏受累,表现为干咳、呼吸困难,严重者可有呼吸衰竭,听诊可有水泡音和胸膜摩擦音。

(3) 神经系统:中枢各部位均可受累,主要表现有三型即血栓栓塞、中枢神经系统功能失常(共济失调、意识障碍、抽搐、智力障碍等)、周围神经病变(感觉障碍等)。

(4) 其他:血管神经性水肿、腹泻、肝脾大、风湿病样表现、血尿、蛋白尿、氮质血症等各系统受累表现。

2. 实验室检查

(1) 血常规检查:白细胞总数多 $(10\sim30)\times10^9$/L,部分可高达 50×10^9/L 以上,嗜酸性粒细胞占 30%~70%。

(2) 骨髓:嗜酸性粒细胞增生伴核左移,嗜酸性粒细胞占 25%~75%。

(3) 其他:血清 IgE 增高、高丙种球蛋白血症等。另外,根据脏器受累情况可有相应的实验室阳性结果。

3. 诊断标准

(1) 血常规:嗜酸性粒细胞绝对值 $>1.5\times10^9$/L,持续 >6 个月。

(2) 无明确的寄生虫、过敏等可继发嗜酸性粒细胞增多的疾病。

(3) 有脏器受累的临床症状和体征。

(4) 辅助指标:免疫球蛋白增高;肿瘤坏死因子,IL-5 和 / 或 IFN-α、β、γ 增高;血清 IgE 增高;糖皮质激素治疗有效。

4. 鉴别诊断

(1) 寄生虫病:是嗜酸性粒细胞增多最常见的原因,为虫体破坏黏膜层或发生幼虫移行症时刺激机体嗜酸性粒细胞增生，根据所感染的寄生虫不同临床表现各不相同，如蛔虫蚴移行症可有哮喘发作、移行性肺炎、肝大等。诊断主要依据流行病学史、临床表现、粪便检查虫卵、相关影像学检查，血吸虫、丝虫等也可通过皮内试验、补体结合试验等免疫学检测协助诊断。

(2) 变态反应性疾病：哮喘、变应性血管炎及其他各种急慢性过敏反应由 IgE 介导而致嗜酸性粒细胞增多，多呈轻中度增高，去除诱因及抗过敏治疗有效，嗜酸性粒细胞很快恢复正常，预后多较好，而本病为多脏器损伤，嗜酸性粒细胞持续增高 >6 个月，预后较差，常死于心血管并发症。

(3) 克隆性嗜酸性粒细胞增多症：恶性克隆性疾病或骨髓增殖性疾病可同时合并嗜酸粒细胞增多，这组疾病包括：急、慢性嗜酸性粒细胞白血病，部分急、慢性白血病，真性红细胞增多症，原发血小板增多症，T 淋巴细胞淋巴瘤等，这组疾病由于恶性细胞本身或刺激机体释放各种因子造成嗜酸性粒细胞增多，可通过骨髓细胞学、免疫学、遗传学以及分子技术检测加以鉴别。

【治疗】若无明显器官受累症状可暂不治疗，密切随访观察。有重要脏器受累和功能障碍时则需接受治疗。

1. **肾上腺皮质激素** 为本病首选药物，泼尼松 $1mg/(kg \cdot d)$ 口服，嗜酸性粒细胞降至正常后可开始减量，2~3 个月内减至半量，再逐渐减量维持 1 年。急重症患者在急性期可给予等效剂量的地塞米松静脉滴注。

2. **细胞毒药物** 对进展快的重症患者以及皮质激素疗效差者可给予羟基脲口服，此外也可考虑应用长春新碱、烷化剂、VP-16 等。

3. **生物因子和免疫抑制剂** 干扰素、CSA 对皮质激素和羟基脲无效或不能耐受的可考虑应用。

4. **其他** 合并巨脾和脾功能亢进、脾栓塞时需考虑脾切除。各种治疗无效的重症患者可考虑造血干细胞移植。

二、继发性嗜酸性粒细胞增多症

外周血嗜酸性粒细胞绝对值 $> (0.4\sim0.45) \times 10^9/L$ 时称为嗜酸性粒细胞增多症(eosinophilia),临床多数情况下由各种疾病所继发。

【病因及发病机制】

1. 病因

(1)变态反应性疾病:支气管哮喘、荨麻疹、血管神经性水肿、药物/食物过敏等都可引起嗜酸性粒细胞增多。

(2)寄生虫病:为最常见的原因之一,主要有原虫(疟原虫、弓形虫、肺囊虫)、蠕虫(蛲虫、蛔虫、钩虫、丝虫等)、吸虫(血吸虫、肺吸虫、华支睾吸虫)、绦虫以及疥虫和部分螨类。

(3)药物:抗生素、解热镇痛药、抗癫痫药、碘剂及 G-CSF 等多种药物均可引起中度甚至重度嗜酸性粒细胞增多。

(4)感染:结核、猫抓病、传染性单核细胞增多症、猩红热、艾滋病、念珠菌感染,上述疾病可伴嗜酸性粒细胞增多,也有早期减低,而于疾病恢复期反跳性增高。

(5)皮肤病:湿疹、剥脱性皮炎、疱疹样皮炎、银屑病、鱼鳞病等可使嗜酸粒细胞中度增多。

(6)血液病:部分白血病、真性红细胞增多症、特发性血小板增多症、淋巴瘤等多种血液系统疾病也可表现有嗜酸性粒细胞不同程度增多。

(7)肿瘤:少数恶性肿瘤尤其分泌黏液上皮细胞来源者可伴嗜酸性粒细胞增多。

(8)结缔组织系统疾病:系统性红斑狼疮、类风湿关节炎、皮肌炎、血管炎等结缔组织系统疾病在活动期可有嗜酸性粒细胞增多。

(9)内分泌疾病:单一性腺垂体功能不全、肾上腺皮质功能减退症。

(10)家族性嗜酸性粒细胞增多:本病为常染色体显性遗传,

多无临床症状。

(11)免疫缺陷综合征：包括 Wiskott-Aldrich 综合征、高 IgE 血症等多种先天免疫缺陷病。

(12)嗜酸性粒细胞增多综合征：为一组疾病的总称，包括肺嗜酸性粒细胞浸润、变应性肉芽肿、嗜酸性粒细胞性胃肠炎、嗜酸性粒细胞性心内膜炎、特发性嗜酸性粒细胞增多综合征。

2. 发病机制 目前已知促嗜酸性粒细胞增多的细胞因子有 IL-3、IL-5 和 GM-CSF。IL-3 和 GM-CSF 除作用于嗜酸性粒细胞外，还可作用于其他骨髓细胞系，IL-5 只作用于嗜酸性粒细胞生成。机体受内、外因子刺激，激活 T 细胞，特别是辅助性 T 细胞，释放 IL-5 及少量 GM-CSF 刺激骨髓生成大量嗜酸性粒细胞，而嗜酸性粒细胞本身也可分泌 IL-3 和 GM-CSF，使嗜酸性粒细胞进一步增多。

【诊断】

1. 临床表现 多数情况下主要为原发病的临床表现，增多的嗜酸性粒细胞对机体损伤并不严重，但诸如寄生虫病、嗜酸性粒细胞增多综合征、某些变态反应性疾病和嗜酸性粒细胞白血病等可引起嗜酸性粒细胞中重度增高，此时嗜酸性粒细胞释放的物质及细胞内在异常可造成各脏器损伤而产生相应的临床表现。

(1)心脏系统：可有心悸、气短、乏力，重者可有心内膜炎、心功能衰竭等表现。主要为心脏收缩时心肌内嗜酸性粒细胞受挤压破裂释放出碱性蛋白、组胺、水解酶及纤溶酶原等损伤心内膜。

(2)呼吸系统：咳嗽、胸痛、部分疾病还可出现哮喘、痉挛性咳嗽等表现，重者可出现呼衰、心衰。对于幼虫移行性肺炎，在未有效驱虫治疗前可反复发作，阵发性加重。

(3)神经系统：以神经功能障碍多见，如共济失调、意识障碍、抽搐、智力障碍等，此外还可有感觉障碍等周围神经病变。

(4)消化系统：嗜酸性粒细胞性胃肠炎患者消化系统症状

较重,主要表现为恶心、呕吐、腹痛、腹泻、便血、腹水、肠梗阻等表现。

(5)泌尿系统:血尿、蛋白尿、脓尿,重者可有氮质血症。

(6)结缔组织:关节痛、关节积液等关节炎表现。

(7)皮肤:可有血管神经性水肿、荨麻疹、环行红斑、瘙痒性红斑或结节等。

2. **实验室检查**

(1)血常规检查:嗜酸性粒细胞绝对值 $>(0.4\sim0.45)\times10^9$/L,依据增多程度又分轻、中、重三级:①轻度:嗜酸性粒细胞 $<15\%$,绝对值计数在 1.5×10^9/L 以下;②中度:嗜酸性粒细胞 $15\%\sim49\%$,绝对值计数在 $(1.5\sim5)\times10^9$/L;③重度:嗜酸性粒细胞 $50\%\sim90\%$,绝对值计数在 5×10^9/L 以上。

部分疾病可同时伴有白细胞总数的增高或减低,血液系统疾病和结缔组织系统疾病还可表现有血小板、血红蛋白异常。

(2)骨髓常规:对部分继发于白血病的患者可有骨髓增生极度活跃,并可见到相应的肿瘤细胞。此外,真性红细胞增多症、特发性血小板增多症等血液系统疾病也可有红系或巨核系增生极度旺盛等相应特异性改变。依据病因不同可见嗜酸性粒细胞轻至重度不同程度增多,多数情况下以成熟阶段为主。

(3)影像学检查:嗜酸性粒细胞累及肺部时 X 线可有肺部浸润影,以肺间质受累为主,部分可见叶间裂、肋膈角变钝等表现,部分疾病可有游走性肺炎改变;可疑消化系统受累者可做腹部 B 超协助诊断;对有神经系统症状的患者应做头部 CT 或 MRI 等检查,脑膜、脑实质均有受累可能。

(4)免疫学检查:寄生虫感染、变态反应性疾病及部分先天免疫缺陷病可有 IgE 明显增高,对于结缔组织系统疾病还可有特性的自身抗体阳性。此外,部分疾病还可有循环免疫复合物增加,细胞免疫、体液免疫功能异常。

(5)心电图:心脏受累可出现 ST-T 改变、T 波倒置、传导阻滞等改变。

(6)寄生虫学方面的检查:寄生虫病为嗜酸性粒细胞增多最常见的病因之一,故应常规做寄生虫学方面的检查,主要包括粪便找虫卵,但肠道中成虫并不引起嗜酸粒细胞增多,只有在幼虫移行、成虫破坏肠壁或寄生于肠道外组织时才会出现,因此单纯大便检查不一定有阳性结果,还应通过相应抗体检测、补体结合试验、皮内试验等免疫学方法协助诊断。

3. **鉴别诊断** 主要确定病因后进一步与其他可引起嗜酸性粒细胞增多的疾病相鉴别。

【治疗】治疗随病因而异,多数只要去除病因,不需特殊治疗即可恢复,而继发于肿瘤性疾病、免疫缺陷病、部分血液病的患者则治疗困难,预后差。

(马 洁 吴润晖)

第三节 骨髓增殖性疾病

一、慢性粒细胞白血病

见第一章第五节慢性粒细胞白血病。

二、幼年型粒单细胞白血病

见第一章第六节幼年型粒单细胞白血病。

三、骨髓增生异常综合征

骨髓增生异常综合征(myelodysplastic syndrome,MDS)是一组高度异质性、获得性造血干/组细胞克隆性疾病,以骨髓病态造血和高风险向急性白血病转化为特点,表现为难治性一系或多系细胞减少的血液病。研究表明儿童 MDS 与成人 MDS 有很大不同,表现为发病率较成人低,国外流行病学调查结果显示儿童 MDS 年发病率约 1.35/10 万,<14 岁的儿童和青少年 MDS 占血液系统疾病不足 5%。

【病因及发病机制】MDS 发病机制复杂,至今尚未完全阐明。虽然儿童 MDS 发病率低,但婴幼儿显著高于年长儿。

与成人的原发性居多不同,约 1/3 儿童 MDS 可以找到继发原因,如继发于遗传性、获得性疾病、先天异常及治疗相关性 MDS,主要见于:①先天性骨髓衰竭综合征(例如范科尼贫血,Kostman 综合征,Shwachman 综合征,Down 综合征,Bloom 综合征相关性 MDS,家族性 MDS 等):此类占儿童骨髓增生异常综合征的 20%~25%,这些患儿多在 2 岁前发病;②化(放)疗治疗和再生障碍性贫血;③营养性因素,例如维生素 B_{12}、叶酸缺乏;④微小病毒 B19 感染可导致幼红细胞减少伴巨幼红细胞;⑤药物因素,例如磺胺甲噁唑及 G-CSF 可引起类似 MDS 的中性粒细胞增多及核碎裂增加。

50% 以上的儿童 MDS 有染色体核型异常,主要有 –5、–7、5q–、+8、20q 等。由于染色体缺失、易位等改变,引起癌基因的异常表达,发生于早期 *Ras* 基因突变约占 30%~53%,且易发展为白血病。C-MYC 和 BCL-2 高表达抑制细胞凋亡,促进细胞恶变。C-MYB、C-MOS、C-ABC 和 C-ETC 等基因的过度表达或重排等造成 MDS 细胞凋亡紊乱及病程演变。MDS 无效造血与造血细胞的高凋亡有关。

儿童 MDS 常最终转化为急性淋巴细胞白血病,这种情况在成人 MD 较少见。

【诊断】

1. **临床表现** 儿童 MDS 的发病相对较急、进展快,临床上多以发热、贫血、出血、肝脾大为主。

2. **实验室检查**

(1)血常规:儿童 MDS 较之成人更常观察到血细胞减少,且单纯贫血少见,多伴有全血细胞持续减低。外周血细胞形态学检测,异常改变多样,包括:①红系:卵圆形巨红细胞、小细胞低色素性改变、嗜碱性点彩、有核红细胞;②粒系:幼稚中性粒细胞、低颗粒化的中性粒细胞、Pelger-Huet 样畸形的中性粒细胞(分两叶)、单核细胞增多;③巨核系:小巨核细胞。

(2)HbF 可增加。

(3)骨髓涂片形态学检测仍是 MDS 诊断和分型最基本和最重要的手段。WHO 标准明确提出:判断各系发育异常的定量标准为该系发生形态发育异常的细胞 ≥ 10%。发育异常形态学具体特征包括:①红系:核出芽、核间桥、核碎裂、分叶增多、巨幼红细胞样改变、环状铁粒幼红细胞、空泡形成、红系增生、PAS(+)等;②粒系:胞体减小或异常增大、核低分裂(Pelger-Huet 样畸形)、不规则的多分裂、颗粒减少、假 Chediak-Higashi 颗粒、Auer小体等;③巨核系:小巨核细胞、核低分叶、多核等。

(4)骨髓活检是对骨髓涂片细胞学必要的补充,MDS 患者骨髓活检可表现为未成熟祖细胞异常定位(atypical localization of immature progenitor cells,ALIP)、纤维化或其他间质改变、簇状幼稚细胞。

(5)分子与细胞遗传学:MDS 患者常有体细胞基因组异常,包括染色体单体片段增加或丢失、平衡易位、基因突变、表观遗传学改变等,50% 患者异常,如 –7、5q–、+8 等。

(6)干祖细胞体外培养:呈丛落多 / 集落少型或无生长型。

3. **诊断标准** 儿童 MDS 的分型及最低诊断标准。

儿童 MDS 特点:年长儿与成人基本相同,但婴幼儿的 MDS 有所不同:①在 FAB 亚型中以 JMML 最多,其次 RAEB/RAEB-t,而 RARS 罕见;② WHO 髓系肿瘤分类中已将 JMML 归入 MDS/MPD 类中;③可合并其他先天性异常如范科尼贫血、Ⅰ 型神经纤维瘤病(NF-1);④个别患儿可自行缓解。

儿童 MDS 的 2003 年 WHO 分型标准(表 3-1),并提出儿童 MDS 的最低诊断标准:至少符合以下四项中任何 2 项:

(1)持续的不能解释的血细胞减少症(中性粒细胞减少症,血小板减少症或贫血)。

(2)至少两系细胞形态的病态造血。

(3)造血细胞获得性的克隆细胞遗传学异常。

(4)原始细胞增加(≥5%)。

表3-1	儿童 MDS 的 WHO 诊断分型标准	
骨髓增生异常/骨髓增殖性疾病	Down 综合征(Down syndrome,DS)疾病	骨髓增生异常综合征(MDS)
幼年型粒单细胞白血病(juvenile myelo-monocytic leukemia,JMML)	短暂性异常髓系造血(transient abnormal myelopoiesis,TAM)	难治性血细胞减少(refractory cytopenia,RC)(外周血原始细胞<2%,骨髓原始细胞<5%)
慢性粒单细胞白血病(chronic myelo-monocytic leukemia,CMML)(仅为继发性)	DS 髓系白血病	难治性贫血伴原始细胞过多(RA with excess blasts,RAEB)(外周血原始细胞2%~19%,骨髓5%~19%)
BCR-ABL 阴性的慢性粒细胞白血病(Ph-CML)		转化中的 RAEB(RAEB in transformation,RAEB-t)(外周血或骨髓原始细胞20%~29%)

4. 鉴别诊断

(1)除外其他引起病态造血的疾病:红白血病、白血病化疗后、慢性粒细胞白血病、巨幼细胞贫血、风湿性疾病等。

(2)再生障碍性贫血:无肝脾大;骨髓增生低下,无原始细胞增多,无奇数核或巨大红细胞和淋巴样小巨核等。染色体核型异常极少见。

【治疗】无特效治疗方法。可以遵循按阶段施治的原则,即:

1. 支持治疗 包括刺激和调节造血、抗感染、成分输血等,主要针对难治性血细胞减少症的患者。

2. 造血生长因子 EPO 促进造血前体细胞的生长和分化,抑制凋亡,使贫血改善;也有联合小剂量 G-CSF 进一步提高疗效;促血小板生成因子(TPO)促进血小板生成。

3. **免疫抑制剂**　包括有抗胸腺球蛋白/抗淋巴细胞球蛋白及环孢素治疗,认为对低增生型 MDS 有疗效。

4. **免疫调节剂**　在成人 MDS 主要用于 5q– 综合征或不伴有细胞遗传学异常的 MDS 患者,代表药物有沙利度胺与雷利度胺。

5. **DNA 甲基化抑制剂**　DNA 去甲基化药物 DNA 甲基转移酶抑制剂——阿扎胞苷和脱氧胞苷,对于成人 MDS 具有一定的临床疗效,比传统疗法明显提高总体存活率,但目前仍缺乏去甲基治疗儿童 MDS 的相关资料。

6. **化疗**　MDS 转化为急性白血病后的诱导化疗的相关死亡率较高(10%~30%),完全缓解率低(<60%),且极易复发,总体生存率仅 <30%,对于儿童 RAEB-t 和 RAEB 一般不推荐强烈化疗。但近期报道,对 RAEB-t 和 RAEB 儿童在造血干细胞移植前,应用依托泊苷、阿糖胞苷和米托蒽醌诱导治疗,有较高的安全性、缓解率和 HSCT 后存活率。

7. **造血干细胞移植**　是目前唯一可能治愈 MDS 的方法,约有半数获长期生存。如果有供者,要尽量采用 HSCT 治疗。

【预后】儿童 MDS 发病急,病情变化快,预后不良,常较早发生骨髓衰竭或转化为急性白血病。染色体核型被认为是最重要的预后指标。7 单体的 RC 患儿恶化的中位时间小于 2 年,而 8-三体及其他核型阳性的患儿可保持较长的稳定时间。

(张利强)

参考文献

1. 江载芳,申昆玲,沈颖.诸福棠实用儿科学.8 版.北京:人民卫生出版社,2015: 1880-1893.
2. 中华医学会血液学分会白血病淋巴瘤学组.嗜酸性粒细胞增多症诊断与治疗中国专家共识(2017 年版).中华血液学杂志,2017, 38 (7): 561-565.

3. Klion AD. How I treat hypereosinophilic syndromes. Blood, 2015, 126 (9): 1069-1077.

4. 中华医学会儿科学分会血液学组,《中华儿科杂志》编辑委员会 . 儿童骨髓增生异常综合征诊断与治疗中国专家共识 (2015 年版). 中华儿科杂志 , 2015, 053 (011): 804-809.

5. Donadieu J, Fenneteau O, Beaupain B, et al. Congenital neutropenia: diagnosis, molecular bases and patient management. Orphanet J Rare Dis, 2011, 6: 26.

6. Donadieu J, Beaupain B, Fenneteau O, et al. Congenital neutropenia in the era of genomics: classification, diagnosis, and natural history. Br J Haematol, 2017, 179: 557.

7. Valent P, Klion AD, Rosenwasser LJ, et al. ICON: Eosinophil Disorders. World Allergy Organ J, 2012, 5: 174.

8. Klion A. Hypereosinophilic syndrome: current approach to diagnosis and treatment. Annu Rev Med, 2009, 60: 293.

9. Wilson ME, Weller PF. Eosinophilia//Guerrant RL, Walker DH, Weller PF. Tropical Infectious Diseases: Principles, Pathogens and Practice. 3rd ed. Philadelphia: Saunders Elsevier, 2011: 939.

10. Kruger P, Saffarzadeh M, Weber AN, et al. Neutrophils: Between host defence, immune modulation, and tissue injury. PLoS Pathog, 2015, 11 (3): e1004651.

第四章

出凝血性疾病

第一节　血小板疾病

一、免疫性血小板减少症

免疫性血小板减少症（immune thrombocytopenia，ITP）是健康儿童身上发生的仅有血小板减少合并相关出血为主要表现的一种疾病，是儿童出血性疾病中最常见的一种。ITP 在儿童约有 50%~80% 是由于病毒感染或免疫接种后诱发，主要有流感病毒（甲、乙、丙）、副流感病毒、呼吸道合胞病毒、腺病毒、鼻病毒、埃可病毒、柯萨奇病毒、EB 病毒、巨细胞病毒、肝炎病毒等，疫苗有百白破、麻风腮、乙肝等减毒活疫苗。上述病原体引起机体产生交叉抗体，可特异性地吸附于血小板上，引起血小板被网状内皮细胞吞噬破坏，随病原体的清除，疾病不经治疗可自然缓解，病程呈自限性。另有 20%~30% 是机体产生特异性抗血小板的自身抗体，持续时间久，病程呈慢性、迁延过程，常需要免疫干预。

【诊断】

1. **症状**　仅以出血为主，一般不伴其他症状。出血症状常轻微：以皮肤出血点为主。严重可出现瘀斑、皮下血肿、口腔、鼻黏膜出血，少数出血严重者甚至有消化道、颅内出血。病史中常有近期的前驱病史。应注意以下问题：

(1)出血症状：出血类型、严重程度、持续时间、既往外伤性操作的凝血情况——注意除外先天性或其他因素相关性血小板减少。

(2)前驱病史：发病前 6 周内的感染和预防接种史——存在则支持 ITP 诊断，不存在则注意排除其他症状。

(3)系统症状：是否有其他系统的症状：如肾脏、神经系统或免疫异常表现——注意自身免疫性疾病。

(4)药物：包括可以引起血小板减少的肝素、奎宁、磺胺，可以引起出血的阿司匹林——有服药史需首先除外药物性血小板减少。

(5)感染情况：严重感染存在时可以除外本病；注意慢性、隐匿性感染则可同本病并存。

(6)危险因素：询问 HIV 感染情况，包括母亲的 HIV 状态——HIV 阳性者可除外本病。

血小板减少的家族史或血液系统疾病史——有既往病史或家族史者须除外先天性血小板减少。

儿童年龄 <3 个月，要询问围产期和母亲的病史——需除外同族免疫性血小板减少症。

合并状态：可以增加出血的生活情况，包括暴力和潜在的危险性活动、严重感染、神志障碍——不首先考虑本病。

2. 体征

(1)出血体征：典型表现为全身散在不高出皮面、针尖大小、按压后不退色的红色皮疹。其他的则可见到瘀斑、血肿，口腔出现血疱，仅有同血小板减少相符或更轻出血表现，而没有其他临床体征。

(2)肝、脾及淋巴结：可以出现轻度的脾大；中重度脾大可以基本否定 ITP 诊断。

(3)感染表现：有严重的感染可除外本病。

(4)提示先天性疾病的畸形状态：骨骼异常(尺桡骨是否异常、头颅畸形等)、耳聋，可除外本病。

3. **实验室检查**

(1)血常规:血小板的减少而没有其他异常。除非有可以解释的出血造成的贫血。异常淋巴细胞和嗜酸细胞可以看到。

(2)骨髓:提示增生旺盛,粒红系统无异常,巨核系统往往增生,但有成熟障碍。

(3)腹部B超:无肿大肝、脾、淋巴结。在年幼儿可有轻度肝脾大。

(4)头颅CT及眼科看眼底:评判患儿有无此部位出血。

(5)HIV/HCV阴性。

(6)血小板抗体(PAIg):应阳性,但阴性也不除外诊断。

(7)ANA、狼疮抗凝集物、抗磷脂抗体:阴性或弱阳性,未达到自身免疫性疾病的诊断。

(8)寻找隐性感染灶:幽门螺杆菌:Hp抗体、碳-13呼气试验;ASO;血沉;皮肤感染等。

(9)细胞免疫功能/体液免疫功能检查:应基本正常,慢性患者常提示$CD8^+$细胞增多。

(10)其他系统:血生化全项、胸片、心电图、四肢长骨片、尿便(包括便潜血)常规等。

4. **诊断标准** 缺乏"黄金指标",是一种排除性诊断,诊断依据病史、体检、全血细胞计数及外周血涂片,除外其他原因的血小板减少后诊断成立。所有诊断过程是排他的过程。诊断标准为至少2次化验血小板计数减少,血细胞形态无异常。脾脏一般不增大。骨髓检查:巨核细胞数增多或正常、有成熟障碍。排除其他继发性血小板减少症:如假性血小板减少、先天性血小板减少、自身免疫性疾病、甲状腺疾病、药物诱导的血小板减少等。诊断ITP的特殊实验室检查:① MAIPA:检测抗原特异性自身抗体的特异性高,可以鉴别免疫性与非免疫性血小板减少。有助于ITP的诊断,但实验方法尚待标准化。② TPO:可以鉴别血小板生成减少(TPO水平升高)和血小板破坏增加(TPO水平正常),从而有助于鉴别ITP与不典型再生障碍性贫血或低增生性 MDS。③ Hp、HIV、HCV 检测。

【鉴别诊断】目前尚无可以确诊 ITP 的"黄金指标",须先排除其他原因导致的血小板。

1. **假性血小板减少症** 是指由于试验技术或其他原因造成的血小板计数与实际不相符。在全自动血细胞计数仪检测时,血小板计数发生错误导致血小板计数下降。包括 EDTA 依赖性血小板减少症(由于 EDTA 盐抗凝血中 EDTA 诱导血小板中的特殊蛋白使血小板发生聚集)、白细胞周围的血小板聚集卫星现象(血小板黏附于成熟中性粒细胞周围)、血小板凝集块、大血小板、冷凝集性和药物诱发的假性血小板减少。需要进行手工末梢血涂片,在显微镜下进行检查排除。

2. **生成不良性血小板减少** 由于某些病理原因造成骨髓内生成血小板的巨核细胞减少所致的血小板减少疾病,比如急、慢性白血病,骨髓增生异常综合征、其他恶性疾病的骨髓侵犯、再生障碍性贫血等。上述疾病突出表现为骨髓巨核细胞减少,免疫治疗效果不佳,但血小板输注治疗有效。

3. **先天性血小板减少** 由于先天血小板异常造成血小板减少,如 Wiskott-Aldrich 综合征、巨大血小板病等。

4. **继发性免疫性血小板减少** 其他系统性免疫性疾病导致的免疫性血小板减少,如系统性红斑狼疮、抗磷脂综合征等,在有相应免疫性血小板减少的同时伴有其他系统、器官的免疫损伤表现,比如肾、脑、皮肤改变,实验室检查可提示在出现特异性血小板抗体的同时,也有针对其他组织的特异性抗体。

5. **消耗性血小板减少** 其他病因造成血小板消耗性减少,如卡梅综合征,由于患者体内存在血管结构异常的巨大血管瘤而引起了血小板的消耗减少;感染、创伤、肿瘤性疾病所致的慢性、亚急性、急性弥散性血管内凝血过程,引起血小板消耗减少,常有原发病表现及血浆 D- 二聚体上升;血栓性微血管病性溶血性贫血,如溶血尿毒综合征和血栓性血小板减少性紫癜,在血小板减少的同时常有血管内溶血表现和微血管功能不全表现,如肾功能不全、抽搐等表现,乳酸脱氢酶常明显上升。

6. 分布异常性血小板减少 人体内 1/3 的血小板分布于脾脏,当各种原因(肝硬化、门静脉血栓等)引起脾脏增大时,会有更多血小板储存于脾脏,造成血小板分布异常性减少。

【疾病分型】

1. 时间分型

(1)根据发病持续时间分型:

1)新诊断:血小板减少持续时间 <3 个月。

2)持续性:血小板减少持续时间在 3~12 个月之间。包括没有自发缓解的患者或停止治疗后不能维持完全缓解的患者。

3)慢性:血小板减少持续时间 >12 个月。

(2)重型 ITP:指血小板 <10×10^9/L 且就诊时存在需要治疗的出血症状或常规治疗中发生了新的出血症状,其需要用其他升高血小板药物治疗或增加现有治疗的药物剂量。

(3)难治性 ITP:指满足以下所有三个条件的患者:①脾切除后无效或者复发;②仍需要包括但不限于小剂量肾上腺皮质激素及其他治疗以降低出血的危险;③除外其他导致血小板减少的原因,确诊为原发性 ITP。

2. 出血分度

(1)0 度:无:没有症状。

(2)Ⅰ度:轻度:瘀斑和紫癜,偶尔及小量的鼻出血,不干扰正常生活。

(3)Ⅱ度:中度:更严重的皮肤出血伴黏膜损伤:鼻出血量多,月经过多。

(4)Ⅲ度:重度:出血发作(鼻出血、黑便和/或月经过多)要求住院和/或输血,症状严重干扰了生活质量。

(5)Ⅳ度:极重度:任何地方威胁生命的出血,颅内出血。

3. 血小板减少程度 轻度为 $(50\sim100) \times 10^9$/L;中度为 $(25\sim50) \times 10^9$/L;重度为 $(10\sim25) \times 10^9$/L;极重度为 <10×10^9/L。

【治疗】

1. **ITP 治疗目的** 控制出血、减少血小板破坏,使血小板数量满足机体止血需要,而不是使血小板达到正常数量,即维持 ITP 患儿安全、不发生大出血是治疗的主要目的。

2. **治疗原则** 血小板 ≥ 30×10^9/L,无出血表现,且不从事增加患者出血危险的活动,发生出血的危险性比较小,可不予以治疗,仅观察和随访。若患者有出血症状,无论此时血小板减少程度如何,都应该积极治疗。

3. **血小板安全值** 在下列临床过程中,血小板数的安全值分别为:

(1)口腔科检查:血小板 ≥ 20×10^9/L。

(2)拔牙或补牙:血小板 ≥ 30×10^9/L。

(3)小手术:血小板 ≥ 50×10^9/L。

(4)大手术:血小板 ≥ 80×10^9/L。

4. **一般疗法** 发病初期,应减少活动,避免创伤,重度者卧床休息。积极预防及控制感染,给予足量液体和易消化软食,避免腔黏膜损伤。为减少出血倾向,常给大量维生素 C。局部出血者压迫止血,若出血严重或疑有颅内出血者,应积极采取各种止血措施。

5. **临床观察和等待** 对血小板计数 ≥ 30×10^9/L,无明显出血症状或体征,且近期无手术的 ITP 患者做临床观察,动态监测 BPC 数以及出血倾向,若有感染积极控制感染。疾病自然病程:70%~75% 患者可在 1 年内缓解,之后 5 年内将有 50% 患者可以获得自发缓解。

6. **一线治疗**

(1)糖皮质激素:为 ITP 的一线治疗药物。国内外学者推荐指征为血小板计数 <30×10^9/L,或伴有明显出血症状或体征的患者。常规剂量[泼尼松剂量 1~2mg/(kg·d),最大量 60mg/(m^2·d)],初始可选择静脉滴注;待出血倾向改善、血小板有上升时可给予口服(等剂量静脉换算);血小板正常后缓慢减量至停

药观察。如糖皮质激素治疗 2~4 周仍无反应者应尽快减量和停用,并寻找原因。

(2) 静脉注射丙种球蛋白(intravenous immunoglobulin,IVIG):为重度出血或短期内血红蛋白进行性下降者选用。其作用机制为中和以及抑制抗体产生,有效率达 75%。剂量:0.4g/(kg·d)×(3~5)天或 1g/(kg·d)×2 天。

7. 二线治疗　可以选择脾切除、利妥昔单抗(每周 375mg/m^2,持续 4 周)、TPO 及其受体激动剂。

8. 三线治疗　在一些小规模、无对照的研究中显示,一些免疫抑制剂单独应用或联合应用也会出现效果。这些药物包括硫唑嘌呤、环磷酰胺、霉酚酸酯和环孢素,然而缺乏充分的安全性分析结果,仅用于对一线和二线治疗无效或不能应用的患者使用。

9. 严重型 ITP 的紧急治疗　重症 ITP 患者(血小板数<10×10^9/L),如出现胃肠道、泌尿生殖道、中枢神经系统或其他部位的活动性出血或需要急诊手术时,应迅速提高患者血小板计数至安全水平(血小板数 ≥ 50×10^9/L),此时可紧急输注浓缩血小板制剂,同时:①静脉输注丙种球蛋白:每天 1.0g/kg,共用 2天;②甲泼尼龙冲击治疗:15~30mg/(kg·d),共用 3 天。对于贫血症状明显的急性失血性贫血者可输注浓缩红细胞。其他治疗措施包括停用抑制血小板功能的药物、控制高血压、局部加压止血、应用纤溶抑制剂等,如上述治疗仍不能控制出血,可以考虑使用重组人活化 FⅦ。

10. 疗效判断

(1) 完全反应(complete response,CR):治疗后血小板数 ≥ 100×10^9/L 且没有出血。

(2) 有效(response,R):治疗后血小板数(30~100)×10^9/L 并且至少比基础血小板数增加 2 倍,且没有出血。

(3) 无效(no response,NR):治疗后血小板计数 <30×10^9/L 或低于血小板最低值的 2 倍,或存在相关的临床出血。依赖于

激素或其他治疗的患者也归为无反应。

(4)复发:有以下情况之一者:①若患者原来为 CR,当血小板数低于 100×10^9/L 或者出血;②若患者原来为 PR,当血小板数低于 30×10^9/L 或者血小板数增加不到基础值的 2 倍或者有出血。

(5)糖皮质激素依赖:指患者需要继续或反复给予糖皮质激素至少 2 个月,以维持血小板数在 30×10^9/L 以上,以避免出血。

关于治疗起效时间,工作组定义为从开始治疗到达到 CR 或 R 的时间,并建议在定义 CR 或 R 时,应至少检测 2 次,其间至少间隔 7 天。在定义 NR 或复发时,应至少检测 2 次,其间至少间隔 1 天。

【再评估】如果病情未达长期好转标准,至少病程每 6 个月需要重新评价原 ITP 的诊断是否正确。

长期治疗的目标是如何保持血小板于安全水平,治疗如下:

1. **治疗标准** 要分阶段对待。

阶段Ⅰ:没有出血症状,平均血小板(2 周内 3 次)数量 $>30 \times 10^9$/L。

阶段Ⅱ:轻度皮肤出血点,平均血小板数量 $>30 \times 10^9$/L。

阶段Ⅲ:中度皮肤出血或黏膜出血,平均血小板数量$(10\sim30) \times 10^9$/L。

阶段Ⅳ:严重的出血伴有血红蛋白 / 血细胞比容的下降,血小板数量 $<10 \times 10^9$/L。

阶段Ⅰ / Ⅱ不给予特殊治疗,进行观察。而阶段Ⅲ / Ⅳ需要特殊治疗,治疗目的是达到阶段Ⅰ / Ⅱ。

2. **治疗方法**

(1)同反复型患者。

(2)上述治疗无效:考虑切脾。

标准:病程 $>1\sim2$ 年、有明显的临床出血症状、血小板常 $<(10\sim20) \times 10^9$/L、年龄 $>6\sim12$ 岁,对初步治疗(激素和 / 或 IVIG)短暂有效,但无手术禁忌证。

术前需要将血小板数量提高到 >80×10^9/L，并进行三种疫苗的预防注射（脑膜炎双球菌、嗜血流感杆菌、肺炎双球菌）。

术后长期应用青霉素类药物。

（3）还可考虑以下治疗：CD20单克隆抗体（利妥昔单抗）每周375mg/m^2，连用4周；干扰素300万U/m^2，每周3次，连用4周；抗CD40、抗CD52抗体；TPO或TPO受体激动剂；BMT。但这些疗效不肯定。

（4）重型难治型（SRITP）：同上。

二、血小板增多症

原发性血小板增多症（essential thrombocytosis，ET）是发生在多能造血干细胞的慢性克隆性、骨髓增殖性疾病，与真性红细胞增多症、慢性髓系白血病及伴或不伴骨髓纤维化的骨髓样化生相关。多数为成人，极少为儿童患者。*JAK2V617F* 突变代表了 JAK2 14号外显子上核苷酸1849 G-T转换造成编码617上缬氨酸-苯丙氨酸的转换。而 *MPLW515L* 突变代表了TPO受体（MPL）跨膜区上核苷酸1544 G-T转换造成编码515上色氨酸-亮氨酸的转换。上述的突变造成了ET患者的骨髓生长因子非依赖性生长，且对促进血小板生成的细胞因子IL-3和TPO高度敏感，研究也同时证实此时促红细胞生成素和血小板生成素水平却没有增加。

骨髓增殖的同时，ET患者常伴有微血管并发症（如头痛和红斑性肢痛），增加了血栓和出血的危险。形成血栓的病理机制是由于异常的血栓烷A2形成和小血管内血小板与内皮细胞的相互作用；由于同时也可导致中性粒细胞的增加，故加剧了血栓形成的危险。

【诊断】半数患者并无临床表现，在进行血常规检查时发现。而最常见的症状为微血管症状，包括头痛、视力异常、头晕、不典型胸痛、肢端感觉异常和红斑性肢痛症等。这些微血管症状是由于微血栓所致，并不致命，静脉血栓多于动脉血栓。仅有约 4% 的 ET 发生腹部深静脉血栓,而出血的发生仅占 1%~7%;其他表现还有脾大。

1. **症状**

(1)出血:很常见,常为黏膜、胃肠道、皮肤出血。

(2)栓塞:动脉血栓较静脉栓塞常见,多发生于脑血管、外周血管和冠状血管,25% 的血栓发生在下肢深静脉。

2. **体征**

(1)出血:与出血部位相应的出血体征。

(2)栓塞:与栓塞部位相应的栓塞体征。

(3)脾大:40%~50% 患者出现轻度脾大。

3. **实验室检查**

(1)血常规检查:血小板增多 >600×10^9/L,持续时间长。白细胞计数可增高,分类正常,可有轻度贫血。

(2)骨髓:增生性骨髓象,粒系、红系正常,巨核系增生,可见大片状血小板。巨核细胞体积增大、倍体数增加并且成簇存在。

(3)基因诊断:费城染色体阴性,*JAK2* 基因部分阳性。

(4)干细胞培养:提示巨核系增生亢进。

4. **诊断标准**　ET 的诊断首先要除外反应性血小板增多症(reactive thrombocytosis,RT),此时可首先借助感染、过敏等病史和查体进行排除,同时需要注意铁蛋白和 C 反应蛋白水平。在除外了 RT 后,需要进行骨髓检查来除外克隆性血小板增多,比如应用荧光免疫杂交技术除外 BCR-ABL 存在;应用骨髓形态、细胞遗传学及乳酸脱氢酶、胎儿血红蛋白、外周血 CD34+ 细胞检测等来除外骨髓增生异常增生症等。最后检测 *JAK2V617F* 用以确认是否为 BCR-ABL 阴性的骨髓增殖性疾病(myeloproliferative diseases,MPD)。

JAK2V617F+ 仅占 ET 的 50%,仍有 50% 的 ET 无法找到任何特异性标志,需要按照 2001 年 WHO 提出的诊断标准进行诊断:

(1)主要诊断标准:持续血小板数量 ≥ 600×10^9/L,骨髓病理提示主要以巨核细胞系列增生伴体积增大、成熟的巨核细胞增多。

(2)排除标准:

1)没有真性红细胞增多症(polycythemia vera,PV)证据(红细胞容积数量正常或男性血红蛋白<18.5g/dl,女性<16.5g/dl),骨髓中可染铁、血清铁蛋白或血细胞比容正常,如未达到真性红细胞增多症标准,即使应用试验性铁治疗也未达到PV诊断标准。

2)没有慢性粒细胞性白血病证据:没有Ph染色体,且无BCR-ABL融合基因。

3)没有慢性骨髓纤维化证据:无胶原纤维存在及网状纤维化。

4)没有骨髓增生异常综合征证据:没有del(5q)、t(3;3)(q21;q26)、inv(3)(q21;q26),无明显的粒细胞病态造血,任何类型的小巨核细胞均少。

5)没有反应性血小板增多证据:无潜在炎症或感染、潜在肿瘤、脾切除历史。

【鉴别诊断】需要除外反应性血小板增多、先天性或家族性血小板增多和其他的克隆性血小板增多。

1. **反应性血小板增多**(reactive thrombocytosis,RT) 大多数儿童的血小板增多原因都是由于反应性血小板增多,引起的原因有感染、组织损伤、慢性炎症、恶性肿瘤、肾病、溶血等,主要是由于机体的急性炎症反应造成促血小板生成因子,如IL-6、TPO、IL-1、IL-4和肿瘤坏死因子α(tumor necrosis factor-α,TNF-α)的增多所致。无脾是另一RT的原因,主要由于血小板分布异常造成循环中血小板增多。而缺铁性贫血常伴有血小板增多,考虑原因与EPO的分泌增多、同源性地刺激了血小板增生有关,往往随着补铁治疗、血小板数值可逐步恢复正常。

2. **先天性或家族性血小板增多** 非常少见,可为常染色体显性遗传或隐性遗传,主要由于突变累及了血小板生成素(thrombopoietin,TPO)配体mRNA或其受体MPL,造成血小板过度生成。

3. 其他克隆性血小板增多(clonal thrombocytosis) 约 50% 的真性红细胞增多症和骨髓纤维化及 35% 的慢性粒细胞白血病都伴有血小板增多,而慢性粒细胞性白血病比 ET 更常见血小板极度增多(PLT>3 000 × 10^9/L)。在伴有某些细胞遗传学异常(如 8- 三体、-5q 和 -3)的骨髓增生异常综合征中也常见血小板增多。

【治疗】

1. 所有患者 治疗或纠正心血管疾病的高发因素(如吸烟、高血压、高血脂、肥胖)。

2. 高危患者 既往发生或血栓或血小板 >1 500 × 10^9/L,使用低剂量阿司匹林 75mg/m^2+ 羟基脲 20~40mg/(kg·d) [安纳格雷或 α 干扰素 10 万 U/(kg·d)]。

3. 低危患者 无上述高危因素,使用低剂量阿司匹林 75mg/m^2,如果有心血管病的危险因素则应用降细胞药物(羟基脲首选)。

4. 多饮水 避免脱水发生。

三、血小板功能异常

(一)先天性血小板功能异常

先天性血小板功能异常(congenital qualitative platelet defects)是指由于先天遗传因素而造成血小板质量异常,在数量正常的情况下不能有效止血。最主要的表现为皮肤黏膜出血,最常见的实验室异常是出血时间延长。常自幼起病,病情反复,可有家族遗传病史,无明显其他发病原因。

【病因及发病机制】病因很多,主要为血小板在止血过程中先天性缺陷,使血小板虽然数量正常,但仍不能有效发挥止血功能,引起出血。分类如下:

1. 糖蛋白异常 ①糖蛋白Ⅱb/Ⅲa:血小板无力症(glanzmann)血小板减少;②糖蛋白Ⅰb、Ⅺ和 V:巨大血小板综合征(Bernard-

Soulier 综合征);③糖蛋白Ⅰb:血小板型(假性)vWD。

2. 颗粒分泌异常　①灰色血小板综合征(α贮存颗粒异常或成分缺乏);②δ贮存池病(致密颗粒缺陷或异常);③α/δ贮存池病(α 或 δ 颗粒缺乏或明显减少)。

3. 活化异常　①环氧化酶缺乏症;② TXA2 合成酶缺乏症;③信号转导缺乏症。

【诊断】

1. 症状和体征　出血:很常见,常为黏膜,皮肤出血,最常见的出血为月经过多、鼻出血、反复皮肤青紫和齿龈出血。患者出血症状的严重程度有波动。

2. 实验室检查

(1)血常规检查:血小板计数和形态正常。灰色血小板综合征患者血小板较巨大且无颗粒。

(2)出血时间延长。

(3)血小板黏附、聚集功能异常。

(4)血小板相关膜糖蛋白检测有助于诊断。

【鉴别诊断】

1. 血小板减少症　会出现相类似出血症状,但血小板数量减少可以鉴别。

2. 继发性血小板功能异常　血小板数量正常,有功能异常,但在出血的同时又有严重的临床原发病表现。

【治疗】

1. 预防措施　注意口腔卫生,避免使用抗血小板药物等。

2. 经常出血患者　注意补充铁和叶酸。

3. 出血时给予适当局部治疗　如加压包扎、明胶海绵等,抗纤维蛋白溶解治疗可能有效。

4. 严重出血　可输血小板,贫血输浓缩红细胞。

5. 异基因骨髓移植　目前取得了一定效果。

(二) 继发性血小板功能异常

继发性血小板功能异常(acquired qualitative platelet defects)

是指后天由于其他病因所致的血小板功能障碍,导致出血。继发性血小板功能异常所致的出血,发病率远远高于先天性血小板功能异常,且发病机制也更加复杂。

【病因及发病机制】目前了解到的继发性血小板功能异常的常见病因有:慢性肝肾疾病、慢性骨髓增殖性疾病、白血病、骨髓增生异常综合征、异常蛋白血症、免疫性血小板异常(如血小板抗体)、某些药物等都可造成血小板功能异常。

1. **慢性肝脏疾病** 如肝硬化可造成血小板 GPIb 减少,使血小板黏附功能减低;血小板对诱聚剂诱导的聚集功能血小板膜磷脂损害,使之促凝活性减低等均造成血小板功能减低。

2. **肾功能不全** 可造成血小板第 3 因子缺陷、GPIb 缺陷,使促凝活性及血小板黏附活性减低;血小板聚集功能缺陷、血小板释放障碍,造成出血倾向。

3. **骨髓增殖性疾病** 可以引起血小板形态异常、血小板功能缺陷、获得性贮存池病和花生四烯酸代谢异常造成出凝血异常,引起血栓和出血倾向。

4. **药物** 影响血小板功能的药物多见。

(1)影响前列腺素合成的药物,如阿司匹林等。

(2)增加血小板内 cAMP 浓度的药物,如双嘧达莫。

(3)抗凝剂,如肝素。

(4)纤溶药,如尿激酶。

(5)β- 内酰胺抗生素。

(6)血浆扩容剂,如右旋糖酐。

(7)抑制血小板膜蛋白受体药物,如噻氯匹定。

(8)血管药物,如硝酸甘油。

【诊断】

1. **症状**

(1)出血:很常见,常为黏膜、胃肠道、皮肤出血等比较严重的出血。

(2)栓塞:仅见于骨髓增殖性疾病。

(3)原发病表现。

2. 体征

(1)出血:与出血部位相应的出血体征。

(2)栓塞:与栓塞部位相应的栓塞体征。

(3)原发病体征。

3. 实验室检查

(1)血常规检查:白细胞、红细胞、血红蛋白及血小板可根据原发病不同而有异常。

(2)出血时间可延长。

(3)血小板聚集、黏附试验异常。

【鉴别诊断】

1. 血小板减少症 临床出血情况不能区分,血小板数量可以区别。

2. 先天性血小板功能异常疾病 自幼起病,常有家族史。

【治疗】

1. 治疗原发病。

2. 停止使用影响血小板功能的药物。

3. 必要时输注血小板及补充凝血因子。

第二节 凝血因子疾病

一、血友病

(一) 血友病 A

血友病 A(hemophilia A)也称凝血因子Ⅷ(FⅧ)缺乏,是一种由于 *F*Ⅷ基因突变所引起的 X 连锁隐性遗传性疾病,是临床上较常见的遗传性出血性疾病。其发病率占活产男婴的 $1/(5\,000\sim10\,000)$,没有地理、种族及人种的差异。FⅧ是一个分子量为 320kD 的糖蛋白,由一条重链、一个连接区及一条轻链所组成。FⅧ主要在肝脏外合成,体内生物半衰期为 8~12 小时,在循环中与 von Willebrand 因子(vWF)以非共价键方式结合成复合物形式存在,血浆浓度为 0.1~0.2μg/ml。*FⅧ*基因位于 X 染色体长臂末端(Xq28)。FⅧ的功能是作为 FⅨ的附因子而参与 FⅨ对 FX 的激活。FⅧ促凝活性(FⅧ:C)减少或缺乏是血友病 A 的发病基础。

血友病 A 是 X 连锁隐性遗传性疾病,几乎特发地在男性中发病,而女性表现为携带者。然而,一些女性也可能表现出很明显的血友病症状。可能因为男性血友病患者与女性血友病携带者结婚后,其女儿中有 1/2 为血友病纯合子;另外,正常 X 染色体的部分或全部的丢失(如 Turner 综合征)或正常 X 染色体的偏移失活都可能导致明显的疾病症状。

【诊断】男性患者(女性纯合子极少见),有或无家族史,有家族史者符合 X 性联隐性遗传规律。

1. **症状** 出血症状是本病主要表现,患者有终生自发、轻微损伤或手术后出血倾向。重型生后即发病,多在 2 岁内开始爬行时发病,少数延至 5~6 岁。可表现皮肤黏膜出血、关节腔出血、肌肉及软组织血肿、内脏出血、中枢神经系统出血、创伤或手术后出血。关节腔出血为本病特殊表现,常发生在创伤、行走过久、运动之后,多见于膝、踝及肘关节。

2. **体征** 各器官、脏器出血的相应体征。

3. **实验室检查**

(1)筛选实验:APTT 延长,延长的 APTT 可以被等量正常新鲜血浆纠正;BT、PT、血小板计数均正常。

(2)确诊实验:测定 FⅧ:C 水平,正常 FⅧ:C 为 50%~150%。根据 FⅧ:C 减低程度,将血友病 A 分为三型(表 4-1)。

(3)基因诊断:对血友病 A 家系中相关女性进行致病基因携带者诊断。对确诊为携带者的女性在其妊娠早期进行产前诊断。

表 4-1	血友病 A 分型	
分型	FⅧ:C	出血程度
重型	<1%	自发性出血,关节、软组织出血
中间型	1%~5%	创伤或手术后出血不止,偶见自发出血
轻型	5%~40%	大手术或严重创伤后出血不止

【鉴别诊断】

1. **血友病 B** 本病的遗传特征、临床表现、筛选实验与血友病 A 相同,但 FⅨ:C 减低而 FⅧ:C 正常可以鉴别。

2. **血管性血友病**(vWD) 此疾病为常染色体显性或隐性遗传,两性均可发病。出血以皮肤、黏膜为主,很少累及关节和肌肉。实验室检查:BT 延长,FⅧ:C 正常或降低,vWF:Ag 降低(2N 型可正常),vWF:RCo 降低(2N 型可正常),血浆和血小板 vWF 多聚体结构缺失或正常。但不典型 vWD 的男性患者与轻型血友病 A 有时较难鉴别。

3. **FⅪ缺乏症** 本病呈常染色体隐性遗传,两性均可发病,自发出血少见,F ⅪC 降低。

4. **获得性 FⅧ缺乏** 可见于健康的老年人、自身免疫性疾病、恶性肿瘤、妊娠及产后状态。儿童少见。由于患者体内产生了抗 FⅧ抗体而出现 FⅧ缺乏。临床出血程度较重,皮肤黏膜、软组织出血常见,而关节出血少见。抗 FⅧ:C 抗体滴度升高。

【治疗】

1. **预防** 参加适宜的体育活动,防止外伤;注意口腔卫生,正确刷牙,并防止龋齿;尽量避免手术,需手术时要补充凝血因子 FⅧ;尽可能避免肌内、静脉注射,必须注射时,注射后至少指压 5 分钟。禁用含有抗血小板功能的药物,如阿司匹林。

2. **出血的治疗** 替代治疗:

(1)制剂选择:新鲜冰冻血浆,FⅧ浓缩制剂。

(2)剂量:输入 FⅧ浓缩剂 1U/kg 可使血浆循环中 FⅧ升高

2%。简单的剂量公式为：

$$FⅧ需要量 = (需要达到的FⅧ浓度 - 患者基础FⅧ浓度) \times 体重(kg) \times 0.5$$

由于FⅧ的半衰期为8~12小时,故在首剂给予之后,应每8~12小时输注首剂1/2,直到出血停止或伤口结痂。

1ml新鲜冰冻血浆中含FⅧ 1U。在严重出血时,要达到有效止血浓度需血浆量大,从而造成循环负荷过重,故严重出血时FⅧ浓缩制剂成为首选。出血部位与FⅧ需要量见表4-2,血友病替代治疗方案见表4-3。

表4-2 不同出血情况下FⅧ需要量

出血部位	期望达到FⅧ水平
口腔黏膜、鼻出血	20%~40%
关节出血	30%~50%
肌肉出血	30%~50%
血尿	30%~50%
胃肠道出血	50%~100%
喉部出血	50%~100%
中枢神经系统出血	50%~100%
腹膜后出血	50%~100%

表4-3 血友病替代治疗方案

出血类型	血友病A		血友病B	
	预期水平/(U·dl⁻¹)	疗程/d	预期水平/(U·dl⁻¹)	疗程/d
关节	40~60	1~2,若反应不充分可以延长	40~60	1~2,若反应不充分可以延长
表层肌/无神经血管损害(除髂腰肌)	40~60	2~3,若反应不充分可以延长	40~60	2~3,若反应不充分可以延长

续表

出血类型	血友病 A		血友病 B	
	预期水平 / $(U \cdot dl^{-1})$	疗程 /d	预期水平 / $(U \cdot dl^{-1})$	疗程 /d
髂腰肌和深层肌,有神经血管损伤或大量失血				
• 起始	80~100	1~2	60~80	1~2
• 维持	30~60	3~5,作为物理治疗期间的预防,可以延长	30~60	3~5,作为物理治疗期间的预防,可以延长
中枢神经系统 / 头部				
• 起始	80~100	1~7	60~80	1~7
• 维持	50	8~21	30	8~21
咽喉和颈部				
• 起始	80~100	1~7	60~80	1~7
• 维持	50	8~14	30	8~14
胃肠				
• 起始	80~100	7~14	60~80	7~14
• 维持	50		30	
肾脏	50	3~5	40	3~5
深部裂伤	50	5~7	40	5~7
手术(大)				
• 术前	80~100		60~80	
• 术后	60~80	1~3	40~60	1~3
	40~60	4~6	30~50	4~6
	30~50	7~14	20~40	7~14
手术(小)				
• 术前	50~80		50~80	
• 术后	30~80	1~5,取决于手术类型	30~80	1~5,取决于手术类型

3. 其他药物辅助治疗

(1) DDAVP(1- 去氨 -8-D- 精氨酸 - 加压素):可增加 FⅧ 的血浆水平,用于轻型血友病 A 患者。剂量为每次 0.3~0.5μg/kg 静脉滴注,12 小时可重复 1 次,每疗程 2~5 次。此药也可经鼻腔滴入,剂量约为静脉给药量的 10 倍。

(2)抗纤溶药物(氨基己酸):可用于轻型患者,亦可与替代治疗同时使用。对口腔、拔牙引起的出血效果好,在血尿、肾功能不全时不主张常规使用。

【并发症及处理】抑制物阳性时的治疗。

1. 抑制物消除　即免疫耐受治疗,是指反复给予刺激抑制物出现的 FⅧ 或 FⅨ,诱导免疫记忆反应对该抗原刺激耐受,直至抑制物逐步消失、治疗恢复效果的一种治疗方式。针对血友病 A 患者合并抑制物产生的免疫耐受治疗方法有每 24 小时或隔日使用 FⅧ25~200U/kg 等方法,最短 9 个月,最长 33 个月,在达到完全缓解后则可停止。

2. 急性出血的治疗　在患者存在低反应性抑制物时,可以选择 1- 去氨基 -8-D- 精氨酸加压素(DDAVP),该药在轻度血友病伴有抑制物的患者中可以起到较好的作用,还可选择高剂量 FⅧ 饱和性替代治疗。存在高反应性抑制物时,适合使用猪的 FⅧ、旁路途径因子的重组人凝血因子Ⅶ和血浆源性活性凝血酶原复合物进行治疗。

(二)血友病 B

血友病 B(hemophilia B)也称凝血因子Ⅸ(FⅨ)缺乏,是一种由于 *FIX* 基因突变所引起的 X 连锁隐性遗传性疾病,其发病率占活产男婴的 1/(25 000~30 000)。FⅨ 是一种维生素 K 依赖凝血因子,在肝脏合成,分子量为 57kD。*FIX* 基因位于 X 染色体长臂的末端,基因长度为 34kb,它的蛋白产物是维生素 K 依赖蛋白的一种,也是这一家族中最大的基因及位于 X 染色体上的唯一基因。在正常人血浆中,FⅨ 以酶原形式存在,只有在被凝血酶或内源性凝血途径中形成的 FⅪa 激活或外源性凝血途径中的组织因子 FⅦa 复合物激活为 FⅨa 才能发挥凝血作用。血友病 B 是 X 连锁隐性遗传性疾病,与血友病 A 遗传方式相同。

【诊断】

1. **症状和体征**　血友病 B 的临床表现与血友病 A 类似,临床分型也相似。但重型血友病 B 患者较血友病 A 为少;此外,女性携带者发病比血友病 A 高,也有出血倾向。

2. **实验室检查**

(1)筛选实验:APTT 延长,延长的 APTT 可以被等量正常新鲜血浆纠正;BT、PT、血小板计数均正常。

(2)确诊实验:测定 FⅨ:C 水平,正常 FⅨ:C 为 50%~150%。根据 FⅨ:C 减低程度,将血友病 B 分为:重型(<1%)、中间型(1%~5%)、轻型(5%~40%)。

(3)基因诊断:对血友病 A 家系中相关女性进行致病基因携带者诊断。

【鉴别诊断】

1. **获得性 FⅨ 缺乏**　由于患者体内产生了抗 FⅨ 抗体,出血表现与血友病相似,但出血程度较重。可见于健康的老年人、自身免疫性疾病、妊娠及产后状态。抗 FⅨ:C 抗体滴度升高。

2. **血管性假血友病**(vWD)　此病为常染色体显性或隐性遗传,两性均可发病。出血以皮肤、黏膜为主,很少累及关节和肌肉。实验室检查:BT 延长,FⅧ:C 正常或降低,vWF:Ag 降低(2N 型可正常),vWF:RCo 降低(2N 型可正常),血浆和 vWF 多聚体结构缺失或正常。

3. **新生儿、维生素 K 缺乏、重症肝病和口服抗凝剂等**　可引起 FⅨ 合成减少,常伴其他依赖维生素 K 的凝血因子的减少,维生素 K 可纠正。

【治疗】

1. **预防**　参加适宜的体育活动,防止外伤;注意口腔卫生,正确刷牙,并防止龋齿;尽量避免手术,需手术时要补充凝血因子 FⅨ;尽可能避免肌内、静脉注射,必须注射时,注射后至少指压 5 分钟。禁用含有抗血小板功能的药物,如阿司匹林。

2. 出血的治疗 替代治疗。

(1)制剂选择:新鲜冰冻血浆、PCC(内含 F Ⅱ、F Ⅶ、F Ⅸ、F Ⅹ 因子)、F Ⅸ 浓缩制剂。

(2)剂量:输入 F Ⅸ 浓缩剂 1U/kg 可使血浆循环中 F Ⅸ 升高 1%。简单的剂量公式为:

F Ⅸ 需要量 =(需要达到的 F Ⅸ 浓度 – 患者基础 F Ⅸ 浓度)×
体重(kg)× 1.0。

F Ⅸ 的半衰期为 12~24 小时,在首剂给予之后每 12~24 小时输注首剂 1/2,直到出血停止或伤口结痂。

1ml 新鲜冰冻血浆中含 F Ⅸ 1U。在严重出血时,要达到有效止血浓度需血浆量大,有造成循环负荷过重的危险。

凝血酶原复合物(PCC):因其含有多种其他凝血因子,增加了血友病治疗过程中并发血栓的危险。出血程度及部位与 F Ⅸ 需要量见表 4-4。

表 4-4 不同出血情况下 F Ⅸ 需要量

出血程度及部位	期望达到的 F Ⅸ 水平
轻度出血(口腔黏膜、鼻、牙龈出血)	20%~30%
中度出血(关节、肌肉出血、血尿)	30%~40%
重度出血(喉部、腹膜后、中枢神经系统出血、外科大手术)	50%~80%

3. 其他药物辅助治疗 抗纤溶药物:可用于轻型患者,亦可与替代治疗同时使用。对口腔、拔牙引起的出血效果好,在血尿、肾功能不全时不主张常规使用。不与 PCC 同时使用,以避免血栓。

二、血管性血友病

血管性血友病(von willebrand disease,vWD)是常见的遗传性出血性疾病之一。1926 年 von Willebrand 首先在芬兰

Bothnia 湾的 Aland 岛上发现此病。vWD 是由于患者体内的 *vWF* 基因分子缺陷而造成血浆中 vWF 数量减少或质量异常的一种出血性疾病。在较近的流行病学报告中,临床发病率高达 125/100 万,而有些轻型或亚临床型可能还没有被发现。vWF 是由血管内皮细胞和巨核细胞合成的一种糖蛋白,血浆半衰期为 12~18 小时。*vWF* 基因位于 12 号染色体断臂末端,占 12 号染色体的 1%,长 178kb。vWF 的正常生理功能包括:①通过与血小板膜 GP Ⅰb 和 GP Ⅱb/Ⅲa 以及内皮细胞胶原蛋白的结合,在止血过程中起桥梁作用,协助血小板黏附并聚集于损伤血管处;②作为 FⅧ的载体,结合后使 FⅧ在血浆中保持稳定。

vWD 的遗传方式多为常染色体显性遗传,少数为常染色体隐性遗传,男女均可发病。

【诊断】出血性疾病家族史。

1. **症状和体征** 反复自发的出血症状,皮肤紫癜、黏膜出血,特别是牙龈出血和鼻出血最为常见。女性患者常有月经过多,可发生分娩后大出血。少数患者可有关节、肌肉等部位出血现象。随年龄增长,出血倾向可减轻。

2. **实验室检查**

(1)测定 BT、FⅧ:C、vWF:Ag 定量测定、vWF:Ag 多聚物、vWF:Rco、瑞斯托霉素诱发血小板聚集反应(RIPA)以确定 vWD 及分型。

(2)vWD 的分型:见表 4-5。

表4-5	vWD 的分型					
临床资料	1型	2A型	2B型	2M型	2N型	3型
病因	vWF 和 FⅧ量的减少	vWF 与血小板亲和力增高	vWF 高分子多聚物缺乏	vWF 与血小板亲和力降低	vWF 与 FⅧ亲和力降低	*vWF* 基因的全部或部分缺失
BT	延长或正常	延长	延长	延长	正常	延长

续表

临床资料	1型	2A型	2B型	2M型	2N型	3型
vWF:Ag	减低	减低	正常或减低	减低	正常或减低	显著减低
vWF:Rco	减低	减低	减低	减低	正常或减低	显著减低
FⅧ:C	减低	正常或减低	正常或减低	正常或减低	明显减低	显著减低
vWF多聚物	正常	缺乏大/中多聚物	缺乏大多聚物	正常	正常	缺如
RIPA	正常或减低	减低	增高	减低	正常	无

【鉴别诊断】

1. **血友病 A**　3型和2N型vWD可以有关节和肌肉出血，FⅧ减低，与血友病A相似。鉴别要点:vWD为常染色体遗传，男女均可发病;3型vWD表现BT延长,vWF:Ag显著减低;2N型vWD与血友病A的鉴别主要依靠FⅧ/VWF结合试验。

2. **血小板型vWD**　此病为常染色体显性遗传，分子缺陷在于血小板膜 *GPIb* 基因突变，导致血小板与vWF亲和力增高，使血浆中vWF减少，类似vWD。此病实验室表现为血小板减少，体积增大;BT延长;RIPA增高;FⅧ:C、vWF:Ag、vWF:RCo降低;血浆vWF缺乏高分子多聚物;患者PRP+正常vWF,血小板型vWD出现血小板聚集，而2B型vWD不会诱导血小板聚集。

3. **获得性vWD**　常继发于自身免疫性疾病、淋巴增殖性疾病、恶性肿瘤等，可于原发疾病出现前数月至数年发生。

【治疗】

1. **一般措施**　适量运动可使FⅧ:C增加，减少出血;禁用可影响血小板功能的药物，如阿司匹林、右旋糖酐、双嘧达莫、保泰松、吲哚美辛及活血化瘀的中成药;对于1型及2型vWD的女性患者,雌激素可用于反复鼻出血及月经量过多。

2. **药物治疗**

(1) DDAVP(1- 去氨 -8-D- 精氨酸 - 加压素):广泛用于轻型 vWD。DDAVP 对 1 型 vWD 治疗效果好,对部分 2A 型有效,在 2B 型则可引起一过性的中重度血小板减少,对 3 型无效。剂量为每次 0.3~0.5μg/kg,静脉滴注,可使 FⅧ:C 增高 3 倍,vWF 增高 2 倍,最初 2~4 天,8~12 小时可重复 1 次。此药也可经鼻腔滴入。

(2) 抗纤溶药物(氨基己酸 EACA):可用于轻型患者,亦可与 DDAVP 或替代治疗同时使用。对口腔、拔牙引起的出血效果好,在血尿、肾功能不全时不主张常规使用。

3. **替代治疗** 制剂选择:新鲜冰冻血浆、冷沉淀、vWF-FⅧ浓缩剂、vWF 浓缩剂、FⅧ浓缩剂。

三、其他凝血因子缺乏

(一) 遗传性纤维蛋白原缺乏症

纤维蛋白原(fibrinogen),即凝血因子 I,是血浆中含量最高的凝血因子。血浆纤维蛋白原主要由肝脏合成,在凝血的最后环节,在凝血酶及 F ⅩⅢa 的作用下,纤维蛋白原裂解形成并结合成稳定的纤维蛋白。根据血浆中纤维蛋白原的含量及功能的不同,遗传性纤维蛋白原缺乏症可分为遗传性低(无)纤维蛋白原血症和遗传性异常纤维蛋白原血症。

遗传性低(无)纤维蛋白原血症

遗传性低(无)纤维蛋白原血症(hereditary hypofibrino-genemia and afibrinogenemia)于 1920 年首次被报道,是由于纤维蛋白原基因缺陷导致血浆中纤维蛋白原浓度明显减少甚至缺如的一种遗传性出血性疾病。根据纤维蛋白原减少程度,分为低纤维蛋白原血症和无纤维蛋白原血症。本病多呈常染色体隐性遗传,发病率约为 1/100 万,男女均可发病,男性患病较多,其中半数有近亲婚配史。

【诊断】

1. **症状和体征** 遗传性无纤维蛋白原血症患者有终生的创伤后及术后出血倾向,出生时常表现脐带出血,以后常有皮肤瘀斑、鼻出血、血尿及消化道出血,关节出血不常见,颅内出血是主要死亡原因。患者进入成年期后,随年龄增长,出血严重程度及频率有减少倾向。

遗传性低纤维蛋白原血症患者通常临床无出血表现,可见新生儿脐带出血、皮肤瘀斑及鼻出血。

由于血浆中纤维蛋白原减少或缺如,临床常见伤口愈合延迟和不佳。

2. **实验室检查**

(1)常规检查:PT、APTT均延长,可以被正常血浆或纤维蛋白原纠正。

(2)血浆纤维蛋白原含量测定:正常血浆纤维蛋白原含量为2.0~4.0g/L,引起出血的临界水平为0.6g/L。低纤维蛋白原血症患者的纤维蛋白原含量常为0.5~0.8g/L,无纤维蛋白原血症患者的纤维蛋白原含量常为<0.4g/L。部分遗传性低(无)纤维蛋白原血症患者可伴有异常纤维蛋白原血症。

(3)血小板功能试验:无纤维蛋白原血症患者常有出血时间延长,血小板黏附试验异常及聚集率降低。

(4)基因诊断。

【鉴别诊断】获得性纤维蛋白原缺乏症:本病常继发于严重肝脏疾病、弥散性血管内凝血(disseminated intravascular coagulation,DIC)、原发或继发纤溶活性亢进、药物(抗淋巴细胞球蛋白、大剂量皮质激素)等。除纤维蛋白原减低外,尚有原发病表现,无家族遗传病史可以鉴别。

【治疗】出血时可选择富含纤维蛋白原的血浆、冷沉淀或纤维蛋白原浓缩剂。纤维蛋白原生物半衰期为96~144小时,止血水平为>1g/L。

遗传性异常纤维蛋白原血症

【病因及发病机制】遗传性异常纤维蛋白原血症(hereditary dysfibrinogenemia)于1958年首次被报道,是由于纤维蛋白原结构基因内的多种异常导致纤维蛋白原的分子结构和功能缺陷,而血浆纤维蛋白原含量正常。本病多呈常染色体显性遗传,男女均可发病,多数有近亲婚配史。大多数遗传性异常纤维蛋白原血症患者的纤维蛋白原基因缺陷为单碱基突变,插入性突变和缺失性突变少见。基因的单碱基突变导致纤维蛋白原分子相应位置上氨基酸的置换,其中精氨酸被置换尤为常见。

【诊断】

1. **症状和体征** 遗传性异常纤维蛋白原血症临床表现不同,约1/2患者可无任何症状,25%患者有出血表现,包括皮肤瘀斑、鼻出血、关节出血、创伤及术后出血,部分患者表现伤口愈合延迟和创面愈合差,形成瘢痕挛缩。大约20%患者有血栓形成,可见于下肢静脉血栓、血栓性静脉炎、肺栓塞、动脉血栓等。部分患者有联合表现,既有出血又有血栓形成,既有出血又有伤口愈合差。

2. **实验室检查**

(1)常规检查:一般TT或爬虫酶时间延长,延长的TT不能被或不完全被甲苯胺蓝或鱼精蛋白所纠正。个别患者出现TT缩短。

(2)血浆纤维蛋白原活性/含量测定:多数遗传性异常纤维蛋白原血症患者的血浆纤维蛋白原活性降低,但含量正常,功能/含量比值降低(多数在1:2以下)。

(3)异常纤维蛋白原测定:纤维蛋白原电泳、碳水化合物含量测定、聚丙烯酰胺凝胶电泳、纤维蛋白原寿命测定等方法。

(4)基因诊断。

【鉴别诊断】

1. **遗传性低(无)纤维蛋白原血症** 多为常染色体隐性遗传,临床以出血为主要表现,血浆纤维蛋白原含量显著降低,对输注纤维蛋白原或血浆显著效果。纤维蛋白原电泳正常可以鉴别。

2. 获得性异常纤维蛋白原血症 本病常继发于严重肝脏疾病,相关的肝脏功能检查异常,无阳性家族遗传病史,除异常纤维蛋白原血症外,尚有原发病表现。

【治疗】大多数患者无临床出血表现,无需治疗。有出血时可选择富含纤维蛋白原的血浆、冷沉淀或纤维蛋白原浓缩剂。对于伴有血栓形成的患者,合理的抗凝或溶栓治疗可以起到有效的防治作用。基因治疗尚在研究中。

(二)遗传性凝血酶原缺陷症

凝血酶原又称为凝血因子Ⅱ(FⅡ),是维生素依赖性酶原。遗传性凝血酶原缺陷症是由于凝血酶原基因异常导致血浆凝血酶原水平降低和/或功能异常,而导致凝血障碍的一种遗传性疾病。遗传方式为常染色体隐性遗传,发病率约为1/200万。本症分为2种表型:Ⅰ型为FⅡ促凝活性(FⅡ:C)和抗原(FⅡ:Ag)含量同时减低,称先天性凝血酶原缺乏症;Ⅱ型为FⅡ:C减低而FⅡ:Ag多正常,称为异常凝血酶原血症。

【诊断】

1. 症状和体征 临床表现轻重不一。纯合子常有较严重出血倾向,表现鼻出血、皮肤出血、创伤或手术后持续出血,偶见关节及肌肉出血。杂合子出血倾向轻或无症状。

2. 实验室检查

(1)PT、APTT均延长,后者比前者延长更明显。

(2)血浆凝血酶原测定:纯合子的FⅡ:C为正常水平的2%~20%,杂合子FⅡ:C为正常水平的43%~75%。Ⅰ型患者的FⅡ:C和FⅡ:Ag均减少;Ⅱ型患者的FⅡ:C减少而FⅡ:Ag多正常。

(3)基因诊断。

【鉴别诊断】获得性凝血酶原缺乏症:由于维生素K缺乏、严重肝病以及抗凝药物所致。除凝血酶原缺乏外,还合并其他多种凝血因子的缺乏,并有原发病的表现。

【治疗】出血时可选择新鲜冰冻血浆、凝血酶原复合物

(PCC)或 FⅡ浓缩剂治疗。FⅡ在体内半衰期为 72 小时,当血浆中 FⅡ水平达到正常的 40%~50% 时,即可达到止血目的。外科手术时,术前 2 天输注 PCC 40U/(kg·d),术后 10~20U/(kg·d),直到拆线为止。维生素 K 对本病患者无效。

(三) 遗传性凝血因子 V 缺陷症

此病于 1943 年在挪威被发现,由 Owren 等首先报道,又称 Owren 病。本病罕见,发病率约为 1/100 万,呈常染色体隐性遗传,男女均可患病。部分患者可合并其他先天凝血因子异常(如凝血酶原和 FⅧ缺陷)。本症分为 2 种类型:①遗传性凝血因子 V 缺乏症:FV 促凝活性(FV：C)和抗原(FV：Ag)同时减低;②遗传性凝血因子 V 异常症:FV：C 减低而 FV：Ag 正常。

FV 是一辅助因子,在凝血过程中,FV 被凝血酶激活,FV a 与 FX a、Ca^{2+} 于磷脂表面形成凝血酶原酶,从而激活凝血酶原,生成凝血酶。当 *FV* 基因缺陷时,凝血过程发生障碍。

【诊断】

1. 症状和体征　纯合子有出血倾向,可表现轻微。且与血浆中 FV 水平无关。表现鼻出血、皮肤瘀斑、月经过多,偶见关节或内脏出血。随年龄增长,部分患者出血倾向减轻。杂合子通常无出血倾向。此外,有 FV Leiden 突变的患者有血栓形成倾向。

2. 实验室检查

(1)PT、APTT 均延长,少数患者 BT 延长。杂合子各项检查均可表现正常。

(2)血浆 FV 测定:血浆 FV：C 的正常值为 50%~150%,FV：Ag 的正常值为 5~10mg/L。纯合子的 FV：C 多 <10%,杂合子 FV：C 常为 30%~60%。

(3)基因诊断。

【鉴别诊断】获得性凝血因子 V 缺乏症:多见于严重肝脏疾病、原发性纤溶、DIC 等继发性纤溶亢进、血液循环中有 FV 抑制物存在以及输入大量库存血时。除凝血因子 V 缺乏外,还可合并其他多种凝血因子的缺乏,并没有阳性家族史,但有原发病的表现。

【治疗】出血时可输注新鲜冰冻血浆治疗。FV在体内半衰期为12~36小时,一般认为,当血浆中FV水平达到正常的25%时可达到止血目的。

(四)遗传性凝血因子Ⅶ缺陷症

遗传性凝血因子Ⅶ缺陷症较为少见,发病率约为1/50万,属于常染色体隐性遗传,18%的患者父母有近亲婚配史。本症分为2种类型:①遗传性凝血因子Ⅶ缺乏症:FⅦ:C和FⅦ:Ag同时减低;②遗传性凝血因子Ⅶ异常症:FⅦ:C减低而FⅦ:Ag正常。

FⅦ是在肝脏合成的维生素K依赖性凝血因子,是外源性凝血途径中的凝血因子,能被FⅨa、FⅩa、FⅫa和凝血酶所激活。FⅦ和/或FⅦa与组织因子(TF)形成复合物(FⅦ/FⅦa-TF),后者可以激活FⅩ和FⅨ,沟通内源性和外源性凝血途径。当*F*Ⅶ基因缺陷时,凝血过程发生障碍而导致出血。

【诊断】

1. 症状和体征 临床表现轻重不一。纯合子常有较严重出血倾向,表现鼻出血、牙龈出血、皮肤瘀斑、创伤或手术后持续出血。男性易并发关节和肌肉出血,女性可表现严重月经过多。致命的颅内出血并不少见,新生儿出生时脐带出血亦常见。杂合子一般无出血倾向。

2. 实验室检查

(1)PT延长,可被正常血浆所纠正。APTT正常。

(2)血浆凝血因子FⅦ测定:纯合子的FⅦ:C水平小于10%,杂合子FⅦ:C为40%~60%。

(3)基因诊断。

【鉴别诊断】获得性凝血因子Ⅶ缺乏症:由于维生素K缺乏、严重肝病以及血浆中存在FⅦ抑制物。除FⅦ缺乏外,还合并其他多种凝血因子的缺乏,并有原发病的表现。

【治疗】出血时可选择新鲜冰冻血浆、凝血酶原复合物（PCC）或重组 FⅦa。FⅦ 在体内半衰期为 4~6 小时，当血浆中 FⅦ 水平达到正常的 10%~20% 时，即可达到止血目的。维生素 K 对本病患者无效。

（五）遗传性凝血因子 X 缺陷症

此病又称 Stuart-Prower 因子缺陷症。本病罕见，发病率约为 1/(50 万~100 万)，呈常染色体隐性遗传，男女均可患病，50% 患者父母为近亲婚配。FX 在肝脏合成，为维生素依赖性凝血因子。本症分为 2 种类型：①遗传性凝血因子 X 缺乏症：FX 活性（FX:C）和抗原（FX:Ag）同时减低；②遗传性凝血因子 X 异常症：FX:C 减低而 FX:Ag 正常。

FX 处于内源性和外源性凝血途径的共同通路。经过内源性（FⅨa-FⅧa）和外源性（FⅦa-TF）凝血途径的激活，FX 转化为 FXa，FXa 与 FVa 形成凝血酶原酶复合物，激活凝血酶原，使之成为具有酶解活性的凝血酶。

【诊断】

1. 症状和体征 纯合子常有出血症状，脐带出血为早期表现之一，其他可有鼻出血、皮肤瘀斑、血尿、月经过多，偶见关节及肌肉出血。杂合子通常无出血倾向。

2. 实验室检查

（1）纯合子 PT、APTT 均延长，杂合子可以均正常。

（2）血浆 FX 测定：纯合子的 FX:C 常 <10%，而杂合子的 FX:C 大多可达 40%~60%。

（3）基因诊断。

【鉴别诊断】获得性凝血因子 X 缺乏症：可见于少数全身性淀粉样变的患者，除 PT、APTT 延长，血浆 FX 水平明显降低外，其他凝血因子水平正常。本病发病机制未明，维生素 K、输注新鲜血浆或凝血酶原复合物无效，少数患者对大剂量化疗有效。

【治疗】出血时可输注新鲜冰冻血浆、PCC 或 FX 浓缩剂治疗。FX 在体内半衰期为 24~40 小时，故每天输入 1 次即可。一般认为,当血浆中FX水平达到正常的10%~40%时可达到预期止血目的。维生素K对本病患者无效。

(六) 遗传性凝血因子XI缺陷症

此病曾称为血友病C、血浆凝血激酶前质(PTA)缺乏症。本病呈常染色体隐性遗传,男女均可患病,也均可遗传,女性常多见于男性。本病罕见,发病率约为1/(10万~100万),在犹太人后裔中发病率较高。

FXI在肝脏合成,不依赖维生素K。经典的凝血瀑布理论中,FXI由FXIIa接触活化而激活。近年来的研究进一步证实,血小板表面是生理条件下FXI活化的部位,并且凝血酶是比FXIIa更为重要的FXI激活物。

【诊断】

1. 症状和体征 FXI缺乏及FXI:C下降并不是决定FXI缺乏患者出血症状轻重的唯一决定因素,出血症状的轻微与否还与所累及的组织有关,在纤溶活性高的组织出血症状较为严重。出血部位多以黏膜为主,包括鼻出血、月经过多、血尿。本病可与其他凝血因子缺陷并发,如FV、FVII缺乏或vWD。

2. 实验室检查

(1) PT正常、APTT延长。

(2) 血浆FXI测定:FXI正常参考范围是72%~130%。纯合子的FXI:C在1%~15%之间,杂合子的FXI:C水平在20%~70%之间。大多可达40%~60%。

(3) 基因诊断。

【鉴别诊断】血友病A、B:临床出血倾向常较FXI缺乏严重,男性患病,女性患者极少,血浆FVIII或FIX减低可以鉴别。

【治疗】由于FXI很少弥散到血管外,生物学半衰期为40~48小时,在4℃下稳定,因此可以用储存血浆进行替代治疗。输入血浆7~20ml/kg,可使FXI水平提高到25%~50%。

(七) 遗传性凝血因子XII缺陷症

本病最早于1955年报道,又称Hageman因子缺陷,呈常染色体隐性遗传,男女均可患病,亚洲人发病率稍高。本症分为 2 种类型:①遗传性凝血因子Ⅻ缺乏症:FⅫ促凝活性(FⅫ:C)和抗原(FⅫ:Ag)同时减低;②遗传性凝血因子Ⅻ异常症:FⅫ:C 减低而 FⅫ:Ag 正常。

FⅫ是凝血反应中第一个启动的凝血因子,激活 FⅪ,也激活纤溶系统,增加血管通透性。

【诊断】

1. **症状和体征** 本病患者平时没有出血倾向,甚至在手术时一般也没有出血情况发生,甚至一些患者有血栓形成倾向。

2. **实验室检查**

(1)PT 正常、APTT 延长。

(2)血浆 FⅫ测定:纯合子的 FⅫ:C 常 <10%,而杂合子的 FⅫ:C 大多可达 40%~60%。

(3)基因诊断。

【鉴别诊断】获得性凝血因子Ⅻ缺乏症:可见于肝硬化、重症肝炎等肝脏疾病,DIC 或血浆内存在 FⅫ抑制物的情况下。

【治疗】患者一般无出血症状,无需治疗。有出血表现时可予以替代治疗。

(八) 遗传性凝血因子ⅩⅢ缺陷症

本病为常染色体隐性遗传,发病率约为 1/200 万,男女均可患病,患者父母往往为近亲婚配。

FⅫ又称纤维蛋白稳定因子,在凝血酶和 Ca^{2+} 作用下,F ⅩⅢ分子发生构象改变,变为有活性的 FⅫa,后者可使可溶性纤维蛋白单体变为不溶性的纤维蛋白,使出血停止。

【诊断】

1. **症状和体征** 杂合子一般无自发性出血,纯合子可有明显出血倾向。80% 患者早期表现为脐带出血,其次为创伤后伤口血肿。颅内出血发生率可达 25%。皮肤瘀斑、鼻出血、关节肌肉出血、血尿少见。手术后出血极少见,多因为手术中常规输血,仅少量 F ⅩⅢ 就可满足止血需要。25% 患者伤口愈合异常,外伤或手术后数小时才出现出血症状,这是 F ⅩⅢ缺乏所特有的临床表现,表明患者即刻止血功能正常,但在形成血栓过程中,纤维蛋白呈可溶性,故止血后又出血。

2. **实验室检查**

(1)常规凝血实验正常,但血凝块脆弱,可溶于 5mol/L 尿素、2% 醋酸或 1% 单氯醋酸。

(2)血浆 F ⅩⅢ测定:纯合子的 F ⅩⅢ:C 常 <5%,杂合子的 F ⅩⅢ:C 水平在 30%~60% 之间。

(3)基因诊断。

【鉴别诊断】获得性凝血因子ⅩⅢ 缺乏症:常继发于肝脏疾病、肠炎、恶性淋巴瘤、多发性骨髓瘤、自身免疫性溶血性贫血、SLE、DIC、尿毒症或血浆中存在 FⅩⅢ 抑制物。除 FⅩⅢ缺乏外,有原发病的相应表现,治疗原发病后,血浆 F ⅩⅢ水平恢复正常。

【治疗】F ⅩⅢ的半衰期较长,一般为 9~10 天,血浆 F ⅩⅢ水平提高到 10% 就可达到止血目的。新鲜冰冻血浆、冷沉淀或 F ⅩⅢ浓缩剂可作为选择。

四、获得性凝血异常性疾病

在凝血性疾病中,获得性凝血因子缺陷(acquired deficiency of coagulation factors)发生率远大于先天性或遗传性凝血因子缺陷。凝血因子合成障碍、凝血因子消耗过多和血液中存在异常抗凝物质是获得性凝血因子缺陷的主要病因。但与先天性凝血因子缺陷比较,则更多的存在有复合凝血因子缺乏、多种类病因共存和临床表现复杂等特点。

本节主要介绍较常见的获得性依赖维生素 K 的凝血因子缺乏症、肝脏疾病所致的获得性凝血因子缺乏、获得性凝血因子抑制物。

(一) 获得性依赖维生素 K 的凝血因子缺乏症(acquired deficiency of vitamin K-dependent coagulation factors)

维生素 K 是参与肝细胞微粒体羧化酶的辅酶,传递羧基使依赖维生素 K 凝血因子(凝血酶原、因子Ⅶ、Ⅸ、Ⅹ)和蛋白(蛋白 C 和蛋白 S)前体分子氨基端的谷氨酸残基羧基化,形成 γ-羧基谷氨酸。γ-羧基谷氨酸是依赖维生素 K 凝血因子所特有的分子结构。在维生素 K 缺乏情况下,肝内合成的依赖维生素 K 蛋白即可成为脱羧基化的凝血因子和蛋白 C 或 S,是一些缺乏凝血生物活性和抗凝作用的异常蛋白。人体维生素 K 主要来源于食物,部分由肠道内细菌合成。

【病因及发病机制】

1. **合成障碍** 急性或慢性肝脏疾病可以引起依赖维生素 K 的凝血因子合成障碍。

2. **其次为胆道阻塞或胰腺疾病致胰液分泌不足** 长期服用广谱抗生素等,均可引起维生素 K 吸收不良。

3. **口服抗凝剂** 如临床常用的香豆素类口服抗凝剂,误服含抗凝成分的毒鼠药等。

4. **新生儿出血症** 由于脂溶性维生素 K 不易通过胎盘;新生儿肠道缺乏可以合成维生素 K 的正常菌群;新生儿肝脏合成依赖维生素 K 凝血因子的功能不完善;人乳中维生素 K 含量低;母亲在围产期服用过口服抗凝剂、巴比妥类或抗癫痫类药物均可导致新生儿出血症发生。

【诊断】

1. **症状和体征** 临床出血轻重不等,常见皮肤黏膜出血、鼻出血、月经过多、血尿、黑便、手术或创伤后伤口渗血。严重者有腹膜后出血。新生儿以脐带残端出血、胃肠道出血及血尿多见,严重者可发生颅内出血。

2. **实验室检查**

(1)筛选实验:PT、APTT 延长。

(2)确诊实验:测定血浆维生素 K 浓度,血浆非羧化的 FⅡ浓度和尿中 γ-羧基谷氨酸水平,以及血浆 FⅡ:C、FⅦ:C、FⅨ:C、FⅩ:C、蛋白 C、蛋白 S 水平以确诊。

【治疗】原则上积极治疗原发病,同时给予维生素 K 预防及治疗。

1. **维生素 K_1 口服** 学龄前儿童口服 1~5mg/d,学龄期儿童或青少年口服 5~10mg/d;或维生素 K_1 肌内注射,5mg/d;静脉注射有过敏反应发生的可能,应尽量不用或缓慢静脉注射。

2. **出血严重或外科手术前** 除应用维生素 K_1 外,可应用新鲜血浆或凝血酶原复合物补充凝血因子,术后仍要补充凝血因子。

3. **口服双香豆素类抗凝剂过量导致的出血** 可给予维生素 K_1 50mg 肌内注射,并可考虑输注新鲜冰冻血浆。

4. **新生儿出血症** 母亲分娩前 2 周口服维生素 K_1 10mg/d 能防止早期新生儿出血症;新生儿出生后给予维生素 K_1 0.5~1.0mg 肌内注射 1 次,可有效预防典型新生儿出血症。

(二) 肝脏疾病所致的获得性凝血因子缺乏症

【病因及发病机制】

1. **凝血因子合成障碍** 肝细胞是合成与凝血系统有关的各种因子的器官,其中除 vWF 由内皮细胞合成、FⅧ可由脾脏和肝细胞合成外,其他几乎所有的凝血因子均可由肝脏合成。

2. **纤维蛋白 / 纤维蛋白原溶解异常** 纤溶酶原及 α2- 抗纤溶酶均在肝脏内合成,肝脏又是清除纤溶激活物的器官。肝脏疾病对纤溶活性影响不一,可因纤溶酶原合成减少而减低纤溶活性,也可由于纤溶抑制物的减少和清除纤溶激活物能力降低而促使纤溶活性亢进。

3. **弥散性血管内凝血** 临床上对于肝脏疾病伴发 DIC 的诊断标准比较严格,以免误诊。

4. **抗凝物质** 肝脏疾病时,抗凝血酶Ⅲ、蛋白 C 和蛋白 S 合成也有障碍。

5. **肝移植** 肝移植的凝血障碍包括手术前的凝血异常、无肝期的纤溶亢进、肝素血症、术中失血等原因。

【诊断】

1. **症状和体征** 临床出血轻重不等,可见皮肤黏膜出血、鼻出血、月经过多、血尿,严重者可有门静脉高压所致食管和胃底静脉曲张破裂出血。部分患者仅表现实验室检查异常而临床无出血表现。

2. **实验室检查**　常规实验室检查包括血小板计数、PT、APTT、纤维蛋白原含量。

【治疗】

1. **积极治疗肝脏疾病，防止出血**　可给予维生素 K_1 10mg 肌内注射治疗与维生素 K 依赖性凝血因子缺乏有关的出血。

2. **出血严重者**　可以输注冷藏新鲜血浆补充所有凝血因子，也可应用 PCC 和 / 或新鲜血浆。

3. **其他治疗**　抗纤溶剂、输注血小板、血浆置换等。

(三) 获得性凝血因子抑制物

获得性凝血因子抑制物是一种循环抗凝抑制物，可直接作用于某一特异性凝血因子，影响凝血过程，引起出血。抗凝抑制物可分为两型：一种见于某一先天性凝血因子缺乏症，患者多次接受异体血制品后所产生的特异性抗凝血因子抗体，称为异型抗体(alloantibody)；另一种可见于某些免疫异常患者体内所产生的抗凝血因子抗体，称为自身抗体(autoantibody)。因子Ⅷ抑制物是获得性因子抑制物中最常见的，可发生于血友病 A 患者反复替代治疗后，10 岁以内血友病 A 患者发病率可达 40%，重型及有抑制物家族史患者发生抑制物危险率高。对于某些非血友病 A 患者，也可以发生因子Ⅷ抑制物，如自身免疫性疾病、恶性肿瘤、妊娠、甚至平素健康的老年人，其机制未明。

血友病 B 伴发因子Ⅸ抑制物的发病率为 2%~3%，抑制物的发生与接受外源性因子Ⅸ有关，抑制物形成与因子Ⅸ基因缺陷有关。患有自身免疫性疾病如 SLE 的非血友病 B 患者也可出现因子Ⅸ抑制物。

另外还有获得性因子Ⅴ、Ⅹ、Ⅺ、Ⅻ、Ⅷ抑制物，均比较少见。

【诊断】

1. **症状和体征**　血友病 A 伴发因子Ⅷ抑制物者，临床表现突然出血加重或常规替代治疗无效，而非血友病 A 者伴发因子

Ⅷ抑制物时,可表现重型血友病样出血,甚至发生颅内、腹膜后致命出血。获得性因子Ⅸ抑制物患者临床表现与血友病A类似。其他获得性因子抑制物患者依缺乏因子的不同,出血症状轻重不一。

2. **实验室检查**

(1)筛查实验:PT 和/或 APTT 延长,正常血浆不能纠正。

(2)确诊实验:测定血浆因子抑制物水平。

【治疗】

1. **凝血因子制剂治疗** 浓缩凝血因子制剂、PCC、新鲜冰冻血浆、冷沉淀等。

2. **免疫抑制治疗** 泼尼松、环磷酰胺、IVIG 等。

3. **其他治疗** 血浆置换。

五、弥散性血管内凝血

弥散性血管内凝血(disseminated intravascular coagulation,DIC)是一种获得性凝血障碍综合征,表现为凝血因子消耗、纤维蛋白溶解系统激活、微血栓形成和出血倾向,这几种情况可同时或顺序发生。DIC 不是一个独立的疾病,而是众多疾病复杂病理过程中的中间环节。其主要基础疾病包括严重感染、恶性肿瘤、病理产科、手术及外伤等。主要有败血症或严重感染(各种微生物)、创伤(如严重组织损伤、颅脑外伤、脂肪栓塞)、器官损害(如急性坏死性胰腺炎)、恶性肿瘤(实体瘤、急性早幼粒细胞白血病)、血管异常(如巨大海绵状血管瘤)、严重毒性或免疫反应(毒蛇咬伤、严重输血反应、移植排斥等)。凝血酶与纤溶酶之间的平衡决定了 DIC 患者的临床表现:如果以凝血酶生成为主,则表现为微血栓形成的脏器功能衰竭;而如果以纤溶酶生成为主,则表现为凝血因子缺乏的出血表现为主。

【临床表现】DIC 的临床表现因原发病不同而差异较大,有出血:特点为自发性、多部位出血,常见于皮肤、黏膜、伤口及穿刺部位,严重者可发生危及生命的出血;休克或微循环衰竭 DIC

诱发休克的特点为:不能用原发病解释,顽固不易纠正,早期即出现肾、肺、大脑等器官功能不全;微血管栓塞可发生在浅层的皮肤、消化道黏膜的微血管,但较少出现局部坏死和溃疡。发生于器官的微血管栓塞其临床表现各异,可表现为顽固性的休克、呼吸衰竭、意识障碍、颅内高压和肾衰竭等,严重者可导致多器官功能衰竭。

【实验室检查】DIC 的实验室检查包括两个方面:

1. **凝血因子消耗证据** 包括凝血酶原时间(PT)、活化的部分凝血活酶时间(APTT)延长、纤维蛋白原浓度及血小板计数下降;根据病因和疾病进展急缓有所不同,少数慢性型 DIC 还可正常。

2. **纤溶系统活化证据** 包括纤维蛋白降解产物(FDP)、D-二聚体、3P 试验,出现阳性或增高。无论急性或慢性型 DIC,上述指标有增高趋势。

DIC 是一个变化的过程,需要随病情进展动态监测实验指标、判断其进展过程。

【诊断】DIC 必须存在基础疾病、结合临床表现和实验室检查才能作出正确诊断。由于 DIC 是一个复杂和动态的病理变化过程,不能仅依靠单一的实验室检测指标及一次检查结果作出结论,需强调综合分析和动态监测。

一般诊断标准:

1. **临床表现**

(1)存在易引起 DIC 的基础疾病。

(2)有下列一项以上临床表现:①多发性出血倾向;②不易用原发病解释的微循环衰竭或休克;③多发性微血管栓塞的症状、体征。

2. **实验检查指标** 同时有下列三项以上异常:①血小板 $<100 \times 10^9$/L 或进行性下降;②血浆纤维蛋白原含量 <1.5g/L 或进行性下降,或 >4g/L;③血浆 FDP>20mg/L,或 D-二聚体水平升高或阳性,或 3P 试验阳性;④PT 缩短或延长 3 秒以上,或

APTT 缩短或延长 10 秒以上。

【鉴别诊断】详见表 4-6

表4-6	与 DIC 鉴别诊断的疾病					
疾病 / 指标	DIC	原发性纤 溶亢进	肝功能 衰竭	血栓性血小板 减少性紫癜	抗磷脂 综合征	暴发性 紫癜
PT	延长	正常 - 延长	延长明 显	正常	正常	正常 - 延长
APTT	延长	正常 - 延长	正常 - 延长	正常	正常	正常 - 延长
Fig	下降	明显 下降	下降	正常 - 下降	正常	正常 - 下降
FDP/ D-dimmer	++~ ++++	–	+/–	+	+~++	+~++
FⅧ:C	下降	正常	正常 – 增高	正常 - 下降	正常 - 下降	正常 - 下降
AT- Ⅲ	下降	正常	下降	正常 - 下降	正常 - 下降	正常 - 下降
PC/PS	下降	正常	下降	正常 - 下降	正常 - 下降	明显 下降
血小板 计数	下降	正常	正常 - 下降	明显下降	下降	正常 - 下降
红细胞 碎片	阳性	阴性	阴性	强阳性	阴性	阴性

【治疗】DIC 治疗原则:原发病的治疗是终止 DIC 病理过程的最为关键和根本的治疗措施。在某些情况下,凡是病因能迅速去除或控制的 DIC 患者,凝血功能紊乱往往能自行纠正。但多数情况下,相应的治疗,特别是纠正凝血功能紊乱的治疗是缓解疾病的重要措施。

1. 治疗基础疾病及去除诱因。

2. 抗凝治疗　普通肝素：一般不超过 200U/(kg·d)，每 6 小时用量不超过 2 500U，静脉或皮下注射，根据病情决定疗程，一般连用 3~5 天。低分子量肝素：剂量为 100U/ 次，每 12 小时 1 次，皮下注射，根据病情决定疗程，一般连用 3~5 天。

3. 替代治疗

(1) 新鲜冷冻血浆等血液制品：每次 10~15ml/kg，也可使用冷沉淀。纤维蛋白原水平较低时，可输入纤维蛋白原，使血浆纤维蛋白原升至 1.0g/L 并保持。

(2) 血小板悬液：未出血的患者血小板计数低于 20×10^9/L，或者存在活动性出血且血小板计数低于 50×10^9/L 的 DIC 患者，需紧急输入血小板悬液。

(3) F Ⅷ及凝血酶原复合物：偶在严重肝病合并 DIC 时考虑应用。

4. 其他治疗

(1) 支持对症治疗：抗休克治疗，纠正缺氧、酸中毒及水电解质平衡紊乱。

(2) 纤溶抑制药物：临床上一般不使用，仅适用于 DIC 的基础病因及诱发因素已经去除或控制，并有明显纤溶亢进的临床及实验证据，继发性纤溶亢进已成为迟发性出血主要或唯一原因的患者。

(3) 糖皮质激素：不作常规应用，当基础疾病需糖皮质激素治疗、感染 - 中毒休克并 DIC 已经有效抗感染治疗者或并发肾上腺皮质功能不全时可以考虑使用。

（吴润晖）

参考文献

1. 吴润晖 . 中国儿童血友病专家指导意见 (2017 年). 中国实用儿科杂志, 2017, 32 (1)：11-15.

2. 杨仁池,王鸿利,赵永强,等.血友病.2版.上海:上海科学技术出版社,2017.

3. 中华医学会血液学分会血栓与止血学组.易栓症诊断中国专家共识(2012年版).中华血液杂志,2012,33(11):982.

4. Blanchette VS.Sickkids Handbook of pediatric thrombosis and hemostasis.2nd ed.Basel,Switzerland:Karger,2017.

第五章

淋巴瘤及淋巴结疾病

一、淋巴瘤概述

淋巴瘤是起源于淋巴结或结外淋巴组织的恶性肿瘤,在儿童及青少年时期的恶性肿瘤中占第三位,约占 15% 左右,发病率约 1.63/10 万。儿童淋巴瘤包括非霍奇金淋巴瘤(non-Hodgkin lymphoma,NHL)和霍奇金淋巴瘤(Hodgkin lymphoma,HL)。中国儿童 NHL 的比例远多于西方国家,占儿童淋巴瘤的 80%~85%,尤其是 T 细胞淋巴瘤,包括外周 T 细胞淋巴瘤及 EB 病毒相关淋巴瘤明显多于欧美国家。

二、霍奇金淋巴瘤

霍奇金淋巴瘤(Hodgkin lymphoma,HL)是一种慢性进行性、无痛的淋巴组织恶性肿瘤,原发瘤多呈离心性分布,起源于一个或一组淋巴结,逐渐蔓延至邻近的淋巴结及组织。霍奇金淋巴瘤约占儿童时期恶性肿瘤的 4.8%,占儿童淋巴瘤的 15%~20%。其发病情况与社会经济状态相关,社会经济地位不高者通常与 EBV 感染相关,发病年龄相对早,男孩更多见。

【诊断依据及病理分型】

1. **诊断** 确诊应取较大的整个淋巴结或者肿物做病理检

查。病理形态学特征为：典型的 HRS 肿瘤细胞、稀少的肿瘤细胞以及大量的炎性背景细胞。找到 HRS 细胞是诊断本病的依据。肿瘤细胞仅占整个病变的 0.1%~10%，容易误诊。

2. **病理分型**　根据肿瘤细胞的免疫特征分为结节性淋巴细胞为主型霍奇金淋巴瘤（nodular lymphocyte predominant HL，NLPHL）以及经典型霍奇金淋巴瘤（classic HL，CHL）。后者根据不同的炎性背景细胞的情况分为结节硬化型（nodular sclerosis，NSCHL）、淋巴细胞丰富型（lymphocyte rich，LRCHL）、混合细胞型（mixed cellularity，MCCHL）以及淋巴细胞消减型（lymphocyte depletion，LDCHL）四种不同亚型。

【临床分期】Ann Arbor 分期是当前儿童 HL 应用最广泛分期方法（表 5-1）。

表 5-1　霍奇金淋巴瘤的 Ann Arbor 分期，Cotswold 会议修订	
分期	**受累部位**
I	侵及单一淋巴结区或淋巴样结构，如脾脏、甲状腺、韦氏环等或其他结外器官 / 部位（I E）
II	在横膈一侧，侵及两个或更多淋巴结区，或外加局限侵犯 1 个结外器官 / 部位（II E）
III	受侵犯的淋巴结区在横膈的两侧（III），或外加局限侵犯 1 个结外器官 / 部位（III E）或脾（III S）或两者均有受累（III SE）
III1	有或无脾门、腹腔或门脉区淋巴结受累
III2	有主动脉旁、髂部、肠系膜淋巴结受累
IV	弥漫性或播散性侵犯 1 个或更多的结外器官，同时伴或不伴有淋巴结受累
适用于各期	
A	无症状
B	发热（体温超过 38℃）、夜间盗汗、6 个月内不明原因的体重下降 10% 以上
E	单一结外部位受累，病变累及淋巴结 / 淋巴组织直接相连或邻近的器官 / 组织
S	脾脏受累

【临床表现及辅助检查】

1. 临床表现 持续的无痛性颈部或锁骨上淋巴结肿大为儿童 HL 最常见的临床表现。受累的淋巴结增长迅速,易于触及,典型为象皮样、质硬而无触痛。肿大的淋巴结可以引起局部压迫症状。全身症状可有间断反复发热、食欲减退、恶心、盗汗和体重减轻。部分肿瘤特征与预后相关,治疗前需进行常规检查、详细询问。

2. 实验室检查 非特异的血象异常包括白细胞升高、淋巴细胞减少、嗜酸细胞增多以及单核细胞增多。通常活动性 HL 患者细胞免疫功能缺陷,需测定细胞及体液免疫功能。所有晚期(临床 Ⅲ 或 Ⅳ 期)或症状明显(B 症状)以及复发需重新分期的患者都应当进行骨髓活检。

3. 影像学检查 应用增强 CT 扫描颈、胸、腹、盆腔以了解肿瘤浸润范围,有无巨大瘤块、结外浸润以及播散瘤灶。治疗中还要不断复查瘤灶状态以评价治疗反应。[18]氟 - 脱氧葡萄糖(^{18}F-FDG)正电子发射体层摄影术(PET)可应用于初诊临床分期以及治疗中、后期评价治疗反应。

4. 鉴别诊断

(1)病理鉴别:间变性大细胞淋巴瘤与 CHL 形态学特征有许多相似。许多 ALCL 含有 HRS 样细胞,有 CD30 的强烈表达。显著差异是:CHL 为一种 B 细胞疾病,ALCL 为 T 细胞来源。儿童 *ALK* 基因易位、T 细胞标记或 T 细胞基因重排是 ALCL 鉴别 CHL 的有力依据。

纵隔(胸腺)大 B 细胞淋巴瘤(MLBCL)临床及病理也与 CHL 相似。可以偶尔发现 HRS 样细胞等特点,但肿瘤细胞通常强烈表达 CD20 等 B 细胞标记。CD30 表达可为阳性但并不像 CHL 那样强烈。*Ig* 基因重排通常阳性,而在 CHL 阴性。

(2)临床鉴别:浅表淋巴结肿大,临床需与传染性单核细胞增多症、慢性化脓性淋巴结炎、淋巴结结核以及恶性肿瘤淋巴结转移相鉴别。

【治疗原则】治疗前确定不良因素对于中高危 HL 预后非常重要,应该认真评估进行危险度分层治疗,还要重视早期治疗反应以决定进一步治疗方案,经过规范治疗,大部分 5 年 EFS 可以达到 80%~85% 以上。目前普遍根据不同危险度应用 2~6 个疗程化疗伴或不伴受累野的放疗。化疗及放疗期间应用复方磺胺甲噁唑预防卡氏肺囊虫孢子病。

1. **低危儿童 HL 的治疗**　低危组多为 Ⅰ、Ⅱ 期,没有 B 组症状及巨大瘤块,<3 个淋巴结区受累的患儿。因为预后非常好,治疗主要关注如何取消放疗或者在最小限度放疗的基础上限制毒性药物的应用或累积量。推荐应用 2~4 个疗程的低剂量化疗加或不加低剂量放疗。

2. **中危及高危患儿的治疗**　高危患儿多为 ⅢB、ⅣA 或 ⅣB 期。中危组介于低、高危间,目前对于中高危 HL 的治疗重点为在加强对肿瘤控制的基础上探讨如何细化分层治疗,使之既减少并发症又能减少复发。4~6 个疗程的强烈化疗后进行低剂量受累野的放疗。期间要规范评估化疗效果。

【治疗经验】首都医科大学附属北京儿童医院 2003 年起率先与国际接轨应用改良的 CCG5942 方案治疗,化疗方案相似,但在治疗早、中、后期进行评估,并根据评估结果调整治疗方案;化疗后根据危险因素、缓解以及残留病灶情况继续适当进行 20~25Gy,全部患儿 5 年存活率及无事件生存率也达到了 90% 以上,追踪 5 年以上的患者目前未发现明显的远期毒副作用。

(段彦龙)

三、非霍奇金淋巴瘤

(一) 淋巴母细胞淋巴瘤

淋巴母细胞淋巴瘤(lymphoblastic lymphoma,LBL)是儿童和青少年 NHL 最常见的病理类型之一,约占 30%~40%。LBL 和急性淋巴细胞白血病(ALL)均起源于不成熟前体 T 或 B 淋巴细胞,具有相似的临床特征、形态学、免疫表型、分子遗传学特征,当前 WHO 分类将两者共同归于前体淋巴细胞肿瘤(T-ALL/LBL;B-ALL/LBL),并人为地以骨髓浸润的肿瘤细胞数作为区分标准,小于 25% 的定义为 LBL,超过 25% 则为 ALL。

本病发病机制目前已知与多种基因异常有关,包括抗原受体基因、染色体异常、抑癌基因失活以及癌基因的激活等。

【诊断依据】

1. **临床表现**

(1)前体 T 淋巴母细胞淋巴瘤(T-LBL):好发于年长儿,男性多见。典型的临床表现为前纵隔肿物,伴颈部、锁骨上淋巴结肿大,出现轻重不等的气道压迫症状,伴胸膜侵犯可合并胸腔积液,加重呼吸困难;纵隔肿物压迫食管可引起吞咽困难;压迫上腔静脉可致静脉回流受阻、颈面部和上肢水肿,即上腔静脉阻塞综合征;侵犯心包,导致恶性的心包积液和心脏压塞。易发生骨髓和中枢神经系统(central nervous system,CNS)转移。本病往往进展迅速,90% 以上病例就诊时已处于临床Ⅲ、Ⅳ期。

(2)前体 B 淋巴母细胞淋巴瘤(B-LBL):发病年龄较小,发病无明显性别特征。常见淋巴结肿大及皮肤、软组织(尤其是头颈部)、骨等结外侵犯,表现为皮肤多发性结节,骨内孤立性肿块,影像学检查显示溶骨性或硬化性病变;也易发生骨髓和 CNS 浸润。

2. **病理特点**

(1)病理形态学:淋巴结结构破坏,瘤细胞呈弥漫性致密的相对单一性浸润生长,细胞中等大小,核质比高。细胞学特征与 FAB 分型中的 L1 或 L2 型幼稚淋巴细胞相对应。瘤细胞间很少有其他反应性细胞成分,部分病例可见"星空现象"。

(2)免疫表型:LBL 表达末端脱氧核苷酸转移酶(TdT)、CD99 等前体淋巴细胞的免疫标志。① T-LBL 发生于胸腺组织,肿瘤细胞来源于前胸腺细胞、胸腺细胞,表达 CD3、CD2、CD5、CD7,其中 CD7 是其特异性抗原;② B-LBL 肿瘤细胞来源于骨髓,属于前前 B、前 B、普通 B 阶段,表达 CD10、CD19、CD20、

CD22、CD79a,其中 CD79a 为 B 细胞特异性抗原。

3. **诊断**　WHO 有关淋巴造血组织肿瘤分类中规定了 LBL 的诊断标准。除依据患者临床特点外,均需经过受累组织活检,进行组织病理学、免疫表型、细胞遗传学和融合基因的检测确诊。并应根据影像学检查及脑脊液、骨髓等检查,按照 St. Jude 分期系统确定分期。

【鉴别诊断】

1. **急性髓系白血病和粒细胞肉瘤**　形态学上成髓细胞与 LBL 的淋巴母细胞难以区别。但成髓细胞形态较不一致,细胞质较多,胞质内可见红染棒状 Auer 小体。免疫表型 MPO、CD13、CD14、CD15 和 CD64 呈阳性反应;TdT 以及 T 或 B 淋巴细胞标志为阴性。

2. **伯基特(Burkitt)淋巴瘤**　形态学上两者有相似之处,均为中等大小的单形性肿瘤细胞构成,都可出现"星空现象"。但 LBL 偶见灶性"星空现象",而本病"星空现象"常常贯穿于整个瘤组织。瘤细胞表达 sIgM、CD10,EBER 1/2 原位杂交阳性。细胞遗传学显示有特征性 t(8;14)(q23;q21)或 c-myc 基因重排。

3. **非淋巴造血系统小细胞性恶性肿瘤**　主要包括尤因肉瘤、原始神经外胚叶肿瘤、神经母细胞瘤、小细胞未分化癌等。尤其是发生于淋巴结外的小圆细胞肿瘤,由于其母细胞化特征,且儿童亦为好发年龄组,因此当 CD99 阳性,而 LCA、CD3、CD20 均阴性时易误诊为此类疾病。可选用多种抗原,包括神经内分泌标志物(CgA、Syn)等可资鉴别。

4. **胸腺瘤**　一般位于前上纵隔,极少发生于儿童及青少年。从病理上两者均表现为淋巴细胞弥漫性生长,TdT 均呈阳性。胸腺瘤瘤组织呈分叶状,见明显的纤维包膜及粗大的纤维间隔;散在的低分子质量角蛋白(CK)阳性细胞贯穿于整个瘤组织。而 LBL 中,由于瘤细胞的浸润性生长,在残存的胸腺组织中可出现少量灶性分布的 CK 阳性细胞。

5. **畸胎瘤**　纵隔内可能发生良性和恶性畸胎瘤,也多发生于前纵隔,肿瘤内含有高密度的物质如钙化软骨、骨、齿等组织时,X 线检查常可确定诊断;血中甲胎蛋白增高者多为恶性。

6. 其他纵隔肿瘤　如神经源性肿瘤、纤维瘤、脂肪瘤、淋巴管瘤等,均需通过临床表现、肿瘤在纵隔中的位置、影像学特点及病理检查进行鉴别。

【危险因素的评估】在治疗早期需根据危险因素,确定危险分组,尽早发现高危患者。综合文献,已报道的预后不良因素包括:泼尼松预治疗反应、诱导结束时未完全缓解、临床Ⅲ/Ⅳ期、T 细胞表型、骨髓侵犯、纵隔病变、巨大瘤块、中枢神经系统侵犯、血清 LDH 增高、骨髓或外周血微小残留病(minimal residual disease,MRD)增高等。

首都医科大学附属北京儿童医院转入高危组化疗的标准:①泼尼松预防治疗第 8 天,外周血幼稚细胞 >1 000/mm³。②诱导治疗第 33 天肿瘤残存 >25%;骨髓幼稚细胞 >5%;骨髓 MRD ≥ 1/100;脑脊液中持续存在幼稚细胞(指三次鞘内注射后脑脊液中仍有肿瘤细胞)。③诱导结束时评估仍有残留病灶者尽量行活检,仍为肿瘤组织者;骨髓 MRD ≥ 1/1 000。④具有不良遗传学特征:t(9;22)或 BCR-ABL,t(4;11)或 MLL/AF4。

【化疗前检查】

1. **血常规**　外周血常规及白细胞分类。

2. **骨髓**　至少行胸骨及髂后两个部位骨髓穿刺,行骨髓形态、免疫组化、流式细胞仪检测白血病免疫分型、融合基因(需涵盖 BCR-ABL、MLL、IKZF1 等预后不良基因)、染色体检查;同时行骨髓活检病理检查。

3. **血清学检查**　包括电解质、肝肾功能、心肌酶检测、凝血功能及肿瘤生物因子检查:LDH、尿酸、CRP、铁蛋白。

4. **病毒学检查**　EBV 四项、EBV-DNA、CMV-IgG 及 IgM、HSV 系列(HSV1-8-IgM);乙肝、丙肝、梅毒、人类免疫缺陷病毒抗体。

5. **脑脊液检查**　包括常规、生化、脑脊液甩片找肿瘤细胞、流式细胞仪检测肿瘤细胞免疫分型可提高 CNS 侵犯检出率。

6. **心脏功能检测** 心电图、心脏彩超。

7. **影像学检查** X 线检查:骨片(有骨、关节肿痛者);B 超:至少包括颈部淋巴结 B 超、腹部 B 超及病灶部位相关 B 超(做最大瘤灶测量);CT:至少包括胸、腹、盆 CT 平扫(若作 PET-CT,可不做常规 CT 检查,仅做病灶部位 B 超检查);病灶部位需行增强 CT 检查;怀疑中枢神经系统病变的行头颅和 / 或脊髓 MRI 检查;行全身 PET-CT 检查。

【治疗原则】

1. **常规化疗** 基于 LBL 生物学特性类似于 ALL,近年来经采用类似 ALL 的化疗方案后显著改善了预后,5 年无病存活率已达到 75%~90%。比较国际经典方案,以 BFM90 疗效最佳,5 年无事件生存率达 90%。其治疗方案包括 VDLP+CAM 诱导缓解治疗、4 疗程 HD-MTX(氨甲蝶呤)巩固治疗、VDLD+CAM 再诱导治疗、6-MP(巯嘌呤)+MTX 的维持治疗等环节。不同于 ALL,LBL 中 Ⅰ、Ⅱ 期患者无再诱导治疗,巩固治疗后直接进入维持治疗。与其他类型 NHL 不同,LBL 在达到完全缓解后,还需进行维持治疗,其目的是诱导细胞分化、凋亡,达到彻底清除残留病灶的目的。维持治疗时间为 18~24 个月。治疗过程中需定期进行评估,包括骨髓常规、骨髓或外周血 MRD 的检测及瘤灶的评估,了解缓解状态,有利于调整治疗。

2. **中枢神经系统预防** CNS 预防是 LBL 方案的重要组成部分。依据临床表现、影像学改变、脑脊液细胞计数及脑脊液细胞形态学进行脑脊液状态分级,给予相应的 CNS 定向治疗。包括:

(1)所有患者均给予包含 Dex(地塞米松)、HD-MTX 等具有良好 CNS 渗透性药物的全身系统化疗。

(2)鞘内注射(intrathecal therapy,IT)治疗:CNS1 患者按方案定期预防性 IT,可为 MTX 单联或 MTX、Ara-C、Dex 三联鞘内注射,整个化疗过程中,B-LBL 至少 IT 20 次,T-LBL 22

次。CNS2 患者于诱导治疗期间增加 2 次 IT,全程共 22~24 次。CNS3 患儿于诱导和再诱导治疗期间各增加 2 次 IT,全程共 26~30 次。

(3)颅脑放疗(cranial radiation therapy,CRT):对 CNS 侵犯的预防和治疗虽疗效肯定,但因其近、远期并发症,如第二肿瘤、神经系统损害、多发性内分泌腺体病等,当前治疗趋势是尽可能减低放疗剂量或剔除 CRT。多数协作组已取消预防性 CRT,St.Jude 儿童研究医院目前对诊断时即使存在 CNS 浸润者也不做放疗,而以加强全身系统治疗及 IT 治疗替代,CRT 仅用于 CNS 复发/难治性患者。

3. **肿瘤急症的处理** 大约 10% T-LBL 可能出现严重的气道梗阻(伴或不伴上腔静脉阻塞综合征),为真正肿瘤急症。对此类患者若尚未经病理确诊者,禁忌应用全身麻醉,可先给予小剂量化疗[如泼尼松 60mg/m^2 口服或 VP(长春新碱 + 泼尼松)方案)]缓解呼吸困难,于用药后 24~48 小时内症状控制后尽早行病理检查,并应选择侵袭性最小的操作确诊。

4. **复发/难治 LBL 的治疗** 大约 10%~20% 进展期 T-LBL 属难治或复发病例。缓解后一旦复发,预后极差。难治性 LBL 患者通过增大强度的化疗和造血干细胞移植可改善预后。复发患者补救的目标是尽快达到稳定的 CR2,尽早行造血干细胞移植。

(金 玲)

(二) 成熟 B 细胞淋巴瘤

B 细胞淋巴瘤(B-cell lymphoma)是一组发生于较成熟阶段 B 淋巴细胞和组织的恶性肿瘤。约占儿童 NHL 的 40%~45%,包括:伯基特淋巴瘤(Burkitt's lymphoma,BL)和高级别 B 细胞淋巴瘤(high-grade B-cell lymphoma,HGBCL)占 NHL 的 30%~35%,弥漫大 B 细胞淋巴瘤(diffuse large B-cell lymphoma,DLBCL)及原发于纵隔的弥漫大 B(primary mediastinal B-cell lymphoma,PMLBL)约占 NHL 的 8%~10%,滤泡细胞淋巴瘤

(follicular lymphoma, FL)等约占 0.5%~1%。其发生率以及个体亚型发生率与年龄、环境以及生活因素存在相关性。首都医科大学附属北京儿童医院 2003~2013 年 10 年间收治的成熟 B 细胞淋巴瘤占 NHL 的 40%,其中 75% 为 BL,DLBCL 占 20% 左右。

【流行病学及发病机制】

1. BL 具有独特的临床和组织学特征。在赤道、非洲等 EB 病毒流行地区,98% 的病例与 EB 病毒感染有关,称流行型。约 40%~50% 的 BL 发生于流行区域以外,伴或不伴有活动的 EB 病毒感染,属散发型,我国以散发型为主。在 BL 流行区 98% 的肿瘤中可找到 EB 病毒基因表达,在散发的 BL 中亦有 30%~40% 含有 EB 病毒。

2. BL 约 90% 以上都有 *c-myc* 基因表达,即有 t(8;14)(q24;q32)的易位,使位于第 8 对染色体长臂对细胞增殖有调控作用的 *c-myc* 癌基因易位到第 14 对染色体的免疫球蛋白重链基因部位,使细胞处于增殖状态,*c-myc* 基因的改变是发生淋巴瘤的重要步骤。B 细胞淋巴瘤还可见 t(2;8)(p12;q24)和 t(8;22)(q24;q11)的表达。

【病理组织学类型】

1. BL 形态学上,属小无裂细胞型淋巴瘤,特点是中等大小的肿瘤细胞,核呈圆形或椭圆形,包含多个嗜碱性核仁。部分胞质嗜碱性伴脂肪形成的空泡。由于肿瘤细胞中散在着被激活的吞噬细胞,组织切片上表现为"星空现象"。免疫分型上,所有成熟 B 细胞均表达 CD19、CD20、CD22、CD10 和膜免疫球蛋白,不表达 BCL-2,多有 *myc* 免疫球蛋白基因易位。BL 是增殖速度最快的人类肿瘤之一,大约 12~24 小时细胞就增长一倍,表达增殖活性的抗原 Ki-67 常 >90%。

2. DLBCL 在儿童成熟 B 细胞淋巴瘤所占比例较成人低,基因表达也与成人不同,除 BCL-2 高表达外,BCL-6 表达在儿童少见,少数患者有 *myc* 免疫球蛋白基因易位。PMBCL 为一种特殊类型,部分有 CD30 的表达,与 HL 存在交叉抗原,常发生于青春期女孩,疗效差。

3. HGBCL 是从临床到病理形态学、免疫表型、分子生物学和遗传学标志等与 BL 及 DLBCL 很难区分而又不典型的一组成熟 B 细胞淋巴瘤,是介于 BL 与 DLBCL 之间的异质体,它表达或不表达 *c-myc* 及 BCL-2 和 / 或 BCL-6。

【临床表现】

1. 流行区域 BL,如非洲 BL 约 60% 患者(3~4 岁最常见,随年龄增长渐减少)有典型的颌骨肿瘤,伴牙齿松动或过早的萌出,可伴眼眶受累,有时导致通过眼眶的脑神经(Ⅲ、Ⅳ、Ⅵ)受压,甚至出现眼肌麻痹。结外包块可导致神经受压或脊髓神经动脉受压出现麻痹。

2. 在我国及美国、欧洲区域多属于散发性 BL。BL 原发部位以腹腔淋巴结肿大或腹部肿物为最常见,故临床常表现为腹痛、腹水、腹膜炎、复发性肠套叠或肠穿孔、肠出血、阑尾炎等急腹症表现。本型临床凶险,进展快,极易扩散到肝、脾、肾、骨髓及中枢神经系统,颌面部及鼻咽腔、扁桃体也为本型常侵犯的部位,表现鼻塞、呼吸困难和复发性扁桃体炎。男孩、女孩均易出现性腺侵犯。

3. BL 伴骨髓受累以及肝脾大较多,瘤细胞的骨髓形态通常为多空泡 L3 型白血病的表现,部分儿童的肿瘤学家多做出急性 B 细胞白血病的诊断,按急性淋巴细胞白血病治疗而导致不良预后。虽然骨髓形态类似白血病,但其生物学特性仍然为 BL,治疗应按 BL 方案进行,近年有人提出用 Burkitt 白血病来表达更专业。儿童的 DLBCL 骨髓以及中枢神经系统受累很少见。

4. 在原发纵隔的弥漫大(PMBL)儿童少见,患者常有纵隔肿块,多有一到多个结外受累,最常见的是肺、肾、肝、卵巢、肾上腺、胰腺。

【治疗原则】

1. **治疗策略** 按不同危险因素分组的化疗加靶向治疗为

本病的基本治疗策略。近年应用大剂量、短疗程化疗使其 5 年 EFS 迅速提高至 80%~90%。而抗 CD20 抗体使得本病的治疗更加有效,同时使得减少化疗、减轻化疗的毒副作用成为可能。自体造血干细胞移植对于复发及难治性的成熟 B 细胞淋巴瘤仍有其一定的地位。

2. **外科手术的作用** 主要用于诊断取材及腹部肿物和其他部位巨大肿物的切除,对预后差的巨大瘤块患者进行手术切除可减少肿瘤负荷。

3. **放疗** 放射治疗在儿童成熟 B 细胞淋巴瘤的治疗作用很有限,一般不做放疗,放射治疗被证明不增加疗效反而增加近期的副作用。

4. **CNS 的预防** 鞘内注射对于所有危险组患者都很重要,鞘内注射的总次数根据不同方案及不同危险程度各异。颅脑放疗疗效并不优于鞘内注射,反而增加了更多远期毒副作用,故国际上多数治疗中心颅脑放疗不再用于 CNS 预防。

5. **CNS 受累的治疗** 治疗包括应用超大剂量的 MTX ($8g/m^2$)、大剂量 Ara-C 和颅脑放疗等方法。首都医科大学附属北京儿童医院的治疗结果显示不用颅脑放疗,仅应用包括超大剂量的 MTX ($8g/m^2$) 在内的强烈化疗就可以使 CNS 受累及原发于 CNS 的患者达到持续完全缓解。

6. **化疗** 目前仍作为淋巴瘤的主要治疗手段。成熟 B 细胞淋巴瘤(包括 BL、HGBCL 及 DLBCL)均主张短疗程、强化疗,一般给予 5~8 个疗程、约 4~6 个月的化疗,不需要放疗或造血干细胞移植,就可使 80%~90% 的患者达到长期无事件生存。参照国外先进治疗中心的方案,推荐几套化疗方案:最常用的方案为 POG9219(CHOP)方案;疗效最好的为 LMB 协作组和 BFM 协作组的方案,其中 LMB89 方案 5 年 EFS 为 79%~96%。首都医科大学附属北京儿童医院应用改良的 LMB89 方案治疗成熟 B 细胞淋巴瘤 240 余例,5 年 EFS 达 83%。

7. **高危患者及复发患者的治疗** 可应用二线化疗药物如

大剂量阿糖胞苷、足叶乙苷、铂类及美罗华等组成的 R-ICE 方案,再次缓解率达 50%。可考虑生物靶向治疗及造血干细胞移植。靶向治疗是近年治疗中的热点,也是发展方向,它是直接针对肿瘤细胞抗原产生的特异性抗体,例如抗 CD20 抗体,已经成功地治疗以 DLBCL 为代表的 CD20 阳性的 B 细胞淋巴瘤多年并取得满意疗效。CAR-T(chimeric antigen receptor T cell immunotherapy) 目前已用于治疗成人难治/复发 B 细胞淋巴瘤。但在高剂量治疗后复发的患者多预后较差。

在不久的将来,按不同危险度采用的特定的治疗方案将继续优化,更多靶点的精准治疗,也许是通过基因表达谱或特殊的多态性研究来实现。

（黄　爽　张永红）

（三）间变性大细胞淋巴瘤

ALK$^+$ 间变性大细胞淋巴瘤（ALCL）是一种成熟 T 细胞淋巴瘤,肿瘤细胞经常有丰富的胞质,多形性,常有马蹄形细胞核。有涉及 *ALK* 的融合基因易位,表达 ALK 蛋白,表达 CD30 抗原。

ALK$^+$ALCL 多在 30 岁之前发病,占成人非霍奇金淋巴瘤的 3%,儿童淋巴瘤的 10%~20%,并以男性占多数(男:女 =1.5:1)。患者经常伴随高热。大部分患者(70%)在确诊时已达Ⅲ~Ⅳ期。淋巴结肿大在 88%~97% 的患者中出现。ALK$^+$ALCL 患者较其他亚型的 NHL 患者更多地出现包括皮肤、骨、软组织、肺在内的淋巴结外侵犯。

【诊断依据】

1. 症状和体征

（1）一般症状:不规则发热、乏力等。

（2）淋巴结侵犯:肿瘤侵犯的淋巴结肿大,部分患者伴有红、肿、热、痛、溢脓等表现。

（3）结外侵犯:本病较其他亚型的 NHL 患者更易出现结外侵犯,常见的部位包括皮肤、软组织、骨、肺等。

（4）其他:部分患者伴有噬血细胞综合征、高敏状态等表现。

2. 肿瘤的生物标志和骨髓检查

(1) 位于 2q23 染色体上的 *ALK* 基因,和位于 5q35 的 *NPM* 基因融合,使 *ALK* 基因受到 NPM 启动子的调控,从而诱导 *NPM-ALK* 嵌合基因转录产生了称为 NPM-ALK 的嵌合蛋白 (p80)。ALK 的催化区域被激活,使一些细胞信号通路异常活化,促使肿瘤发生。ALK 也可以和其他伙伴基因发生易位。

(2) 部分患者循环中有肿瘤细胞的微小播散,可通过 PCR 或 FISH 的方法对外周血和骨髓进行检测。

(3) 本病可以发生骨髓转移,骨髓活检比骨髓涂片的阳性率高。少数患者(特别是病理为小细胞亚型的患者)骨髓中的肿瘤细胞可达到 25% 以上,白细胞明显增高,通过骨髓常规、活检、流式细胞术可以诊断为 ALCL 白血病。

3. 影像学检查 超声、CT、MRI、PET-CT 有助于发现全身转移灶,是协助诊断和分期的主要依据。

【诊断标准】

1. 病理诊断为 ALCL 确诊的金标准。

2. 影像学检查 可以作为本病诊断的辅助检查和分期的依据。

3. 骨髓和外周血进行 PCR 或 FISH 检查,阳性患者需考虑本病,阴性不能除外本病。

【病理组织学类型】ALCL 有广泛的形态谱及多种病理亚型。所有患者均有不同比例的标志性细胞,表现为偏心的、马蹄型或肾型细胞核,核旁经常可见嗜酸性区域,有丰富的胞质。肿瘤细胞的细胞膜和高尔基复合体区域 CD30 阳性。大部分患者表达一个或多个 T 细胞抗原。一些患者由于丢失了 T 细胞抗原而成为"裸细胞"表型,但在基因水平可以找到其来源于 T 细胞系的依据。TIA1、granzyme B 和 / 或穿孔素等细胞毒相关抗原常阳性。

常见的有 5 个亚型:

1. **"普通型"**(60%) 肿瘤细胞有丰富的胞质,可有多个核和多个核仁。肿瘤特征性地在窦内生长,因此很像转移瘤。

2. **"淋巴组织细胞型"**(10%) 肿瘤细胞中混有大量反应性的组织细胞,可以遮盖肿瘤细胞,有时可见吞噬红细胞现象,易误诊为反应性组织细胞病。

3. **"小细胞型"**(5%~10%) 小至中等大小的肿瘤细胞占绝大多数。这组患者易被误诊为外周T细胞淋巴瘤。此型易侵入外周血,发生白血病。

4. **"霍奇金样型"**(3%) 形态特点很像结节硬化性经典霍奇金淋巴瘤。

5. **"混合型"**(15%) 在单一淋巴结中可见到不止一种形态类型。

【鉴别诊断】

1. **ALK阴性的间变性大细胞淋巴瘤** 为另一种CD30阳性的外周T细胞淋巴瘤。形态学很难与ALK阳性的ALCL鉴别,多数表达T细胞相关的免疫标志,但ALK阴性。本病多见于成人(40~65岁),预后较ALK阳性ALCL差。

2. **ALK阳性的弥漫大B细胞淋巴瘤** 非常罕见。患者表达ALK融合蛋白,PAX-5/BSAP阳性,但CD30和CD20阴性。本病侵袭性强,预后差。

3. **原发皮肤的ALCL** 在儿童非常罕见,以局限性皮肤损害为主,ALK多阴性,这些患者预后较好,进展缓慢,有些甚至不需要治疗。

4. **噬血细胞综合征** 病毒相关性或其他因素引起的噬血细胞综合征与伴有骨髓噬血现象的ALCL难以区别。需积极进行活检及*ALK*基因检测协助诊断。

5. **其他感染性或非感染性疾病** 本病患者多有发热症状,瘤灶局部可有红肿热痛等炎性表现,或有肺部侵犯、浆膜炎、骨破坏等,易误诊为淋巴结炎、结核、幼年类风湿性关节炎等。可通过组织活检明确诊断。

【治疗原则】有的机构应用急性淋巴细胞白血病方案,有些研究机构则应用短疗程、脉冲式 B 细胞淋巴瘤的化疗方案。这些方案的疗程也各不相同。治疗失败主要发生于确诊后的一年内。无论疗程长短,晚期复发(确诊 5 年后发生的)均有发生。已报道的 5 年 EFS 在 55%~76% 之间。

BFM90 方案中,对有纵隔、肺、肝、脾或皮肤侵犯的高危患者给予包括地塞米松、氨甲蝶呤、依托泊苷、异环磷酰胺、阿糖胞苷、长春碱(vinblastine)的 6 疗程化疗,之后随机分为两组:一组患者每周给予长春碱维持治疗至总疗程一年,一组不给予长春碱维持治疗。发现给予长春碱可以明显推迟复发的发生,但未减少总体失败率。2 年的 EFS 和 OS 分别为 71% 和 94%。

大部分 ALCL 复发的患者对抢救性治疗反应良好。早期复发和初次治疗化疗强度高的患者抢救性治疗失败的可能性较高。与众不同的是,即使在二次甚至三次复发后,许多患者仍能长时间存活,这在其他亚型的儿童 NHL 中是不常见的。

有报道,长春碱对骨髓移植治疗失败的患者仍可有效,长春碱的节拍式应用可以诱导树突状细胞的成熟,强化抗肿瘤的免疫反应。

自体干细胞移植及异基因干细胞移植均有成功治疗复发 / 难治性 ALCL 患者的报道。

除了常规治疗以外,生物抗体治疗也在探索中。CD30 抗体(brentuximab vedotin,SGN-35)、间变性淋巴瘤激酶抑制剂(crizotinib)等已进入临床试验,其治疗效果值得期待。

【诊治要求】

1. **关于病史和查体** 详细询问病史:外地就医的诊治过程及转归。入院查体的基本测量中注意血压和心率,专科查体中注意面色、皮疹、皮肤包块、肿大淋巴结、骨痛等。

2. **关于病理** 需有包括我院在内的三家以上三级甲等医院病理会诊意见。

3. **治疗前分期分组相关检查** 原发部位增强 CT、B 超及容易转移部位的影像学检查。骨髓常规、骨髓活检,骨髓及外周

血 *NPM-ALK* 基因等肿瘤标志。

4. **脏器功能评估和肿瘤标志物检查**　心电图、心脏彩超、肝肾功能、血常规、尿常规、便常规、免疫功能、血铁蛋白、LDH。

5. **病情告知**　在患儿明确诊断、临床分期和分组，制订治疗方案后，由上级医师向家长详细告知病情及预后，签署知情同意书。

6. **疗效评估和随访**

(1)强化疗期间：间隔 3 疗程进行中期评估：受累部位增强 CT 和 MRI、LDH，需复查骨髓常规、骨髓和血的 NPM-ALK。

(2)维持治疗和随访：每周一次长春碱 $6mg/m^2$，疗程长短见具体方案。

（杨　菁）

四、肿瘤急症

(一)上腔静脉阻塞综合征

上腔静脉综合征(superior vena cava syndrome,SVCS)在儿科多发生于胸腔、纵隔各种肿瘤，如恶性淋巴瘤、神经母细胞瘤等。本病由纵隔肿瘤压迫上腔静脉而造成静脉回流受阻。如同时压迫气管，又称上纵隔综合征。

【临床表现】

1. 面部、颈部、躯干上部和两上肢水肿。

2. 颈静脉充盈，胸部和上腹部浅表侧支静脉曲张、皮肤发绀。

3. 喉部、气管与支气管水肿　咳嗽，呼吸困难、声嘶和喘鸣，平卧加剧。

4. 咽部水肿　发生吞咽困难。

5. 眶周水肿，结膜充血，可伴有眼球突出。

6. 脑水肿与颅内高压　头痛、眩晕、惊厥及视觉与意识障碍。

7. 周围静脉压升高，两上肢静脉压高于下肢，肘前静脉压常升至 30~50cmH$_2$O（1cmH$_2$O=0.098kPa）。

【实验室检查】必须积极寻找原发病。X 线片、增强 CT 及 MRI 可明确病灶位置、大小。通过痰细胞学检查、淋巴活检、支气管镜检查（活检或刷检）、骨髓活检、胸腔积液脱落细胞检查可明确病理学及组织细胞学诊断。

【紧急处理】

1. 卧床，抬高床头 30°~45°，有利于上腔静脉回流，减少心输出量和静脉压力。

2. 持续吸氧。

3. 适当限制患者液体及食盐的摄入，以减少因钠盐摄入导致的血容量增高。适当使用利尿剂可以减少液体潴留和消除水肿。

4. 通过皮质类固醇化疗可使肿瘤体积缩小，缓解阻塞、恢复正常静脉回流。

5. 输液血管的选择　通过下肢静脉输液，避免使用上肢静脉，不能使用右侧上肢，上腔静脉受压后压力增高，血流速度明显减缓，药物在局部浓度明显增加，易造成血栓形成和静脉炎。静脉液速以 30~40 滴 /min 为宜。取下肢坐位输液。

6. 严密监测血压、脉搏、呼吸等生命体征，测血压以左上肢为准。

（二）急性肿瘤溶解综合征

急性肿瘤溶解综合征（acute tumor lysis syndrome，ATLS）是一种比较常见的肿瘤急症，常发生于血液系统恶性疾病、快速增殖的实体瘤如小细胞肺癌、生殖细胞肿瘤等。ATLS 的发生是肿瘤细胞短时间内大量破坏、细胞内容物释放所致，特征是三高一低：高钾、高磷、高尿酸和低钙，可导致肾损伤、心律失常、抽搐，甚至危及生命。

【定义】ATLS 分为实验室诊断指标和临床诊断指标。实验室诊断指标：化疗前 3 天至化疗后 7 天 ≥ 2 个以下表现：① UA ≥ 476μmol/L 或较基线增加 25%；② K ≥ 6.0mmol/L

或较基线增加 25%；③ P ≥ 2.1mmol/L 或较基线增加 25%；④ Ca ≤ 1.75mmol/L 或较基线减少 25%。临床诊断 ATLS 要满足实验室诊断指标，并且至少出现以下 1 条临床表现：肌酐大于等于 1.5 倍正常上限、心律失常、猝死、抽搐。

【危险因素】肿瘤溶解综合征的发生通常和以下因素有关：

1. **病理类型**　最容易合并 ATLS 的淋巴瘤为伯基特淋巴瘤，其次是淋巴母细胞淋巴瘤。

2. **肿瘤负荷**　肿瘤负荷越大发生 ATLS 的风险越大。

3. **化疗强度**　初始化疗强度越大，发生 ATLS 的风险越大。

4. **肾脏受累**　肾脏受累的淋巴瘤患儿更容易出现 ATLS。

5. **化疗同时使用增加尿酸的药物会增加 ALTS 等风险**　如乙醇、阿司匹林、咖啡因、维生素 C、顺铂、二氮嗪、氢氯噻嗪类利尿药、肾上腺素、乙胺丁醇、吡嗪酰胺、左旋多巴、甲基多巴、烟酸、吩噻嗪类药物或茶碱类药物。

【发生机制】肿瘤细胞溶解后释放 DNA、磷酸、钾和细胞因子。DNA 代谢转化为腺苷和鸟苷，两者进一步转化为黄嘌呤，经黄嘌呤氧化酶转化为尿酸，经肾排出体外。磷、钾、黄嘌呤或尿酸累积的速度超过了排出速度，导致 ATLS 的发生。

【临床表现】高尿酸血症、尿酸性肾病：患儿可出现以下症状：①肾功能不全症状：呕吐、昏迷、少尿、无尿、水肿、抽搐等；②输尿管尿酸结石症状：腹痛、血尿、尿浑浊含白色结晶等。

高钾血症：因血钾升高，患儿可出现心动过缓、心律不齐、室颤、心搏骤停等心脏传导系统受抑制的表现，部分患儿还可以出现肌肉刺痛、弛缓性麻痹。

由于血磷升高、血钙降低，患儿还可以出现口周、指尖麻或针刺感，手足抽搐，肌肉痉挛，惊厥，腹绞痛。心电图可出现 Q-T 间期延长。

【预防】对于可能发生 ATLS 的患儿，应给予适量水化碱化，并给予别嘌醇 10mg/(kg·d)，分 2~3 次口服。必要时可给予尿酸氧化酶每次 0.1~0.15mg/kg 降低化疗前尿酸水平，加盐水

50ml 静脉滴注 30 分钟入，但 G-6-PD 酶缺乏的患者禁用尿酸氧化酶。

【治疗】ATLS 属于肿瘤急症之一，预防为主，治疗并不复杂，关键在于提高对本病认识，及时、积极处理。

1. **高尿酸血症的治疗** 尽可能促进尿酸溶解、排出或中和尿酸。包括液体疗法及药物治疗，特别注意监测尿量，注意出入量平衡，监测电解质。

(1) 水化碱化、利尿：给予充分的水化、碱化，全天液量 2 500~3 000ml/m^2，其中 2/3 液量静脉输入，1/3 量口服。5% 碳酸氢钠 80~120ml/m^2，用 5% 或 10% 葡萄糖稀释 3~5 倍至 1/2 张或 1/3 张。并积极利尿，呋塞米每次 0.5~1mg/kg，Q12h。

(2) 别嘌醇：10mg/(kg·d)，分 2~3 次口服至外周血白细胞降至正常水平。

(3) 尿酸氧化酶：每次 0.1~0.2mg/kg + 生理盐水（NS）50ml，静脉注射，30 分钟。需注意：检查 G-6-PD，如果有酶缺陷，不能用尿酸氧化酶。仅给予水化（3 000~3 500ml/m^2），不含钾；禁用碱性液（防止磷酸盐结晶）；禁用别嘌醇、钙剂、磷酸肌酸保心药物（防止磷酸盐结晶）。

2. **高钾血症** 应首先停用含钾液。

(1) 静脉给予葡萄糖和胰岛素：可使 K$^+$ 由细胞外暂时回到细胞内，10% 葡萄糖溶液 5~10ml/kg，每 4~5g 糖可加入 1U 胰岛素，静脉注射 30 分钟，几小时内可使血钾降低 1~2mmol/L。

(2) 静脉注射葡萄糖酸钙：仅能对抗高钾引起的心脏毒性，静脉缓慢推注 10% 的葡萄糖酸钙溶液每次 1ml/kg，加等量 5% 或 10% 葡萄糖溶液稀释，推注时间 >30 分钟。

(3) 静脉输注碳酸氢钠：通过 H$^+$-K$^+$ 交换使细胞外液的 K$^+$ 暂时进入细胞内。剂量为 5% 的碳酸氢钠溶液 80~120ml/m^2，用 5% 或 10% 葡萄糖溶液稀释 3 倍，20~30 分钟输入，可在 1 小时左右降低血钾浓度。对于酸中毒患儿效果最好，但不宜用于血容量过多的患儿。

(4)透析:通过上述方法治疗血钾仍进行性升高应考虑透析治疗。

3. **高磷血症** 应停用磷酸肌酸钠等含磷药物,口服氢氧化铝、醋酸镁,酌情行血液透析。

4. **低钙血症** 对因此引起的手足抽搐、肌肉痉挛、惊厥等症状,可给予 10% 葡萄糖酸钙溶液每次 1~2ml/kg 缓慢静脉推注。

(张 梦)

第二节 淋巴结疾病

一、感染性淋巴结病

(一)急性淋巴结炎

急性淋巴结炎是婴幼儿时期常见的疾病,发炎的淋巴结常见于下颌下、颏下、颈部,亦可见于腋下、腹股沟、纵隔等处。大多数因邻近器官有化脓性细菌或病毒感染而引起。肿大的淋巴结有压痛,呈严格的局限性,有时可见淋巴管炎所致的线状潮红。

【病因及发病机制】急性淋巴结炎是致病菌从损伤的皮肤或黏膜侵入,或从疖、足癣等感染性病灶侵入,经组织的淋巴间隙进入淋巴管,并进一步蔓延、扩散至所属区域淋巴结所致。淋巴结肿大的部位取决于感染的位置,如:上肢、乳腺、胸壁、背部和脐以上腹壁的感染可引起腋窝部位淋巴结炎;下肢、脐以下腹壁、会阴和臀部感染时可以发生腹股沟部位淋巴结炎;头、面、口腔、颈部和肩部感染,容易引起下颌下及颈部的淋巴结炎。

急性淋巴结炎常见病因:大多为细菌感染,常见金黄色葡萄球菌和溶血性链球菌;病毒感染如风疹、麻疹、EB 病毒等;也可为真菌感染如念珠菌感染等。

【临床表现】急性淋巴结炎一般急性起病,局部有明显红、肿、热、痛等急性炎症特点,病情严重时可发展成脓肿,伴有发热、畏寒、头疼、乏力等全身感染中毒症状。疾病初期肿大的淋巴结柔软、表面光滑、无粘连、可活动,后期多个肿大的淋巴结可粘连成硬块、不易推动、疼痛减轻。

深部淋巴结急性炎症诊断比较困难。纵隔淋巴结炎:肿大的淋巴结压迫邻近器官可产生刺激性咳嗽、气急、发绀、端坐呼吸、面部水肿、吞咽困难等症状,易与肺炎或纵隔非化脓性炎症包块相混淆。颈深部化脓性淋巴结炎形成咽后壁脓肿可产生吸气性呼吸困难、发绀,锁骨上、胸骨上、肋下吸气性凹陷等类似喉梗阻表现。

急性淋巴结炎常见的并发症包括:①脓毒血症:一旦确诊本病应积极进行抗感染治疗,特别是新生儿和婴幼儿,如果处理不及时可形成脓肿,甚至感染进入血液循环导致脓毒血症;②弥散性血管内凝血:由于感染可以直接激发内源性以及外源性凝血途径,可以诱发弥散性血管内凝血,因此对于严重感染的病例,需要动态监测血小板波动以及凝血功能波动情况。

【辅助检查】

1. 血常规 +CRP 细菌感染时可见白细胞升高,中性粒细胞升高为主、核左移、胞质内可见中毒颗粒及空泡,感染指标CRP升高。病毒感染时淋巴细胞和单核细胞增多,可见异形淋巴细胞。

2. 淋巴结破溃分泌物以及脓瘘或窦道内分泌物涂片 + 细菌培养,有助于明确感染病原体。

3. 影像学检查 B 超、淋巴系统造影 X 线检查或放射性核素检查有助于淋巴结肿大的诊断和鉴别诊断。

4. 淋巴结穿刺活检或病理活检 可以协助明确病变性质,是诊断的金标准。

【诊断及鉴别诊断】根据患者临床表现、体征和辅助检查结果通常可明确诊断,尤其是存在原发感染病灶时。注意除外其他引起淋巴结肿大的疾病,必要时可行淋巴结病理活检检查帮助确诊。

主要需与引起淋巴结肿大的其他疾病相鉴别,包括:①特异性淋巴结炎:如淋巴结结核等。②恶性肿瘤淋巴结转移。③感染性疾病:病毒感染如传染性单核细胞增多症、艾滋病等;细菌感染如布鲁氏菌病等;螺旋体感染如梅毒、钩端螺旋体病等;原虫与寄生虫感染如黑热病、丝虫病等。④血液系统疾病:如急慢性白血病、霍奇金淋巴瘤、非霍奇金淋巴瘤等。⑤结缔组织疾病:如系统性红斑狼疮、干燥综合征、结节病等。

【治疗原则】急性淋巴结炎:主要是针对原发病灶的及时处理;抗生素的应用;注意休息;局部形成脓肿时应切开引流。

1. 及时治疗原发病灶。

2. 局部使用 25% 硫酸镁溶液湿热敷、神灯以及红外线局部烘烤理疗或外敷消炎药膏。

3. 形成脓肿时,及时切开引流。

4. 有全身症状者,可以根据局部伤口脓性分泌物培养检查明确病原体并完善药物敏感试验选择最有效的抗生素。

5. 对于重症病例应进行积极的补液支持治疗保持内环境稳定。

6. 对于已诱发 DIC 的应补充凝血因子,酌情进行抗凝治疗。

【预防】锻炼身体,增强免疫力。对存在原发感染性病灶者,如皮肤黏膜伤口、扁桃体炎、龋齿、足癣感染等,应及时处理原发病灶。

(二)慢性淋巴结炎

慢性淋巴结炎多继发于头、面、颈部的炎症病灶。淋巴结不同程度的肿大,散见于颈侧区或下颌下、颏下区。可略硬但表面光滑,能活动,可有轻度压痛或不适。检查时应注意寻找原发感染病灶,可按肿大淋巴结的淋巴接纳区寻找。

【病因及发病机制】感染持续存在或反复发作能引起引流区淋巴结慢性肿大。

【临床表现】

1. 慢性非特异性淋巴结炎 以颈部淋巴结肿大最多见,反复的上呼吸道感染、扁桃体炎、中耳炎、湿疹等可引起颈部、耳前、耳后淋巴结增生及纤维化而致淋巴结慢性肿大,肿大的淋巴结多为黄豆、蚕豆大小,扁圆形,中等硬度,轻压痛,活动,非进行性肿大,一般无全身症状,但可急性发作。

2. 慢性结核性淋巴结炎 早期淋巴结分散,无触痛感,可呈硬块状。如果有干酪坏死病灶发生,淋巴结在皮下破裂,彼此粘连,皮肤变薄而光亮、红肿。如果穿破皮肤可成为瘘管。腋窝淋巴结肿大常由卡介苗接种引起,肺门淋巴结肿大多由原发性肺结核引起。

全身感染性疾病如布鲁氏菌病、脓毒症和真菌感染可引起全身慢性淋巴结肿大,需与淋巴瘤、白血病等所致的淋巴结肿大相鉴别,但后者引起的淋巴结肿大互不粘连,也无疼痛或压痛。

【辅助检查】血常规可见白细胞增多。应用 B 超、X 线检查或放射性核素检查可助于淋巴结肿大的鉴别诊断。将脓瘘或窦道内分泌物作涂片或培养可协助明确病原体。

【诊断及鉴别诊断】根据患者临床表现、体征和辅助检查结果通常可明确诊断,尤其是存在原发感染病灶时。本病需要与淋巴瘤、儿童亚急性坏死性淋巴结炎、传染性单核细胞增多症等相鉴别。

【治疗原则】慢性非特异性淋巴结炎:淋巴结较小且无自觉症状者一般无需治疗;淋巴结肿大明显者,可采用手术切除。慢性淋巴结炎还应治疗原发病灶,如龋齿、扁桃体炎等。慢性结核性淋巴结炎:可采用全身抗结核治疗,同时注意营养和休息。形成寒性脓肿而未破溃者可穿刺吸脓并注入抗结核药物,已破溃形成慢性脓性窦道者,可切开刮除并用抗结核药物换药。

(张 梦)

(三)急性肠系膜淋巴结炎

小儿肠系膜淋巴结沿肠系膜动脉及其动脉弓分布,十分丰富。回肠末端和回肠部尤著,小肠内容物常因回盲瓣的作用,在回肠末端停留,故肠内细菌及病毒产物在该处吸收进入回盲部淋巴结,而引起肠系膜淋巴结炎,本病多见于 7 岁以下的小儿。病因:本病多属病毒感染,好发于冬春季节,多与上呼吸道感染有关,或继发于肠道炎症之后。

【临床表现】患者近期内曾有发热、咽痛及咳嗽等症状,或就医时正值上感期,表现为腹痛的同时有发热、头痛及咽部充血。可伴有浅表淋巴结肿大,触诊可及肿大伴有压痛的淋巴结,病愈后肿大的淋巴结可恢复正常。

典型症状为发热、腹痛、呕吐,有时伴有腹泻、便秘。腹痛常为绞痛,可发生在腹部任何部位,但因病变主要侵及末端回肠的一组淋巴结,故以右下腹痛多见;腹痛可表现为隐痛或痉挛性痛,在两次疼痛间隙患儿感觉较好,压痛部位靠近中线或偏高,无固定位置,稍有反跳痛及腹肌紧张。偶可在右下腹部扪及具有压痛的小结节样肿物,为肿大的肠系膜淋巴结。

【辅助检查】

1. **病毒感染时血常规** 外周血白细胞计数常不升高或反而降低,淋巴细胞比例相对增高。若发生化脓性肠系膜淋巴结炎伴明显全身中毒症状时,常有外周血中性粒细胞增多伴核左移。

2. **腹部 B 超、CT 等影像学检查** 显示回肠肠壁增厚,腹腔淋巴结肿大,而阑尾正常等。

【鉴别诊断】年龄较小患儿在临床上出现与阑尾炎相似的症状,但病情较轻,而无腹肌紧张者,应考虑急性肠系膜淋巴结炎。

【治疗原则】

1. **治疗策略** 本病多属病毒感染,一般可自然痊愈。大多经过禁食、静脉输液、抗生素等治疗后腹痛可明显好转,无需手术治疗。但有时很难与阑尾炎鉴别,治疗观察症状不见好转者宜手术探查。沙门氏菌感染引起胃肠道疾病以胃肠炎最多见,也有引起急性肠系膜淋巴结炎的报道。沙门氏菌感染引起的肠系膜淋巴结炎不同于病毒性淋巴结炎,好发于儿童或少年,应先行保守治疗,若形成脓肿或出血腹膜炎症状时,则行手术引流。

2. **重在预防**　肠系膜淋巴结炎多属病毒感染,常在急性上呼吸道感染病程中并发,或继发于肠道炎症之后,因此平时注意预防感冒发热和注意饮食规律及卫生。

(四)慢性肠系膜淋巴结炎

常由结核引起,多伴肠结核或结核性腹膜炎。肠系膜淋巴结结核(tuberculous mesenteric lymphadenitis)在小儿较多见,可能为肠道原发综合征的部分表现,肠原发灶可很快被吸收,但肿大且干酪样变的肠系膜淋巴结则可长期存在,也可由淋巴或血行播散而来,多与胸腔内淋巴结结核或全身粟粒样结核病同时存在。

【临床表现】常由结核引起,多伴肠结核或结核性腹膜炎。肠系膜淋巴结结核(tuberculous mesenteric lymphadenitis)在小儿较多见,可能为肠道原发综合征的部分表现,肠原发灶可很快被吸收,但肿大且干酪样变的肠系膜淋巴结则可长期存在,也可由淋巴或血行播散而来,多与胸腔内淋巴结结核或全身粟粒样结核病同时存在。可根据结核病接触史、结核菌素试验阳性、临床症状、腹部 B 超、CT 等确诊。CT 和 B 超检查可明确腹部包块在腹腔内的位置、数量、与周围脏器的关系,腹腔镜检查适用于诊断十分困难者。

【辅助检查】

1. **病毒感染时血常规**　外周血白细胞计数常不升高或反而降低,淋巴细胞比例相对增高。若发生化脓性肠系膜淋巴结炎伴明显全身中毒症状时,常有外周血中性粒细胞增多伴核左移。

2. **腹部 B 超、CT 等影像学检查**　显示回肠肠壁增厚,腹腔淋巴结肿大,而阑尾正常等。

【鉴别诊断】易被误诊为阑尾炎者最多,其次为肝炎、非特异性肠系膜淋巴结炎、包虫病、蛔虫病等。此外,偶需鉴别胃及十二指肠溃疡、胆囊炎。

【治疗原则】全身疗法的基础上进行抗结核药物治疗,经内科治疗无效而产生持久性压迫症状时,可考虑外科手术切除。

(黄 爽)

二、淋巴系统其他疾病

(一) 嗜酸性淋巴肉芽肿

嗜酸性淋巴肉芽肿即 Kimura 病(KD)是一种少见、原因不明、多累及头颈部浅表淋巴结及软组织慢性肉芽肿病变。1909年,日本学者片山最早发现此病,但因年代久远而资料不全。我国学者金显宅于 1937 年也曾有报道"嗜伊红细胞增多性淋巴母细胞瘤",后发现为非肿瘤性病变,又于 1957 年更名为"嗜酸性淋巴肉芽肿"。1948 年,日本另一学者木村(Kimura)对此病作了详细报道,引起学术界重视。该病少见,至今报道仅 300 例,本病的主要症状之一为头颈部肿块,与耳鼻咽喉科关系密切,应为广大耳鼻咽喉科医师所认识。

【发病机制】目前尚不明确,已证实与 TB、梅毒、化脓菌、霉菌、病毒无关,因病变组织内有大量嗜酸性粒细胞浸润,外周血嗜酸性粒细胞明显升高,血清 IgE 升高,且可合并肾病综合征及支气管哮喘等并发症,因此多数学者认为该病为一种免疫介导的炎性反应性疾病。杨洋等在 KD 患者的组织切片中还发现有肥大细胞增生及其脱颗粒现象,有学者用直接免疫荧光观察发现增生的小血管周围有 IgA、IgM 及补体 C3 沉积,还有学者在 KD 患者的血清中发现有白色念珠菌抗体,故推断白色念珠菌可能为致敏原。呼云之等总结了 37 例 KD 病例,发现从事工农业劳动者居多,认为与患者的工作生活环境及人卫生习惯有关,可由慢性感染所致的良性增生,沈明等报道的 7 例多为卫生欠佳而健康状况良好者。

【流行病学特点】KD 发病有明显的区域特点,绝大多数发生于东亚和东南亚,如中国、日本、新加坡、印尼等地,欧美虽有少数病例报道,但患者也多为亚裔,而我国又多见于河北、内蒙古、新疆、湖南、湖北、广东、贵州、四川、江西等地,中国香港和台湾省也有报道。KD好发于青中年男性,20~50岁者占70%以上。所报道的最小年龄为5岁,最大为80岁,男女之比为(4~7):1。

【临床表现】此病为起病缓慢、病程漫长(数年至十余年)的良性疾病。软组织多发性(很少有单发)肿块为最常见的临床表现。肿块可同时或先后出现,75%位于头颈部的颌面区,多见于耳周腮腺、下颌下及颊部等处,有的可累及唇、鼻背、鼻前庭、内眦、眶内、泪腺、颞部、枕后和悬雍垂、软腭、鼻咽等部位,身体其他部位受累的有肩背部、乳腺、胸壁、臀部、脾脏及外生殖器、正中神经等。肿块特点:边界不清,无痛,与皮肤粘连,活动度差,大小多为1~10cm,融合成团块者可超过10cm。早期质地似软橡皮,随病程延长逐渐变硬、韧。肿块增长缓慢,可多年无明显变化。淋巴结肿大也是很常见的临床表现,多见于颏下、下颌下、颈部之浅表淋巴结,也可累及腹股沟、腋下及肺门淋巴结。皮肤瘙痒及色素沉着发生率为40%~100%,多发生于肿块处的皮肤可有斑点状皮疹和渗出,严重者局部糜烂、溃破,也有全身瘙痒者。

【辅助检查】主要的实验室检查特点为:外周血象中嗜酸性粒细胞比例和计数明显升高,比例多为10%~20%,最高达69%,直接计数达9.4×10^9/L。尚有不少报道白细胞总数也升高者,宫恩甲发现以上指标与肿块的消长基本呈动态平行关系,并先于肿块复发前上升,故提出将上述指标的检测作为临床观察疗效、估计预后的客观指标。血清IgE升高,骨髓穿刺发现骨髓象中嗜酸性粒细胞也明显升高,主要为晚幼和成熟阶段。影像学检查无特异性,不易将此病与恶性肿瘤、淋巴瘤及血管瘤相鉴别。

【病理表现】肿块无被膜,与周围组织无明显界限,可向周围组织器官内浸润性生长,镜下见毛细血管大量增生,血管内皮细胞肿胀并明显增生致管壁增厚甚至管腔阻塞,血管内皮增生区内有大量的淋巴细胞和嗜酸性粒细胞浸润,淋巴滤泡形成嗜酸性粒细胞密集,形成局限性的"嗜酸性小脓肿"灶。此外尚有不同程度的组织细胞、肥大细胞、浆细胞浸润,受累的淋巴结内淋巴滤泡增生活跃,生发中心扩大,嗜酸性粒细胞浸润于皮质、髓质及被膜下,严重者淋巴结结构消失,不同程度增生的纤维结缔组织包绕分隔病变组织。

【诊断及鉴别诊断】临床上如遇头颈部无痛性肿块伴皮肤瘙痒,病程漫长,外周血象嗜酸性粒细胞及血清 IgE 升高者,应高度怀疑 KD。确诊需依赖病理活检,细针穿刺细胞学检查(FNA)结果不可靠,因此不作为诊断的常规手段,而对复发病例因可避免重复活检 FNA 有价值。本病易误诊为颈淋巴结结核、恶性淋巴瘤、纤维瘤、混合瘤等,病理可确诊。

【治疗】本病对放疗敏感,多家报道有效率为100%,是公认的首选治疗方法。杨洋等发现放疗后病灶内毛细血管内皮转化为正常,嗜酸性粒细胞消失,淋巴细胞显著减少,照射剂量一般为 20~30Gy 即可,无需照射至肿块完全消退,因放疗结束后未完全消退的病灶可继续缩小。柳文斌认为只要肿块缩小70%以上即可停照,减少不必要的照射反应。对于放疗后复发的病灶再次放疗仍有效。

用化疗治疗 KD 的报道较少,虽然口服泼尼松 30~60mg/d 使肿块明显缩小或消失,但停药后极易复发,故不宜作为唯一的治疗手段。泼尼松治疗后复发者放疗效果良好。目前泼尼松主要用于当 KD 并发肾病综合征。CTX、COFP 等化疗对 KD 无效。因肿瘤边界不清手术不易彻底切除,单发肿块可考虑采用手术切除,而对多发者可手术结合放疗,采取切大放小、先放后切的联合治疗,否则极易复发。

【预后】本病为良性病变,预后良好,但较易复发,除肾病综合征及支气管哮喘外尚未发现有其他重要脏器的并发症,至今无因 KD 而死亡的病例报道。田俊芝等认为对治疗后复发者可长期观察,不必急于放疗或手术,当肿块增长迅速或较大而影响功能时再采取治疗。周青等从 KD 患者的病理中淋巴细胞形态变化和免疫组化结果发现,本病具有从良性向恶性发展的渐进性过程,宫恩甲曾报告 2 例 KD 合并恶性淋巴瘤,其中 1 例死亡。

(二)血管免疫母细胞淋巴结病

这是一种 T 细胞反应增殖性疾病,T 细胞调节功能缺陷,使得 B 细胞非肿瘤性异常增生并转化为免疫母细胞,产生过多的免疫球蛋白,部分病例可转化为免疫母细胞型 T 细胞淋巴瘤。

【临床表现】本病中老年人多见,40 岁以上占 85%,小儿少见。病因尚未完全阐明,病毒感染、药物过敏、结缔组织病等被认为是可能的原因。临床表现为全身或局限性淋巴结肿大为本病的突出特点,可累及肺门、纵隔和腹腔淋巴结,60% 患者有轻至中度肝脾大,发热、皮疹、消瘦、贫血等亦常见。

【辅助检查】血象白细胞增高,可伴贫血、血小板减少。骨髓提示增生明显活跃,免疫母细胞增多。血沉增快,乳酸脱氢酶增高,多克隆性高免疫球蛋白血症。

【病理组织学】淋巴结病理为确诊依据,表现淋巴结正常结构破坏,生发中心淋巴滤泡缺如出现"三联症":免疫母细胞大量增生,伴浆细胞、淋巴细胞、嗜酸性粒细胞及组织细胞增生。树枝状小血管明显增生伴血管内皮肿胀。间质中嗜酸性物质沉积,PAS 及酸性黏多糖染色阳性。

【治疗原则】治疗上可应用肾上腺皮质激素或联合化疗。多数患者呈良性经过,部分患者晚期可转化为免疫母细胞淋巴瘤或外周 T 细胞淋巴瘤。

(三)亚急性坏死性淋巴结炎

本病也为组织细胞性坏死性淋巴结炎,1972 年首先由日本学者 Kikuchi 和 Fujimoto 同时做了报道,故又称 Kikuchi-Fujimoto 病或菊池病。本病原因不明,是一组炎性免疫反应性非肿瘤性淋巴结肿大性疾病。

【临床表现】本病好发于年长儿,男性较多,冬季发病较多,可能与病毒或变态反应有关。临床经过呈急性或亚急性。多数病例病前 5~7 天有咽炎、腮腺炎、咽结合膜热等症状。发病时有高热,热型不定,热程长,淋巴结肿大,以颈部为主,可累及全身浅表淋巴结及深部淋巴结,部分伴压痛或自发痛。肿大淋巴结由几个到十几个不等,质软、活动、无粘连、融合、局部皮肤潮红及灼热感。一般持续肿大 1~3 个月,部分患者肝脾轻度肿大,伴不定型皮疹、关节痛。白细胞减少,常在 $4 \times 10^9/L$ 以下。部分有贫血。重症病例骨髓象中淋巴细胞占优势,粒细胞减少或呈退行性变。淋巴结活检是诊断本病的主要依据。

【病理】淋巴结基本病理改变是淋巴细胞变性、坏死,部分细胞母细胞化、组织细胞增生,但与一般组织坏死不同,SNL 无中性粒细胞浸润。组织病理学可分为三个阶段:增殖期、坏死期和黄色瘤期,三种不同病理特征可同时出现在同一淋巴结中。包膜下皮质区有广泛凝固性坏死灶,其中心多为淋巴细胞与组织细胞呈凝固性坏死,有多量核碎片,其周围则见该类细胞增生。吞噬细胞活跃,淋巴结免疫组化显示增生的组织细胞 CD68$^+$,未见中性粒细胞浸润。

【鉴别诊断】本病常易误诊为结核病、淋巴瘤、传染性单核细胞增多症、红斑狼疮、伤寒等。

【治疗原则】本病为自限性疾病,病程较长,约 1~3 个月,预后多良好,但有复发,也有报道极少数患儿有死于灶性心肌坏死、肺出血。对抗生素治疗无效,主要依靠肾上腺糖皮质激素治疗,但病因不明时不宜常规使用,重危病例可短期应用。

(四)自身免疫性淋巴细胞增生综合征

本病是一种 *Fas* 基因介导的凋亡受损导致淋巴细胞增殖的遗传性疾病,约 70% 患者存在明确的遗传学突变。由于 *CD95/Fas* 基因 APT1 突变,使得大量活化的淋巴细胞凋亡障碍,出现慢性淋巴细胞增殖、自身免疫反应和致瘤倾向。

【临床表现】本病多于儿童期起病,中位起病年龄 1.8 岁,临床表现:①淋巴细胞增生性表现,100% 患者有程度不一的脾大,74% 患儿因脾功能亢进或脾破裂而行脾切除术。67% 有轻至中度肝大,约 97% 的患儿全身性浅表淋巴结肿大。②自身免疫反应:Coombs 阳性溶血性贫血最为常见(75%),免疫性血小板减少症次之(54%),自身免疫性中性粒细胞减少症发生率为46%。其他有肾小球肾炎、多发性神经根炎和皮肤损害(包括荨麻疹和非特异性皮肤血管炎)。③发生恶性肿瘤者包括淋巴瘤、肝细胞癌、甲状腺和乳腺多发性腺癌等。

【诊断依据】本病主要诊断依据:①慢性、非恶性、非感染性淋巴结肿大、脾大;②在细胞计数正常或淋巴细胞增高的外周血中,$CD3^+TCR\alpha\beta^+CD4^-CD8^-$ 细胞在总淋巴细胞中 ≥ 1.5%,在 $CD3^+$ 淋巴细胞中 ≥ 2.5%。辅助诊断依据:①应用两个不同方法检测到淋巴细胞凋亡异常;② FAS/FASLG 或 CAPS10 的体细胞或种系病理突变。

【治疗原则】淋巴结肿大随年龄可逐渐缩小,但易于发生自身免疫性疾病。由于脾功能亢进、严重的溶血性贫血和顽固性血小板减少症而需要进行脾切除。但脾切除后的细菌性败血症是致死的原因。大剂量糖皮质激素能使淋巴结肿大缓解,但停药后又复肿大。发现自身免疫性疾病,应即刻使用糖皮质激素、细胞毒性药物,必要时还可给予丙种球蛋白联合使用,个别非常严重的病例(为 Fas 完全缺陷)可先使用抗胸腺细胞球蛋白治疗再给予化疗。去除 T 细胞的同种异体半相合骨髓移植已获成功。约 1~3 个月,预后多良好,但有复发,也有报道极少数患儿有死于灶性心肌坏死、肺出血。对抗生素治疗无效,主要依靠肾上腺糖皮质激素治疗,但病因不明时不宜常规使用,重危病例可短期应用。

(五)窦性组织细胞增生症

本病特点是发热、白细胞增多、颈淋巴结肿大。病理所见为淋巴结包膜下及髓窦组织细胞增生。可有暂时性免疫功能低下。光镜下似 LCH,但电镜下不见 Birbeck 颗粒,CD1a 阴性。病程中多不侵犯骨骼或肝、脾、肺、皮肤等组织,而只局限于淋巴结。本症非恶性肿瘤,预后较好,仅须对症治疗。有严重淋巴结破坏的可采用化疗多取得较好疗效。

【发病机制】本病多有人认为由于免疫球蛋白受血细胞调理素作用,产生的自身抗体抵抗细胞表面的特异性受体,促使单核巨噬细胞系统的非特异巨噬细胞活性增强而发病。也有可能由于淋巴细胞和窦组织细胞之间的相互生物学作用,促使免疫信息转化而致病。

【病理变化】淋巴结:边缘窦呈纤维化。淋巴窦明显扩大,窦内多种类型炎症细胞弥漫浸润,尤以窦组织细胞最突出。这种细胞较大,核空,胞质丰富,呈淡嗜酸性,胞质中含有吞噬的淋巴细胞和其他炎症细胞。有的组织细胞胞质呈泡沫状,含有中性脂质,也有的可多核或出现不典型核,甚至出现霍奇金病中的 R-S 细胞。窦之间的髓索充满成熟的浆细胞,有的胞质中含Russell 小体。皮肤:在小的丘疹性皮疹的组织中,紧贴表皮基底细胞层的真皮上部可见灶性炎症细胞浸润。在大的结节皮损,浸润可累及整个真皮和皮下浅部,浸润细胞主要为核空、胞质淡嗜酸性的单个核的组织细胞,有时也可见双核或多核组织细胞。有的似上皮样细胞,有的胞质呈泡沫状,偶见 Touton 巨细胞。约 1/2 病例见吞噬淋巴细胞现象。

【临床表现】本病为良性自限性疾病。任何年龄均可发病,但常见于儿童和青年。男女发病无差异。典型临床表现为颈部巨大淋巴结病,常双侧性,无痛,伴发热。白细胞总数增高,中性粒细胞也增高,血沉增快,高 γ- 球蛋白血症。淋巴结病也可在其他区域见到,如纵隔、腋窝和腹股沟等。此外,可有扁桃体炎、眼眶肿块、中耳炎、结膜炎、眼睑肿胀、鼻腔阻塞、骨骼受侵、睾丸肿大、腿部蜂窝织炎和皮损。约有 10% 的病例有皮损、丘疹或结节,结节直径可大至 4cm,好发于面、躯干和上下肢。有时可伴黄瘤皮疹或红皮病。本病病程良性,即使有些病例疾病可持续多年,但都有自行恢复倾向。X 线检查可有肺部淋巴结肿大,也可见灶性实质变化。

【治疗原则】本病的治疗:各种抗生素、抗结核药物对本病均无效。皮质类固醇能使体温下降,但对淋巴结病无效。放疗可使淋巴结稍缩小。各种抗肿瘤药对本病也均无效。由于本病有自限性,预后较好,若诊断明确可不必治疗。

(六) Castleman 病

本病亦称巨大淋巴结增生症,是一种少见的单个或全身性淋巴组织非肿瘤性增生性疾病。它是由于产生细胞因子的一种特定的 B 细胞高增殖所致。病因未明,可能和感染及炎症有关,免疫调节异常可能是本病的始发因素,如典型的免疫缺陷疾患——艾滋病,可同时发生本病和卡波西(Kaposi)肉瘤。部分病例证实伴 HHV-8 感染,HHV-8 刺激 B 淋巴细胞大量分泌 IL-6,而致淋巴结肿大和 B 症状。

本病病理类型分为透明血管型、浆细胞型和混合型。

【临床表现】本病临床上分为两型:①局灶型:青年人多见,发病的中位年龄为 20 岁。90% 为透明血管型。患者呈单个淋巴结无痛性肿大,生长缓慢形成巨大肿块直径自数厘米至 20cm 左右,可发生于任何部位的淋巴组织,但以纵隔淋巴结最为多见,其次为颈、腋及腹部淋巴结。大部分无全身症状,肿块切除后可长期存活,即呈良性病程。10% 病理为浆细胞型,腹腔淋巴结受累多见,常伴全身症状如长期低热或高热乏力、消瘦贫血等,手术切除后症状可全部消退,且不复发。②多中心型:较局灶型少见,中位年龄为 57 岁。有多部位淋巴结肿大,易波及浅表淋巴结。伴全身症状(如发热)及肝脾大,常有多系统受累的表现如肾病综合征、淀粉样变、周围神经病、血栓性血小板减少性紫癜及口腔、角膜炎性反应,20%~30% 的患者在病程中可并发卡波西肉瘤或 B 细胞淋巴瘤。临床常呈侵袭性病程,易伴发感染。约 50% 患者为 HHV-8 感染所致,其中浆细胞型 HHV-8 多为阳性,透明血管型往往阴性。

【诊断依据】本病主要诊断依据:病史、查体、病理检查。

【治疗原则】如病变仅侵及少数几个部位者,也可手术切除,术后加用化疗或放疗。病变广泛者只能选择化疗,目前尚无统一标准方案,常选用治疗恶性淋巴瘤的化疗方案,或联合 IL-6 抗体治疗。大多仅能获部分缓解,自体造血干细胞移植也是一种治疗选择。

（黄　爽）

参考文献

1. Anas Younesa, Stephen M. Ansellb. Novel agents in the treatment of Hodgkin lymphoma: Biological basis and clinical results. Semin Hematol, 2016, 53 (3): 186-189.

2. Manli Jianga, N Nora Bennanib, Andrew L Feldmanaa. Lymphoma classification update: T-cell lymphomas, Hodgkin lymphomas, and histiocytic/dendritic cell neoplasms. Expert Rev Hematol, 2017, 10 (3): 239-249.

3. Sergio Cortelazzo, Andrés Ferreri, Dieter Hoelzer, et al. Lymphoblastic lymphoma. Critical Reviews in Oncology/Hematology, 2017, 113: 304-317.

4. Birgit B, Michelle LH. Lymphoblastic Lymphoma in Childhood and Adolescence: review of current challenges and future opportunities. British Journal of Haematology, 2019: 1-13.

5. Schuster SJ, Svoboda J, Jakub S, et al. Chimeric Antigen receptor T cell in refractory B cell lymphomas, N Engl J Med, 2017, 377 (26): 2545-2554.

6. Turner SD, Lamant L, Kenner L, et al. Anaplastic large cell lymphoma in paediatric and young adult patients. Br J Haematol, 2016, 173 (4): 560-572.

第六章

实体肿瘤

第一节　儿童实体肿瘤的综合诊治

儿童恶性实体肿瘤简称实体瘤(solid tumors),是指除了白血病和淋巴瘤以外的所有恶性肿瘤,主要包括母细胞瘤类,例如神经母细胞瘤、视网膜母细胞瘤和肾母细胞瘤,以及肉瘤类,例如横纹肌肉瘤、尤因肉瘤等。儿童肿瘤发病与年龄有密切关系,多见于出生后 5 年内。小婴儿以神经母细胞瘤为多,1 岁以后以肾母细胞瘤和肉瘤为主,骨肿瘤及卵巢肿瘤多见于青春期前后,颅内肿瘤在婴幼儿发病率较低。这些实体瘤多数具有恶性程度高、发病隐匿、局部浸润和全身转移发生早的特点。需要肿瘤内科、外科、放疗科以及影像科、病理科等多学科的联合规范化诊治。

【临床表现】实体肿瘤主要表现局部包块,并可出现局部压迫、疼痛、功能障碍等症状。中枢肿瘤可表现为颅压增高、脑积水、癫痫等症状。转移性病例,可出现骨痛、贫血、出血以及发热、体重减轻等全身症状。由于肿瘤分泌不同物质,患儿可出现分泌性腹泻、高血压、多汗、性早熟、生长发育障碍等相应症状。

【辅助检查】

1. **血液、细胞学和生物化学常规检查**　包括血、尿、便常规,电解质、肝肾功能、血清钙磷、尿酸等。脑脊液检查为中枢肿瘤治疗前的常规检查。

2. **肿瘤特殊标志物检查** 恶性生殖细胞瘤约半数可出现甲胎蛋白（α-fetoprotein,AFP）增高；儿童神经母细胞瘤尿内儿茶酚胺代谢产物香草杏仁酸（vanillylmandelic acid,VMA）、高香草酸（vanillic acid,HVA）增高。其他还包括血清乳酸脱氢酶（lactatedehydrogenase,LDH）、神经元特异性烯醇化酶（neuron-specific enolase,NSE）等。

3. **骨髓常规和活检** 实体瘤可出现骨髓转移,检查骨髓常规、活检病理,包括形态学和免疫组化。例如神经母细胞瘤骨髓侵犯,骨髓涂片可见菊花团样肿瘤细胞,最好选择瘤灶邻近的部位进行穿刺(如腹腔瘤灶选择髂后)。

4. **影像学检查**

(1) B 超:作为腹腔内、腹膜后以及浅表淋巴结病变检查手段,以及作为肿瘤治疗前后的随诊监测。

(2) CT 和 MRI:应用普遍,用于颅内、胸腹腔、腹膜后、泌尿系等肿瘤诊断。增强 CT 或 MRI,可确定肿瘤大小位置、周围组织受累程度,与大血管、周围脏器关系以及肿瘤转移的情况。

(3) PET-CT:可以一目了然地显示全身各部位的生物化学分布情况,具有灵敏、准确、特异及定位精确等特点。

(4) 骨扫描:是一种全身性骨骼的核医学影像检查,骨放射性吸收异常是骨代谢异常的反映,骨扫描比 X 线检查发现的病灶可早 3~6 个月。

(5) 放射性核素扫描:放射性碘标记的间碘苄胍(MIBG)被应用于嗜铬细胞瘤和神经母细胞瘤的研究,不但用于这类肿瘤的显像诊断,还可应用大剂量 ^{131}I-MIBG 进行有效治疗。

【**病理组织检查**】活体组织检查肿瘤的病理,对于鉴别肿瘤是良性或恶性,确定肿瘤的组织学类型、分化程度以及扩散范围,从而制订合理治疗方案、推测预后。小儿肿瘤的组织学形态多有重叠,部分肿瘤临床病理诊断困难,常规病理组织学检查、特殊染色、免疫组化染色和分子病理检测等多种方法综合,是小儿肿瘤精准诊断的主要常用手段。

【临床分期】

1. **TNM 临床分期**　是国际抗癌联盟根据肿瘤的解剖学部位、是否存在区域淋巴结转移和远处转移的一个分期系统,是基于影像学异常的分期。T、N、M 分别代表原发肿瘤、区域淋巴结和远处转移。T 一般分 T_1~T_4,N 一般分 N_1~N_3,M 一般分 M_0 和 M_1。

2. **恶性肿瘤的术后临床分期**　一般分四期,见表 6-1。

表6-1	儿童实体瘤临床分期(根据术后 - 病理分期)
分期	临床特征
Ⅰ	局限性病变,肿瘤完全切除,且病理证实已完全切除,无区域淋巴结转移
Ⅱ	肉眼所见肿瘤完全切除,肿瘤已有局部浸润或区域淋巴结转移
Ⅲ	肿瘤未完全切除或仅活检取样,肉眼有残留肿瘤
Ⅳ	有远处转移,肺、肝、骨、骨髓、脑、远处肌肉或淋巴结转移

【诊治模式】为提高儿童实体肿瘤的治愈率,需要肿瘤内科、外科、放疗科、移植科以及影像科、病理科等多学科的参与,联合化疗、放疗、手术切除的综合治疗方案,实现多学科联合诊治模式下的规范化诊治。

1. **手术治疗**　是儿童实体肿瘤综合治疗的重要手段之一。一般来说,儿童实体肿瘤在手术完全切除的基础上,加用连续全身化疗效果最好。对于巨大、侵犯周围组织器官或包绕大血管而不能一次性手术切除干净的肿瘤,应暂缓手术,给予 2~3 个月的术前化疗。术前化疗可使肿瘤的体积减小、血供障碍、包膜增厚,还可使肿瘤与正常组织界限变得清楚,降低肿瘤破裂转移的概率,利于手术完整切除。

2. **放射治疗**　是小儿实体肿瘤综合治疗的常用手段之一,多种儿童实体瘤均对放疗敏感,包括神经母细胞瘤、肾母细胞瘤、尤因肉瘤、横纹肌肉瘤及部分中枢肿瘤等。放疗一般用于术后治疗。

放疗存在明确的近期和远期不良反应,并可影响长期生存者的生活质量,尤其影响骨骼生长、性腺功能和认知发育等。因此,并非每个对放疗敏感的肿瘤患儿均能接受放疗,放疗只有在明确能改善其预后或利大于弊的条件下才能采用。

3. 化疗 大多恶性实体瘤对化疗敏感,因此化疗是儿童实体瘤综合治疗的重要手段。术前化疗可使巨大肿瘤缩小后便于手术切除;术后化疗可显著提高治愈率。但由于化学药物毒性大,副作用多,未确诊为恶性肿瘤的不宜应用化疗;凡有手术指征的,也不应单纯用化疗。化疗原则为遵循个体化化疗、联合用药。

【疗效评估标准】国际儿童实体瘤的疗效标准(Response Evaluation Criteria In Solid Tumours,RECIST)分为完全反应、部分反应、疾病进展和疾病稳定 4 个等级:

(1)完全反应(complete response,CR):肿物消失(包括临床及影像学),肿瘤标志物转阴。

(2)部分反应(partial response,PR):肿物大小较化疗前减小30% 以上。

(3)疾病进展(progressive disease,PD):肿物大小较化疗前增加 20% 以上,出现一个或多个新发病变。

(4)疾病稳定(stable disease,SD):肿物大小改变界于 PR 或PD 之间。

【治疗的近远期毒副作用】化疗药物毒性主要表现在血液、心、肺、肝、肾和脑等,联合用药时,应注意加强对肿瘤细胞的杀伤力而不增加药物的毒性作用。1 岁以下婴儿化疗药物剂量,应适当减至常用量的 1/2~2/3。有的药物还有特异性副作用,如环磷酰胺可引起出血性膀胱炎,长春新碱可引起肠麻痹和便秘,阿霉素可引起心脏损害,均须注意检测和预防。

大剂量化疗和放疗是造成远期毒副作用发生的主要原因。

儿童处于生长发育期,可能出现化疗药物及放疗对机体器官的损伤,造成生长发育障碍及远期的脏器功能不良。例如颅脑放疗、全身放疗、幕上肿瘤放射剂量 >24Gy 等是感知神经障碍的功能缺陷的高危因素;放疗影响到眼、颈部、眼眶可造成视力障碍、泪管萎缩、视网膜病变和青光眼;放疗、化疗可造成肺纤维化、间质型肺炎等慢性严重性肺病变等。

【急症及并发症】常见肿瘤急症主要为肿瘤压迫、肿瘤破裂和肿瘤溶解所致的电解质功能紊乱、DIC 等。呼吸道梗阻的主要原因是气道受压和纵隔侵犯;实体瘤患儿的强化疗,尤其第一疗程,大量肿瘤细胞坏死、溶解,引起高尿酸血症,高磷酸血症的低钙血症,尿酸结晶堵塞肾小管导致急性肾衰竭;另外,很多实体瘤原发于腹腔内,以消化道症状和急腹症表现为主,常出现消化道出血、肠梗阻、套叠或肠穿孔。治疗措施为对症和外科急诊手术。

(苏 雁 马晓莉)

第二节 神经母细胞瘤

神经母细胞瘤(neuroblastoma,NB)是婴幼儿最常见的颅外实体瘤,约占儿童恶性肿瘤的 10%~12%,小于 5 岁的患儿占 90%。大多数 NB 具有起病隐匿、恶性度高,很容易发生骨髓和骨骼等远处转移,俗称为"儿童癌症之王"。NB 好发部位依次为腹膜后肾上腺区、后纵隔、颈部、盆腔、骶前等(图 6-1),肿瘤钙化并包绕血管浸润性生长是典型的影像学依据。

多种基因的变异与 NB 发病或预后有关,包括 *NMYC* 基因扩增、*ALK* 基因突变、1p 染色体缺失等。NB 的预后也与年龄、肿瘤分期和病理类型等因素密切相关。发生远处转移的高危型 NB 治疗难度大,预后很差,目前采用的治疗方案包括强烈诱导化疗、手术切除 / 局部放射治疗原发肿瘤灶、自体外周血造血干细胞移植和 13- 顺式维甲酸维持治疗的综合治疗手段,但 5 年生存率不足 50%。近年来，针对高危复发 / 难治性 NB，正在进行 GD2 抗体等靶向治疗、非清髓性异基因骨髓移植等临床试验，有望应用于临床，以进一步提高生存率。

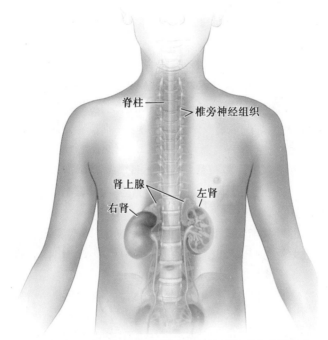

图 6-1　神经母细胞瘤好发于肾上腺和从颈部到盆腔脊柱旁交感神经分布的区域（图源于美国国立卫生研究院）

【诊断依据】

1. **症状和体征**

（1）肿瘤的一般症状：不规则发热、乏力、贫血、骨痛、头痛、恶心、呕吐、腹泻等。

（2）儿茶酚胺代谢率增高的症状：发作性多汗、兴奋、心悸、面部潮红、苍白、头痛、高血压、脉速及腹泻等。

（3）肿瘤压迫、浸润或转移瘤的症状：眼、颈、胸部、后纵隔、脊柱、腹部、骨骼、骨髓及淋巴结、肌肉等其他转移瘤灶。常见的转移部位为骨髓、骨骼、肝、皮肤和淋巴结。少见的转移部位为脊柱、心脏和肺。

(4)其他症状:有些肿瘤分泌血管活性肠肽(vasoactive intestinal peptide,VIP)而出现顽固腹泻,有些病例合并眼震颤-手舞蹈综合征,可能与锥体外系有交叉抗原导致免疫损伤所致。

2. 肿瘤的生物标志和骨髓检查

(1)尿 3-甲基-4-羟基杏仁酸(VMA,正常值为 3.4~51.4)。

(2)血清神经特异性烯醇化酶(NSE,正常值 <25ng/ml)明显高于正常;血清乳酸脱氢酶(LDH)是一种非特异肿瘤标志物,对预后有判断价值。

(3)晚期 NB 骨髓转移率高,血常规多提示有贫血,骨髓常规和骨髓活检有利于诊断,肿瘤细胞呈菊花团样分布。

3. 影像学检查

(1)超声及增强 CT:混合性组织的密度即有实质及囊性成分,囊性是由于出血或组织坏死。80% 患者 CT 扫描上找到钙化灶。

(2)MRI:可检出脊髓及椎管内外肿瘤侵犯情况。骨转移常见于颅顶而少见于颅底;股骨下端及肱骨上端的近骺端亦易受累,呈溶骨性变化,并可见骨膜增生及病理性骨折。

(3)骨扫描:可检出骨转移灶的范围,PET-CT 可发现全身转移灶,是协助诊断和分期的主要依据。

【诊断标准】

1. 病理诊断 肿块病理或活检为 NB,病理诊断为诊断 NB 的金标准。

2. 临床诊断

(1)影像学检查:NB 好发部位、肿瘤钙化并包绕血管浸润性生长是典型影像学依据。

(2)骨髓涂片或活检见典型 NB 细胞。

(3)尿 VMA 明显高于正常。

(4)在(1)、(2)、(3)三项中,具备(1)+(2)或(1)+(3)即可临床诊断。

【病理组织学类型】

1. **基本组织学类型** 包括神经母细胞瘤(neuroblastoma,NB)、节细胞性神经母细胞瘤(ganglioneuroblastoma,GNB)、神经节细胞瘤(ganglioneuroma,GN)三个基本组织学类型,与交感神经系统的正常分化模型相一致,具有独特和难以预测的临床行为及生物学特性,表现为退化、自然消退、分化成熟以及侵袭进展等。

2. Shimada 分类 新修订的国际神经母细胞瘤病理学分类(Shimada system)中,以 Shimada 分类为框架将神经母细胞瘤分为 4 个组织病理类型,即 NB(Schwannian 少基质型);GNB 混合型(Schwannian 基质丰富型);GN(Schwannian 基质占优势型)成熟型;GNB 结节型(包括少基质型和基质丰富型)。前三型代表了神经母细胞瘤的成熟过程,最后一型为多克隆型。

3. **预后分级** NB 根据细胞分化分为 3 级,包括未分化、分化不良、分化型;细胞的有丝分裂指数(MKI)也分为低、中、高 3 级。Shimada 分类综合肿瘤细胞的分化程度、MKI 和年龄,进一步将 NB 分为具有预后判断意义的预后良好组(FH)和预后不良组(UFH)。

FH 包括:NB,MKI 为低中级,年龄 <1.5 岁;NB,MKI 为低级,年龄 1.5~5 岁;GNB 混合型;GN。UFH 包括:NB,MKI 为高级;NB,MKI 为中级,年龄 1.5~5 岁;未分化或分化不良型 NB,年龄 1.5~5 岁;所有 >5 岁的 NB;GNB 结节型。

【鉴别诊断】

1. **肿瘤性疾病**

(1)腹部肿瘤:如肾母细胞瘤、肝母细胞瘤、畸胎瘤、生殖细胞瘤等,均可以腹部肿块、腹腔局部压迫为主要症状,甚至可出现急腹症、腹部瘤灶破裂等危重表现。可根据患儿的发病年龄、其他临床症状,完善肿瘤标志物如血清甲胎蛋白(alpha-fetal protein,AFP)、人绒毛膜促性腺激素(hCG)等鉴别,必要时完善肿瘤活检进一步明确诊断。

(2)纵隔肿瘤:如淋巴瘤、生殖细胞肿瘤等,当出现纵隔占位时,均可出现上腔静脉阻塞综合征、霍纳综合征、气道梗阻等表现,可根据患儿发病年龄、发生在纵隔的部位、病情进展过程、肿瘤转移情况、骨髓穿刺及骨髓活检结果、肿瘤标志物、PET-CT结果等鉴别,必要时可完善病理活检进一步明确诊断。

2. **非肿瘤性疾病**

(1)感染性疾病:如腹腔脏器感染、消化道感染、骨髓炎等,均可出现发热、腹痛、骨痛等症状,甚至出现急腹症等表现,根据患儿起病情况结合病原学检查及寻找感染灶,不难鉴别。但一部分 NB 患儿入院时多合并有严重感染,故抗感染治疗同时,需注意患儿症状、体征转归情况,必要时需完善进一步检查明确诊断。

(2)免疫性疾病:如类风湿性关节炎(全身型)等,均可以发热为主要表现,并伴有自身免疫功能异常,需注意鉴别。但上述患儿自身抗体阳性,且无局部肿瘤占位引起的症状。

3. **副肿瘤综合征** 如眼阵挛 - 肌阵挛综合征、顽固性腹泻等,可能会是 NB 患儿起病的首发症状,当出现上述表现时,需注意完善相关检查,寻找局部占位病灶,必要时行病理活检进一步明确诊断。

【治疗原则】手术、放疗和化疗在内的综合治疗手段,并根据年龄、病理分型、肿瘤分期和 *MYCN* 基因状态等进行危险度分组的分层治疗原则。

1. **手术治疗** 肿瘤完整切除是最好的治疗方法。如果不能完整切除或晚期的患儿需先接受化疗,待转移瘤灶清除后,2~3 个月后将原发肿瘤切除。如有区域淋巴结转移,也应一并切除。如肿瘤来自肾上腺,则常常侵犯肾脏血管严重,根据危险分组等综合考虑,一般尽量避免切除肾脏。

2. **放射治疗** NB 对放疗敏感,对于高危组病例,即使切除了肿瘤,原发灶区域也建议放疗。原发肿瘤外 3cm;长骨外 2cm;脊柱上下 2cm。紧急放射治疗仅在具有威胁生命和器官的症状并且对化疗没有快速效果的情况下进行。再如出现脊髓压迫症状者,如在对化疗无效或者手术无法改善症状的情况下,也可以进行放疗。晚期肿瘤患儿或骨骼已经受到癌细胞破坏的儿童,局部放疗暂时控制肿瘤可减轻疼痛。中危组患者肿瘤未完全切除或有淋巴结浸润者或预后不良病理类型者也应考虑局部术后放疗。低危组患者不做放疗。

3. **化疗** 根据危险度分组,选择不同的化疗强度和疗程。中低危患者总治疗时间 3~9 个月,高危组治疗时间约 1~1.5 年。常用的有效化疗药物包括环磷酰胺(cyclophosphamide,CTX)、阿霉素(adriamycin,ADR)、长春新碱(vincristine,VCR)、顺铂(cisplatin,DDP)、依托泊苷(etoposide,VP-16)等。

【诊治要求】

1. **关于病史和查体** 详细询问病史:外地就医的诊治过程及转归。入院查体的基本测量中,注意血压和心率,专科查体中注意面色、双眼活动度、局部瘀青、包块大小、肢体活动度等。

2. **关于病理** 若有病理会诊,可加做 *MYCN* 基因检测;若无病理,则按照诊断标准要求,明确临床诊断。同时做 AFP、hCG 与肝母细胞瘤、恶性生殖细胞瘤等鉴别。

3. **治疗前分期分组相关检查** 原发部位增强 CT、B 超及容易转移部位 B 超、头颅 MRI。怀疑为晚期的患者,年龄 >6 个月者应做骨扫描。骨髓常规或高度怀疑骨髓转移者需做骨髓活检。存在骨髓转移患者送检骨髓 *MYCN* 基因检查。

4. **脏器功能评估和肿瘤标志物检查** 心电图、心脏彩超、肝肾功能、听力、血常规、尿常规、便常规、免疫功能。血清 NSE、铁蛋白、LDH、尿 VMA 等肿瘤标志物检查。

5. **病情告知** 在患儿明确诊断、临床分期和分组,制订治疗方案后,由上级医师向家长详细告知病情及预后,签署知情同意书。

6. 高危患者第一次化疗时的注意事项 大多数患者发热,且 CRP 偏高,需要注意肿瘤因素和感染因素的鉴别;化疗前血红蛋白需 >90g/L;纠正凝血异常;密切监测血生化、凝血象、血常规,积极对症;严格保持安静,避免瘤灶破裂。

7. 疗效评估和随访

(1)强化疗期间:间隔 2~4 疗程复查,受累部位增强 CT 和 MRI、尿 VMA、血清 NSE 和 LDH。有骨髓侵犯者,化疗间隔 2 疗程复查骨髓常规和骨髓 MRD;化疗间隔 4 疗程加做头颅 MRI。

(2)维持治疗和随访:维持治疗前 MIBG、免疫功能检查,之后每 6 个月复查 1 次。维持期间间隔 2~3 个月复查内容同强化疗期间。

（黄 程 马晓莉）

第三节 视网膜母细胞瘤

视网膜母细胞瘤(retinoblastoma,RB)是一种发生在儿童眼部的恶性肿瘤,确切病因不明,6% 为常染色体显性遗传,94% 为散发病例,其中 25% 为遗传突变,余为体细胞突变,亦有人认为与病毒感染因素有关,其发生与 *RB* 等位基因的缺失和失活具有直接联系。

【诊断依据】

1. 症状及体征 白瞳症、斜视、视力显著下降等是 RB 最常见的临床表现,其中白瞳症是肿瘤局限在眼内期时最先表现出来的症状,白色的肿瘤反光导致瞳孔呈现白色而得名。可疑颅内转移患儿注意神经系统症状及体征。

2. 影像学检查 眼眶 MRI 及 CT,头颅 MRI 评估视网膜、视神经及颅内情况;镇静或麻醉下检查(examination under anesthesia,EUA),包括裂隙灯下检查前端,用 Perkin 眼压计测眼压,眼底检测并作图,进行国际眼内视网膜母细胞瘤分期(international intraocular retinoblastoma classification,IIRC)分期,用 RetCam 或眼底照相。

3. **实验室检查** 可疑颅内转移需行脑脊液检查,可疑骨髓转移需行骨髓穿刺检查,全身播散转移患儿酌情行相关检查评估。

【临床分期及危险度分组】依据 RB 是否局限在眼内可分为眼内期、青光眼期、眼外期以及全身转移期 4 个时期。依据 IIRC 分期(表 6-2),眼内期 RB 由轻到重共分为 A、B、C、D 和 E 5 期,其中前 3 期治愈率很高,风险略低;而 D、E 期属的晚期。用于预测化学治疗联合局部治疗的效果和评估疾病预后。2016 年美国癌症联合委员会(American Joint Committee on Cancer,AJCC)发布了第 8 版 TNM 分期,引入 H 分期,即遗传特性分期,用以记录 *RB1* 基因的体细胞突变情况和 RB 家族史等因素。

表6-2	视网膜母细胞瘤的国际分类系统(IIRC)
IIRC 分期	**定义**
Group A	• 远离黄斑中心凹和视乳头的小视网膜内肿瘤 • 所有肿瘤的最长径 ≤ 3mm,限制于视网膜内 • 所有肿瘤距黄斑中心凹的距离 ≥ 3mm,距视乳头的距离 ≥ 1.5mm
Group B	• 所有限制于视网膜内残留的孤立的肿瘤 • 限制于视网膜内非 A 组的其他肿瘤 • <3mm 的肿瘤伴随的视网膜下积液不伴有视网膜下种植
Group C	• 伴有局限的视网膜下积液或玻璃体种植 • 孤立的肿瘤 • 有或既往曾有视网膜下积液,种植 <1/4 视网膜 • 局部微小的晶状体种植可接近孤立肿瘤 • 来自肿瘤的局部视网膜下种植 <3mm(2DD)

续表

IIRC 分期	定义
Group D	• 肿瘤位于眼内,伴有广泛的玻璃体及视网膜下种植 • 巨大或弥漫的肿瘤 • 有或既往曾有视网膜下积液不伴有种植,可致全视网膜脱离 • 弥漫或巨大玻璃体内种植,可包括细小"脂样"玻璃体内种植或无血管的巨大瘤块 • 弥漫的视网膜下种植可包括结节样瘤体种植
Group E	• 存在至少 1 个预后不良因素 • 肿瘤触及角膜 • 肿瘤前端至晶状体前表面可累及睫状体或前段 • 弥漫浸润的视网膜母细胞瘤 • 新生血管性青光眼 • 出血机化 • 伴有无菌性眼眶蜂窝织炎的肿瘤坏死 • 眼球痨

【治疗】治疗视网膜母细胞瘤的目的是挽救生命和保存视力,依据病人的具体情况、医院的设备、医生的技术经验等,采取个体化的治疗。原则上有转移风险的,选择摘除眼球。因此需要个体化对症治疗。需考虑的因素包括单侧或双侧疾病、保留视力的可能性及眼内和眼外的分期情况。

眼内期 RB 的一般治疗原则:A、B 期患者,行局部治疗(激光或冷冻治疗);C 期、D 期患者行化学治疗联合局部治疗,再用局部治疗控制残留病灶;对 E 期无临床高危因素患者是保眼还是摘除眼球,临床仍然存在争议,在密切观察治疗反应的前提下,可以先采用化学治疗联合局部治疗保眼,一旦发现治疗效果不佳,尽快摘除眼球;E 期伴有临床高危因素患者,行眼球摘除术。

(1)眼内期 RB 采用化学减容治疗的目的是缩小肿瘤以便于应用局部治疗。摘除眼球后患者伴有病理高危因素需给予辅

助化疗。标准的化疗方案包括长春新碱、足叶乙苷和卡铂(VEC方案)

(2)动脉内灌注化疗治疗:经股动脉,超选择性介入动脉内灌注化疗治疗。临床证实疗效显著的药物主要有:左旋苯丙氨酸氮芥、卡铂、拓扑替康。可根据具体情况选择1~3种药物,使用1次化疗后1个月复查化疗效果,重复进行动脉化疗2~6次,间隔3~4周。

(3)玻璃体内化疗:为了更好地控制玻璃体腔内种植的视网膜母细胞瘤患者病情,应在玻璃体腔内注射美法仑。

1. **放射治疗** 外放射技术适用于整个眼球受累的患者及保留眼球或治疗眼眶外、中枢神经系统及其他部位转移性病变。目前常用三维适形和调强放疗技术,剂量:35~45Gy。

2. **眼球摘除术** 眼球摘除术的指征为:肿瘤较大,充满整个玻璃体;或肿瘤侵及前房或者出现新生血管性青光眼,视力保存的可能性极小,影像上肿瘤可疑向视神经蔓延,但范围尚在球后视神经近端的患眼。摘除眼球时应同时剪除一段视神经(10~15mm)。术后根据病理选择是否进行预防性化疗。

【疗效评估及随访】

1. 开始化疗后每3~4周行EUA检查,测量每个肿瘤的宽度和厚度,同时应注意玻璃体种植、视网膜下种植或视网膜下积液。

2. EUA第1年每1~2个月,第2年每2~3个月1次,双侧RB患儿,每年1次MRI。

【诊治要求】

1. **关于病史和查体** 详细询问病史:外地就医的诊治过程及转归。入院查体注意基本测量,专科查体中注意眼部查体情况,颅内转移患儿注意神经系统症状等。

2. **治疗前分期分组相关检查** 眼部CT、B超,容易转移部位B超、头颅MRI。怀疑骨髓转移行骨髓常规或骨髓活检,E期患儿以及怀疑颅内转移患儿完善脑脊液检查。

3. **脏器功能评估和肿瘤标志物检查** 心电图、心脏彩超、肝肾功能、听力、血常规、尿常规、便常规、免疫功能。血 LDH 等肿瘤负荷检查,*RB* 基因检测,眼底及眼部专科检查。

4. **病情告知** 在患儿明确诊断、临床分期和分组,制订治疗方案后,由上级医师向家长详细告知病情及预后,签署知情同意书。

5. **第一次化疗时注意事项** 密切监测血生化、凝血象、血常规;注意监测患儿可能出现的骨髓抑制、继发感染等表现,严格保持安静,监测生命体征,积极对症。

(李斯慧 赵倩 金眉)

第四节 中枢神经系统肿瘤

儿童原发中枢神经系统肿瘤的发病率仅次于白血病,居儿童肿瘤的第二位,约占儿童期肿瘤的 20%~25%,远远高于成人发病率。死亡率较急性淋巴细胞白血病高,是儿童肿瘤的主要死因。儿童时期各年龄均可发生颅内肿瘤,不同类型其好发年龄有一定差异。儿童幕上肿瘤占多数,多位于第三脑室前或后部及大脑半球。幕下肿瘤则多位于第四脑室、小脑蚓部及小脑半球。

一、髓母细胞瘤

髓母细胞瘤(medulloblastoma,MB)是儿童最常见的颅内恶性肿瘤,约占 19 岁以下儿童及青少年原发中枢神经系统肿瘤的 20%,发病高峰年龄为 5~9 岁。约 2%~5% 的髓母细胞瘤的发生与痣样基底细胞癌综合征或家族性腺瘤性息肉相关,分别与 *PTCH1* 基因生殖细胞突变或 *APC* 基因失活突变相关。

【诊断依据】

1. **临床表现** 因肿瘤多数梗阻第四脑室而产生颅内压增高,平均病程为 4 个月左右。

（1）颅内压增高：表现为头痛、呕吐及视乳头水肿，较小的儿童可有颅缝裂开。

（2）小脑损害征：主要为小脑蚓部损害引起的躯干性共济失调，走路不稳及站立摇晃，Romberg 征阳性。肿瘤压迫延髓可有吞咽发呛和锥体束征，2/3 的患儿表现有肌张力及腱反射低下。有些患者有眼球震颤及肢体共济障碍。

（3）其他：合并有慢性小脑扁桃体病可因刺激上颈神经根而颈部抵抗或强迫头位，肿瘤侵犯面部时可有展神经及面神经麻痹，脊髓转移病灶可引起截瘫。

2. **实验室检查** 1/3 患者脑脊液检查可见肿瘤细胞，可伴有蛋白及白细胞增多。腰椎穿刺可见脑脊液压力增高。对有颅内压增高表现及梗阻性脑积水者腰穿要延迟至术后，避免诱发脑疝。骨髓穿刺及骨髓活检评估有无骨髓转移。

3. **影像学检查**

（1）头颅 X 线片：可见颅内压增高征象，肿瘤钙化极为罕见。

（2）CT：可见小脑蚓部或四室内均匀一致的等密度或稍高密度占位病变，多与四脑室底有分界，将脑干向前推移。肿瘤周边环绕有薄的低密度水肿带，明显均匀强化，肿瘤钙化囊变少见。

（3）MRI：肿瘤实质部分表现为长 T_1、长 T_2 信号，矢状位可更好地显示肿瘤起源于小脑的蚓部及肿瘤与四脑室底的关系，这可视为与室管膜瘤的鉴别点。

（4）骨扫描：骨骼为髓母细胞瘤常见脑脊髓以外转移部位。

【诊断】髓母细胞瘤的诊断依赖术后病理。对于学龄前或学龄儿童，尤其是男孩，不明原因的头痛、呕吐，继而步态不稳、眼球震颤、复视，有颅内压增高征，中枢神经系统局部定位体征，首先应考虑MB的可能。脑脊液检查找到脱落瘤细胞也可确诊。髓母细胞瘤易播散转移，若后颅窝肿瘤有脑室内播散，则可诊断髓母细胞瘤。

【鉴别诊断】髓母细胞瘤需与毛细胞星形细胞瘤、室管膜瘤、非典型畸胎样/横纹肌样瘤鉴别。

【分期及转移的定义】改良的 Chang 分期系统于临床分期、危险度分层和后续治疗方案选择非常重要,需要对患者进行术前、术中和术后评估。根据评估结果,将患者分为局限期和转移期。具体评估内容如下:

(1)术前评估:术前行全脑和脊髓 MRI 和脑脊液检查判断有无转移。

(2)术中评估:术中所见肿瘤有无颅内扩散;手术能否完全切除肿瘤。

(3)术后评估:术后影像学检查判断肿瘤有无残留或转移。

髓母细胞瘤肿瘤侵犯范围定义为:

局限期:M0:肿瘤局限,无转移证据。

转移期:M1:仅是脑脊液肿瘤细胞阳性。

M2:小脑脑蛛网膜下腔和/或侧脑室或第三脑室肉眼结节状种植。

M3:脊髓蛛网膜下腔肉眼结节状种植。

M4:颅外转移。

【病理及分子亚型检测】根据 WHO2016 分类定义,分为下面不同的亚型:

(1)经典型(classic)。

(2)促结缔组织增生/结节性髓母细胞瘤(desmoplastic/nodular,DN)。

(3)广泛结节性髓母细胞瘤(mudulloblastomawith extensive nodularity,MBEN)。

(4)大细胞性/间变性髓母细胞瘤(large cell/anaplastic)。

髓母细胞瘤不同分子亚型预后不同。

1. **免疫组化方法** 采用 β-catenin、GAB1、YAP1 和 FilaminA 四种抗体对肿瘤标本进行免疫组化检测,分出与预后相关的四种分子亚型:WNT、SHH、Group3 和 Group4。

2. **分子生物学方法** 在检测技术成熟情况下,对肿瘤标

本进行以下染色体或基因检测,从基因水平分出 WNT、SHH、Group3 和 Group4 等 4 种分子亚型:

(1)检测 CTNNB1 突变(WNT 标记)。

(2)检测 PTCH/SMO/SUFU 突变(SHH 标记)。

(3)检测染色体 i17p 和 MYC 扩增(Group3 标记)。

(4)检测染色体 i17p 或 17q+,X-(Group4 标记)。

【危险度分组】根据年龄、手术切除程度、有无转移、病理类型将髓母细胞瘤分为以下两组:

1. 年龄 >3 岁儿童髓母细胞瘤

(1)标危:肿瘤完全切除或近完全切除(残留病灶 ≤ 1.5cm^2),无扩散转移(M0)。

(2)高危:手术次全切除(残留病灶 >1.5cm^2);伴有转移疾病,包括神经影像学播散性疾病,手术 10 天后腰穿或脑室脑脊液阳性细胞学证据或颅外转移;病理组织学弥漫间变型。

2. 年龄 ≤ 3 岁儿童髓母细胞瘤

(1)标危:同时符合以下标准:肿瘤完全切除或近完全切除(残留病灶 ≤ 1.5cm^2),无扩散转移(M0)和病理亚型为促结缔组织增生型和广泛结节型。

(2)高危:除标危外全部定为高危。

【治疗】主要为手术切除加放射治疗及化疗。

1. 手术 后正中开颅,应尽可能全切除或近全切除肿瘤,使梗阻的第四脑室恢复通畅,术后辅以必要的放射治疗和化疗。

2. 放疗 对放疗敏感,但为防止肿瘤的脱落种植转移,所有患者在确定手术的 31 天内均应进行后颅凹调强(boost)及全脊柱和颅脑放疗。传统放疗采用全脑 36Gy、脊髓轴 28Gy 及后颅凹加强量可达 54Gy,为防止放疗对幼儿产生的副作用,目前研究多希望能降低脊髓轴放疗剂量到 23.4Gy 也能取得相同的效果。

3. 化疗 主要包括放疗期间的化疗及放疗后的化疗两个

部分。放疗开始的 7 天内,开始第一疗程的单药化疗。VCR: $1.5mg/m^2$(最大 2mg),静脉推注,每周 1 次,共 8 周,第 8~10 周休疗,第 11~51 周为放疗后的化疗。化疗药物的选择包括长春新碱、洛莫司汀、VP-16、环磷酰胺、顺铂。

4. 小于 3 岁无转移髓母细胞瘤的治疗 小年龄儿接受颅脑放疗后存在认知障碍的高风险性,因此对于小于 3 岁、无转移的髓母细胞瘤,术后可选择仅给予辅助化疗。化疗药物的选择包括环磷酰胺、长春新碱、大剂量氨甲蝶呤、卡铂及依托泊苷,同时给予氨甲蝶呤鞘内注射。

二、室管膜肿瘤

室管膜瘤(ependymoma)是一种少见类型的神经胶质瘤,来源于脑室与脊髓中央管的室管膜细胞或脑内白质室管膜细胞巢。多发生在脑室系统,第四脑室是最常见的好发部位。室管膜瘤偶尔发生在脑实质或发生在中枢神经系统之外。室管膜瘤发生率占原发中枢神经系统肿瘤的 10%,原发脊髓肿瘤的 25%。室管膜瘤的发病率男女之间无差异,诊断时的中位年龄是 5 岁,25%~40% 的患儿诊断时小于 2 岁。根据发生部位分为:第四脑室室管膜瘤、侧脑室室管膜瘤、第三脑室室管膜瘤、脑内室管膜瘤 4 种。

【诊断依据】

1. 临床表现 室管膜瘤的临床表现主要取决于肿瘤的部位。

(1)颅内压增高症状:其特点是早期出现、间歇性、与头位变化有关。晚期常呈强迫头位,头多前屈或前侧屈。由于肿瘤的活动,可突然阻塞正中孔或导水管引起脑脊液循环受阻,因而可呈发作性颅内压增高,此现象多在体位突然改变时发生。严重的颅内压增高可发生小脑危象。急骤的颅内压增高,可引起昏迷或死亡。儿童患者可因为长期颅内压增高使头颅增大和视力减退。

(2)脑干症状和脑神经损害症状:较少见,当肿瘤压迫或向第四脑室底部浸润生长时,可以出现脑桥和延髓诸神经核受累症状。脑神经损害症状的出现、受累过程和范围与肿瘤的发生部位和延伸方向有密切关系。

(3)小脑症状:一般较轻,因肿瘤沿侧方或背侧生长影响小脑脚或小脑腹侧所产生,表现为走路不稳,常可见到眼球震颤,部分患者表现为共济失调和肌力减退。

(4)肿瘤的局部症状:早期由于肿瘤对脑组织压迫较轻微,局部症状多不明显,肿瘤生长较大时,尤其当侵犯丘脑、内囊和基底节或肿瘤向脑实质内侵犯时,可表现对侧轻偏瘫、偏侧感觉障碍和中枢性面瘫。肿瘤造成癫痫发作者少见。

2. **辅助检查**

(1)实验室检查:绝大多数患者腰椎穿刺压力增高,特别是在幕下肿瘤合并脑积水时更加突出。约半数患者脑脊液蛋白增高,约近 1/5 的患者脑脊液细胞数增高。由于常有肿瘤细胞脱落于脑脊液中,故镜检脑脊液时需要注意和白细胞鉴别。脑脊液检查对于后颅窝病变以及间变性肿瘤的分期有重要意义。1/3 的转移性病变仅通过脑脊液细胞学检查可确诊。梗阻性脑积水为腰穿禁忌,腰穿可延迟至术后 2 周左右进行。若能在术中获取脑脊液更为理想。

(2)影像学检查:颅骨 X 线平片:以颅内压增高征象多见,部分可见后颅凹钙化斑(2.8%);头颅 CT 检查:第四脑室等或稍高密度占位,部分低密度囊变和钙化较多见。肿瘤边界尚清楚,易强化,但多不均匀;头颅及脊髓 MRI:多为信号不均匀的长 T_1、长 T_2 病变,呈结节状,矢状位有利于区分肿瘤与四脑室底、小脑蚓部的位置关系和向椎管内伸延的长度。来源于第四脑室的室管膜瘤需同时行脊髓 MRI 检查以除外播散。

(3)病理检查:2016 年 WHO 将室管膜肿瘤病理分为下面五种类型,各型病理表现如下:

1)黏液性乳头型室管膜瘤(WHO Ⅰ级):黏液乳头状室管

膜瘤几乎只发生于脊髓的圆锥髓、马尾和尾丝,其组织学特征是肿瘤细胞以乳头状排列于带血管蒂的黏液样基质核周围。

2)室管膜下室管膜瘤(WHO Ⅰ级):肿瘤恶性程度低,生长相对缓慢,多累及室壁,它由嵌在纤维基质中的胶质肿瘤细胞簇组成,该亚型约占室管膜瘤5%。

3)典型室管膜瘤(WHO Ⅱ级):起源于脑室壁或椎管,包括乳头状室管膜瘤、透明细胞室管膜瘤、伸长细胞型室管膜瘤。

4)RELA融合基因阳性型室管膜瘤(WHO Ⅱ或Ⅲ级):该型包括C11RELA融合基因阳性或f95-RELA融合基因阳性2类。

5)间变性室管膜瘤(WHO Ⅲ级):间变性室管膜瘤被认为是一种发生在室管膜区分化的恶性胶质瘤,与Ⅱ级室管膜瘤相比,细胞增多,有丝分裂活性增强,常伴有瘤体内血管增生和坏死。

根据WHO脑瘤分类,室管膜瘤分为:经典室管膜瘤(classic ependymoma,WHO grade Ⅱ);间变室管膜瘤(anaplastic ependymoma,WHO grade Ⅲ)。2016年新版WHO分类中,RELA融合基因阳性室管膜瘤(RELA fusion-positive ependymoma)被定义为一个新的亚类。

(4)分子分型:结合解剖部位和肿瘤DNA甲基化谱系特征,将室管膜肿瘤分为9种分子亚型。除外WHO I级肿瘤,结合肿瘤发生部位将幕上室管膜瘤分为RELA融合基因及YAP1两种分子亚组;后颅窝室管膜瘤分为A、B两组;脊髓室管膜瘤为NF2基因突变型,其中幕上RELA融合基因阳性室管膜瘤级后颅窝A组预后最差。

【鉴别诊断】病程早期即表现为第四脑室底脑神经核刺激症状和锥体束受压征象,随后出现小脑受损及颅高压病症时,应想到室管膜瘤的可能。

与小儿小脑星形细胞瘤和髓母细胞瘤相鉴别,临床症状出现的先后及特征性的影像学改变,鉴别并不困难。

【治疗】

1. **手术治疗** 无论是幕上还是幕下室管膜瘤,手术全切对于患儿的益处已经非常明确,如果可能,全部切除肿瘤是首选治疗方案。当术后 MRI 影像提示肿瘤有残余,且全切是可实现的目标时,再次手术是合理的。

2. **放疗** 室管膜瘤是对放疗中度敏感的肿瘤之一,术后放疗有助于改善病人预后。国内目前对于放射治疗的年龄界限设定在 3 岁,一般推荐局部照射,剂量为 45~54Gy。2017 年欧洲神经肿瘤协会(EANO)则把放疗年龄调低至 12 月以上,并认为大于 18 个月患儿最高可接受 59.4Gy 的局部放疗。对于肿瘤播散患儿,应行全脑全脊髓放疗。

3. **化疗** 可作为手术和放疗的辅助手段,尤其是 12 月至 3 岁没有条件进行术后放疗者,不应该放弃术后化疗,同时,对于术后有明确残留灶而未再次手术,或者有肿瘤播散的患儿,应进行化疗。常用的化疗药物有卡莫司汀、洛莫司汀、依托泊苷、环磷酰胺、卡铂与顺铂等。3 岁以下婴幼儿化疗可在术后 2~4 周开始,休息 4 周后开始下一个疗程,可延长患儿生存期,从而使患儿可在 3 岁以后接受放疗。对于已行手术加术后放疗的患儿,再给予化疗,效果尚不明确。

【预后】本病预后较差,在儿童尤为明显。影响室管膜瘤预后的主要因素包括分子标志物、发病年龄低、未分化的组织病理类型、手术为 STR(次全切除术)、低剂量或未行放疗。其中,手术切除程度更为重要。

三、神经胶质瘤

神经胶质瘤(glioma)亦称胶质细胞瘤,简称胶质瘤。是发生于神经外胚层的肿瘤,故亦称神经外胚层肿瘤或神经上皮肿瘤。肿瘤起源于神经间质细胞,即神经胶质、室管膜、脉络丛上皮和神经实质细胞,即神经元。大多数肿瘤起源于不同类型的神经胶质,但由于组织发生学来源及生物学特征类似,对发生于神经外胚层的各种肿瘤,一般都称为神经胶质瘤。

WHO 神经胶质瘤的分级根据非典型性、核分裂指数、内皮细胞增殖和坏死程度分为 4 级：

1 级：一般为良性，以毛细胞型星形细胞瘤为主，占胶质瘤 5% 左右，是可以治愈的。

2 级：为一般的星形细胞瘤或星形少突细胞瘤，占胶质瘤的 30%~40%。

3 级：为间变型星形细胞瘤，占胶质瘤的 15%~25%，一般由 2 级演变而来。

4 级：为胶质母细胞瘤，占胶质瘤的 1/3 左右。

（一）儿童大脑半球胶质瘤

WHO 将侵犯 2~3 个脑叶弥散浸润的胶质瘤归类为大脑神经胶质瘤病（cerebral glioma，CG）。CG 较成人相对少见。占儿童颅内肿瘤的 10%~14%。儿童各年龄组均可发病，婴儿少见，发病年龄与肿瘤的性质密切相关，其中星形细胞瘤的发病高峰为 7~12 岁。

【诊断依据】

1. 临床表现　儿童大脑半球胶质瘤有 2 个特点：

（1）病史较长，平均为 1 年，胶质母细胞瘤相对短（平均 8 个月）。

（2）部分患儿临床表现为急性起病或症状突然加重。

颅内压增高和局灶性症状是小儿大脑半球胶质瘤的两大表现。后者多表现为癫痫发作；肢体运动障碍；失语和精神症状（呆滞、淡漠或行为异常），偏身感觉障碍比较少见。

2. 辅助检查

（1）脑电图：多用于有癫痫发作者，可见病变区域有局灶性或弥漫性棘波、慢波和棘慢综合波。

（2）颅骨 X 线片：主要是颅高压征象，少枝细胞瘤可见病理性钙化。

（3）CT：多表现为半球深部的低密度或等密度病变，可有囊变和坏死出血，少枝细胞瘤可见钙化，占位效应和周围水肿带明显。

(4) MRI：多数肿瘤可见病灶多长 T_1、长 T_2 异常信号改变，尤以 T_2WI 为显著。在 T_1WI 呈普遍低信号，而在 T_2WI 呈均匀一致高信号。病变广泛弥散，很少见到坏死、囊变和出血，脑沟回变浅或消失，病变及受累脑组织肿胀，病变边界不清，中线结构无移位，病变区不形成明显的肿块，占位效应不明显，而病变侵及胼胝体是本病在 MRI 成像的一个显著特点。

【鉴别诊断】主要应与脑多发性转移瘤相鉴别。

【治疗】I ~ II 级星形细胞瘤和少枝胶质细胞瘤特别是边界较清楚者应尽早行全切除或近全切除术，如在哑区可连同脑叶一并切除，残余的肿瘤术后行放疗或立体定向放射外科治疗（stereotactic radiosurgery，SRS）。

间变型星形细胞瘤、间变型少枝胶质细胞瘤及胶质母细胞瘤等恶性胶质瘤，则应采取手术、化疗和放疗的综合应用，且手术切除程度是影响术后存活率最重要的因素。

恶性胶质瘤表现一定程度的放疗耐受性，残余肿瘤的局部放疗多采用高剂量分割照射、瘤腔间质内放疗和立体定向放射外科来实现。

小儿恶性胶质瘤术后 3 年内脑脊液播散率和局部复发率均高。两者同时存在也可发生，对手术后患儿辅以预防性全脑脊髓照射（craniospinal irradiation，CSI）和局部追加照射亦是必要的。

（二）脑干胶质瘤

脑干肿瘤（brain stem glioma）在儿童期较成人常见，发病率为成人的 9~10 倍，以桥延部最为多见。肿瘤的性质几乎皆为胶质瘤，以星形细胞瘤和多形胶质母细胞瘤最多见，部分可为神经节胶质瘤和室管膜瘤。

【诊断依据】

1. **临床表现**　一个或多个脑神经麻痹常为脑干肿瘤的重要特征，首发症状为脑神经麻痹者占 24%。最常见的脑神经损害为展神经，其次为面神经和舌咽、迷走神经，症状可表现为眼球内斜及复视、面瘫、吞咽发呛、上睑下垂、瞳孔扩大、光反射消失等。

肿瘤同时损害锥体束时会出现特征性的交叉性麻痹(同侧脑神经损害合并对侧肢体偏瘫),锥体束征常为双侧阳性,脑神经损害则对侧较同侧严重。肿瘤侵犯小脑、齿状核、红核、丘脑束时可导致小脑损害征(64.6%),表现为步态不稳、肢体共济障碍及眼震阳性。

2. 辅助检查

(1)腰椎穿刺:脑脊液蛋白量正常或稍高,细胞数正常。

(2)CT:表现为脑干部位的低或等密度占位病变,也可为混杂密度,肿瘤多实性少囊变,不均匀强化。由于受后颅窝伪迹影响,肿瘤的显像效果不佳。

(3)MRI:星形细胞瘤多为长 T_1、长 T_2 信号,脑干形态膨大,边界不清,呈不均匀强化,程度与肿瘤的恶性度相关,可伴瘤内出血,偶有囊变。

【诊断】学龄儿童若出现眼球内斜(复视)、周围性面瘫、言语不清、吞咽发呛、走路不稳应想到此病的可能,若检查有一侧脑神经麻痹和对侧(或双侧)锥体束征者基本可明确脑干肿瘤的判断,需行进一步神经放射的检查。

【治疗】颅内压不高、边界不清的实质性肿瘤首选放射治疗,一般放射总量应达到 50~55Gy,超过此剂量会造成放射性坏死,照射部位通常为脑干肿瘤局部。多数患儿放疗后出现临床症状的好转,但缓解期通常不超过 8 个月。近年,随着放疗技术的发展,单纯放疗的 5 年生存率已显著提高,最高已达 40%。

对于突出于脑干表面或有囊变者可考虑手术治疗,手术的目的为解除脑干的压迫、恢复脑脊液循环的通畅及明确肿瘤性质,术后辅以放射治疗。

有人对无法切除的小儿脑干肿瘤进行放疗后联合化疗,选用的药物有长春新碱、卡莫司汀(BCNU)、洛莫司汀(CCNU)、

5-氟尿嘧啶等,但疗效并不肯定,故非临床上常规应用。

【预后】小儿脑干胶质瘤的预后主要与肿瘤的病理性质、部位、大小、手术的技术及术后的辅助治疗有关。因各单位采取的治疗方案不一,其生存率的报道也有差异,但小儿脑干胶质瘤的预后较差已达成共识。

四、胶质母细胞瘤

胶质母细胞瘤(glioblastoma)属于高级别神经胶质瘤。肿瘤位于皮质下,成浸润性生长,常侵犯几个脑叶,并侵犯深部结构,还可经胼胝体波及对侧大脑半球。发生部位以额叶最多见,其他依次为颞叶、顶叶,少数可见于枕叶、丘脑和基底节等。

【诊断依据】

1. **症状和体征** 由于肿瘤生长迅速,脑水肿广泛,颅内压增高症状明显,几乎全部患者都有头痛、呕吐、视乳头水肿。有头痛、精神改变、肢体无力、呕吐、意识与言语障碍。个别病例因肿瘤出血,可呈卒中样发病。

肿瘤浸润性破坏脑组织,神经系统检查可发现偏瘫、脑神经损害、偏身感觉障碍与偏盲。约有 1/3 的患儿可出现癫痫发作,其他表现为淡漠、痴呆、智力减退等精神症状。

2. **辅助检查**

(1)脑脊液检查:压力增高,脑脊液蛋白含量增高及白细胞增多,少数病例特殊染色有时可发现脱落的肿瘤细胞。

(2)影像学检查:X 线检查、B 超及 CT 扫描确定肿瘤的位置、周围组织受累程度以及肿瘤转移的情况;放射性核素检查的诊断阳性率较星形细胞瘤为高,病变局部显示放射性浓区。

【治疗】胶质母细胞瘤以手术、放疗、化疗及其他综合治疗为主。手术全切除是首选方法。手术应做到在不加重神经功能障碍的前提下尽可能多地切除肿瘤,扩大肿瘤切除范围既可以有效地内减压,又能减轻术后脑水肿,减低神经系统并发症的发生率。

术后放疗是胶质母细胞瘤规范化治疗的组成部分,胶质母细胞瘤表现出一定的放疗耐受性,对于残余的肿瘤多采用高剂量分割照射、肿瘤间质内放疗和立体定向放射外科来实现。

化疗对胶质母细胞瘤有效,口服烷化剂替莫唑胺联合放疗可以降低进展率,提高总生存率,且耐受性高于亚硝基脲。靶向治疗,如抑制血管生成药物贝伐单抗,可用于复发患儿,但不建议作为初诊患者的常规治疗药物。其他治疗方案,包括术中卡莫司汀聚合物片植入,适用于复发患儿,但需注意有发生急性或迟发性致命性脑水肿的风险。

【预后】因肿瘤恶性程度高,术后易复发,预后差,95% 未经治疗的患儿生存期不超过 3 个月。患儿的预后与多因素有关。经肿瘤肉眼全切、放疗、化疗等综合治疗后,2 年生存率为 10%,仅有不到 5% 的患者可长期生存。

五、生殖细胞肿瘤

颅内生殖细胞肿瘤(germ cell tumor,GCT)占中枢神经系统肿瘤的 3%~5%,常发生于松果体区、鞍上区或基底节区,少数可发生在三脑室、脑干、胼胝体等中线部位。GCT 多发于儿童和青少年,以 10~25 岁多见;男女比例约为 2.24∶1。颅内生殖细胞肿瘤可分为两大类:生殖细胞瘤(germinoma)约占 2/3,其余 1/3 为非生殖细胞瘤生殖细胞肿瘤(non-germinomatous germ cell tumors,NGGCTs),后者包括畸胎瘤、胚胎癌、内胚窦瘤、绒癌及混合生殖细胞肿瘤。

颅内生殖细胞肿瘤不同病理亚型的肿瘤在年龄、性别比例、部位分布、病程长短、临床表现及影像学特征等方面各有其特点。最终确诊尚须依赖肿瘤标志物水平检测、脑脊液细胞学检查和 / 或活体组织检查。

有长期尿崩症病史的学龄期儿童,尤其是女孩,当合并有视力视野损害或出现生长发育迟缓、颅内压增高时,应想到此病的可能,可进一步行神经放射检查或脑脊液和血液的实验室检查。

【诊断依据】

1. 症状和体征

(1)鞍上区:①不同程度的尿崩症,且均为首发症状:24小时尿量3 000~7 200ml,尿比重1.008~1.010。②视力、视野障碍。③内分泌障碍,垂体前叶功能减退、生长激素不足、生长发育明显落后于同龄儿童,性征发育障碍或退化,少见性早熟。④颅内压增高症状不明显或滞后。

(2)基底节区:多表现为进行性偏侧肢体无力,可先从上肢或下肢开始。肿瘤进展相对缓慢,多在1年以上。本病晚期才出现头痛、呕吐等颅内高压症状。

(3)松果体区:①压迫中脑导水管导致阻塞性脑积水,较早引起颅内压增高症状。头痛、呕吐、嗜睡、记忆障碍,婴儿还伴有头围异常增大和癫痫发作等。②部分患儿可出现Parinaud综合征:双眼向上运动麻痹,但不伴有眼汇聚运动麻痹。③瘤体较大的患儿还可出现耳鸣、听力障碍和步态不稳、共济失调、眼球水平震颤等小脑压迫体征。个别因瘤体卒中而出现意识障碍。④可发生性早熟。

2. 辅助检查

(1)脑脊液检查:由于此类肿瘤可发生蛛网膜下腔播散转移,脑脊液脱落细胞学检查有重要诊断价值。

(2)血清检查:由于肿瘤的原始胚胎特性,故血清中甲胎蛋白(alpha fetoprotein,AFP)、人绒毛膜促性腺激素(human chorionic gonadotrophin,hCG)及瘤胚抗原(carcinoembryonic antigen,CEA)的动态测量对疾病的诊断、疗效的评价和复发的监测均有一定的意义。

(3)CT:不同病理亚型的肿瘤有不同的影像学表现,可表现为出血、骨化、囊性变、实性变、周围组织水肿等。

(4)MRI:肿瘤亚类及肿瘤内瘤体成分不同所表现不同。

【鉴别诊断】

1. 鞍上区颅内生殖细胞肿瘤 应除外颅咽管瘤、垂体瘤、朗格汉斯细胞组织细胞增生症、淋巴性漏斗神经垂体炎、下丘脑和视神经胶质瘤。

2. 底节区颅内生殖细胞肿瘤　需与星形细胞瘤和胶质母细胞瘤鉴别。

3. 松果体区颅内生殖细胞肿瘤　应排除松果体细胞瘤、神经胶质瘤等。

【治疗】

1. 手术治疗　颅内生殖细胞肿瘤中良性畸胎瘤只做手术切除,但须强调病理标本的立体多点取材,以免漏诊恶性成分;其他恶性 NGGCT 则先化疗后放疗,复查如肿瘤未消失再行手术切除,术后继续化疗。松果体区生殖细胞瘤多伴有梗阻性脑积水,应先行脑室 - 腹腔分流(简称 V-P 分流)缓解增高的颅内压。

鞍上生殖细胞瘤的质地稍硬且血运丰富,多向周围重要结构浸润生长,手术切除难度大,视神经和视交叉减压多不如垂体瘤和颅咽管瘤充分,而且术后并发症也较多。手术的主要目的是肯定肿瘤性质以明确诊断;行视神经和视交叉的减压以改善或保存视力;解除脑脊液循环的梗阻。

2. 化疗　此类肿瘤对化疗也很敏感,目前多与放疗的联合应用来减少放疗的剂量和照射范围,以防止放疗造成儿童发育停滞等副作用,常用的化疗药物是以长春新碱、卡铂、依托泊苷为基础的化疗药物组合。

3. 放疗　鞍上生殖细胞瘤对放疗极敏感,术后应常规放射治疗,为防止脑脊液的播散转移,多采用全脑脊髓轴照射(CSI)。对于没有手术指征的患儿可在立体定向活检后行放疗。高度怀疑本肿瘤也可行试验性放疗(20Gy),肿瘤多在放疗后明显缩小。待肿瘤消失后在原肿瘤部位施以局部小剂量放疗。这样不仅避免了全脑、全脊髓照射,而且降低了放疗造成的后遗症。

【诊治要求】

1. 关于病史和查体　详细询问病史:外地就医的诊治过程

及转归。入院查体注意基本测量,专科查体中注意神经系统症状、体征等。

2. 关于病理 我院及其他三甲医院(三家以上)完善肿瘤病理会诊。

3. 治疗前分期分组相关检查 头颅 CT、容易转移部位 B超、头颅增强核磁共振、肺 CT,必要时完善其他影像学检查除外脑转移瘤。骨髓常规或高度怀疑骨髓转移需做骨髓活检。脑脊液及脑电图检查。

4. 脏器功能评估和肿瘤标志物检查 心电图、心脏彩超、肝肾功能、听力、血常规、尿常规、便常规、免疫功能。血 LDH 等肿瘤负荷查。

5. 病情告知 在患儿明确诊断、临床分期和分组,制订治疗方案后,由上级医师向家长详细告知病情及预后,签署知情同意书。

6. 第一次化疗时注意事项 密切监测血生化、凝血象、血常规;注意监测患儿可能出现的中枢神经系统症状,监测神经系统体征及症状,警惕出现颅内出血、脑疝等危重并发症,严格保持安静,监测生命体征,积极对症。

7. 化疗期间需监测药物副作用 应用氨甲蝶呤时需给予水化碱化、给予亚叶酸钙解救,并监测氨甲蝶呤血药浓度。

(段 超 赵 倩 金 眉 马晓莉)

第五节 肝母细胞瘤

肝母细胞瘤通常发生于 3 岁前,男孩较女孩多见,男∶女为2∶1。

【诊断依据】

1. 一般症状 多以腹部肿块为最初症状,肿块位于右腹或右上腹部。肿瘤生长迅速,有的可达脐下或超越中线,表面光滑,边缘清楚,硬度中等,略能左右移动,无压痛。早期除有轻度贫血外,一般情况多良好。晚期则出现黄疸、腹水、发热、贫血、体重下降,腹壁可见静脉怒张,并可因腹内巨大肿块造成呼吸困难。

2. **实验室指标** 很多患者就诊时有贫血和血小板增多。患儿的肝功能多正常,90% 以上肝母细胞瘤病例的甲胎蛋白增高。

3. **其他表现** 约 10% 病例诊断时有肺转移瘤。部分肝母细胞瘤病例有骨质疏松,偶见性早熟表现。

【鉴别诊断】

1. **其他腹部肿瘤** 腹部肿块需与神经母细胞瘤、肾母细胞瘤、畸胎瘤等鉴别。

2. **其他肝大的原因** 如代谢性疾病、良性肝肿瘤如肝海绵状血管瘤以及肝的转移瘤。

【病理分型】肝母细胞瘤病理类型:完全上皮型:胎儿型、胚胎型、粗梁型、多形型、小细胞未分化型(间变型)、胆管母细胞型;混合性上皮间叶型:伴有畸胎瘤性特征和不伴有畸胎瘤样特征。

【临床分期】

1. **PRETEXT 分期** PRETEXT 分期(pretreatment extent system)将肝脏分为四个肝区,根据诊断时肿瘤侵犯肝脏的范围将肿瘤分为Ⅳ期:Ⅰ期:肿瘤仅侵犯一个肝区,其余相连的三个肝区无肿瘤。Ⅱ期:肿瘤侵犯一个或者两个肝区,有相连的两个肝区无肿瘤。Ⅲ期:肿瘤侵犯三个肝区,有一个肝区无肿瘤;或者肿瘤侵犯两个肝区,另外两个不相连的肝区无肿瘤。Ⅳ期:四个肝区均受累。

2. **COG 临床 - 病理分期** 美国儿童肿瘤协作组(Children's Oncology Group,COG)则主要基于肿瘤的侵犯和得到切除程度进行分期:1 期为手术全切;2 期为术后镜下可见残留;3 期为大体可见残留病灶;4 期为可见肝外转移灶。

【治疗原则】

1. **手术治疗** 最有效的治疗是手术切除肿瘤,大部分病例可做完整切除。手术后 4~6 周肝组织可迅速修复。术后可以复查 CT 或 B 超及 AFP 以观察肿瘤切除效果。

2. **放疗及化疗** 肿瘤相对的对放疗不敏感。如果肿瘤无法手术切除,可以联合应用顺铂与阿霉素化疗,为避免阿霉素的心脏毒性,可以联合应用长春新碱、顺铂和氟尿嘧啶,均对肝母细胞瘤有效,可使不能切除的肿瘤转变为能手术切除的病变,并可清除肺转移灶。对于化疗后仍无法手术切除的病例以及术后复发的病例,可以考虑进行肝移植。国外有两次或多次肝移植的报告,但远期生存并无明显提高。其他可选的治疗方式还包括肝动脉插管栓塞化疗、射频消融、HIFU(高能聚焦超声)等。

【诊治要求】

1. **关于病史和查体** 详细询问病史:外地就医的诊治过程及转归。入院查体注意基本测量,专科查体中注意瘤灶局部压迫症状、瘤灶破裂等。

2. **关于病理** 完善肿瘤病理会诊。

3. **肿瘤标志物检查** 检查 NSE、VMA、AFP、hCG,以协助诊断和鉴别诊断。

4. **治疗前分期分组相关检查** 腹部 B 超、增强 CT 和 / 或 MRI 检查以确定肿瘤的位置、周围组织受累程度;肺 CT 以了解有无肺部转移,其他部位影像学检查了解有无远处转移。肝动脉造影可了解病变的血运情况以判断手术的可能性及指征。骨髓涂片检查,高度怀疑骨髓转移需做骨髓活检。

5. **脏器功能评估和肿瘤标志物检查** 心电图、心脏彩超、肝肾功能、听力、血常规、尿常规、便常规、免疫功能。血 LDH 等肿瘤负荷检查。

6. **病情告知** 在患儿明确诊断、临床分期和分组,制订治疗方案后,由上级医师向家长详细告知病情及预后,签署知情同意书。

7. **第一次化疗时注意事项** 密切监测血生化、凝血象、血常规;注意监测患儿可能出现的肿瘤破裂等表现,严格保持安静,监测生命体征,积极对症。

(赵 倩 段 超 王希思 金 眉)

第六节 肾母细胞瘤

肾母细胞瘤(nephroblastoma)又称威尔姆斯瘤(Wilms tumor, WT),是婴幼儿最常见的肾脏实体瘤,占儿童所有肾脏肿瘤的 95%,约 2/3 的患儿 5 岁前发病,95% 患儿 10 岁前发病。女童中位发病年龄为 43 月龄,男童中位发病年龄为 37 月龄。WT 是应用现代综合治疗,包括化疗、手术和放疗最早且疗效最好的恶性实体瘤之一,5 年总体生存率已有显著提高,目前已接近 90%。

在许多患儿中,WT 是全身多发畸形综合征的部分表现,常见的合并 WT 的多发畸形综合征有:WAGR 综合征,Denys-Drash 综合征,以及 Beckwith-Wiedemann 综合征等。此外,WT 的发生被证明与多种抑癌基因功能丧失有关,包括 *WT1*、*p53*、*FWT1* 以及 *FWT2* 基因等。

【病理学】绝大多数的 WT 为单发病变,然而,仍有 5%~7% 患儿为双肾受累。另有约 10% 患儿为单肾的多发病变。

典型的 WT 大体标本为灰色或褐色,表面多覆盖有囊肿、出血或坏死。典型的 WT 肿瘤周围多有假性包膜包被,包膜是与其他高度恶性侵袭性肿瘤鉴别的关键要素。

肾母细胞瘤包括原始肾胚芽、上皮和间叶成分,被称为"三相结构",是肾母细胞瘤最有特征性的组织学特点。三种成分在各肿瘤间比例不相同,细胞分化程度也不相同,仅包含一种或两种成分的单相、双相病变临床也可看到。

【诊断依据】

1. **症状和体征**

(1)一般症状:腹部肿块为最常见的症状,约 75% 的患儿以腹部肿块或腹胀就诊,查体多无阳性体征。偶见腹痛及低热。肉眼血尿少见,但镜下血尿可高达 25%,部分患儿可有高血压,一般在肿瘤切除后血压恢复正常。

(2)肿瘤压迫的症状:患儿受巨大肿瘤压迫,可出现气促、食欲缺乏、消瘦、烦躁不安现象。体重下降、恶心、呕吐是疾病晚期表现。

(3)其他表现:肿瘤可产生促红细胞生成素,导致红细胞增多症。部分肾母细胞瘤可破溃,临床可有急腹症表现。

2. 化验检查 血常规、尿常规、血生化、凝血功能检查;肿瘤标志物检查,包括 NSE、VMA、AFP、hCG,以鉴别神经母细胞瘤、肝母细胞瘤及生殖细胞瘤;骨髓常规检查。肾母细胞瘤无特异肿瘤标志物,需经皮穿刺活检或术后病理确诊。

3. 影像学检查 腹部 B 超、CT、静脉尿路造影检查以确定肿瘤的位置、周围组织受累程度;肺 CT 以了解有无肺部转移;头颅 MRI 检查注意有无颅内转移。静脉尿路造影检查患侧肾可不显示,或患侧肾盂肾盏被挤压、移位、拉长变形或破坏。疑有下腔静脉瘤栓,应做下腔静脉造影。

【诊断】根据病史、查体、影像学及化验检查,可做临床疑诊,确诊需完善病理检查。

【鉴别诊断】

1. 其他腹部肿瘤 腹部肿块需与神经母细胞瘤、肝母细胞瘤、畸胎瘤等鉴别。

2. 其他肾脏病变 如肾盂积水、多囊肾等。

【临床分期】国际肾母细胞瘤协会临床分期见表 6-3。

表6-3	国际肾母细胞瘤协会临床分期
分期	定义
I 期	肿瘤局限于肾内,可完整切除,肾被膜完整,术前瘤体无破裂或活检,肾窦血管未侵犯,切缘阴性,淋巴结阴性
II 期	可完整切除,切缘阴性,肿瘤局部浸润(肾被膜、肾窦),肾窦血管侵犯,切缘阴性,如果血管瘤栓,能随瘤肾一并切除则考虑为 II 期

续表

分期	定义
Ⅲ期	腹盆腔淋巴结受累,肿瘤穿透腹膜表面或腹膜种植,肉眼或镜下残留,肿瘤侵犯重要脏器,肉眼无法完整切除,术前或术中肿瘤破裂,术前活检,肿瘤分块切除
Ⅳ期	血行转移(肺、肝、骨、脑),腹盆腔外淋巴结转移
Ⅴ期	双侧肾母细胞瘤

【治疗】

1. **手术治疗** 经腹腔手术,应检查对侧肾脏和肝脏,若有可疑肿瘤,须取活体组织检查。术中仔细检查及选取淋巴结活检对肿瘤分期有用。如肾静脉有瘤栓,须切开取出,再结扎肾蒂。在肿瘤残留部位可放置银夹标记。估计肿瘤过大不能切除者,可先化疗、放疗后再给予手术切除。

2. **化疗** 所有患儿均需接受化疗。化疗方案的选取需依据临床分期及病理类型。对于单侧肾母细胞瘤患儿(Ⅰ～Ⅳ期),建议采用多学科综合治疗,包括手术切除、化疗(用于所有患儿)及放疗(用于Ⅲ期及Ⅳ期患儿)。对于Ⅰ期以及Ⅱ期间变性肿瘤患儿应用放疗是否会取得更好的疗效尚无定论。对于双侧肾母细胞瘤患儿(Ⅴ期),建议术前行化疗,之后再行肾实质切除术,而不是做早期切除(单侧肾全切以及对侧肾的部分切除)。尽管两种方案总体生存率大致相仿,但肾实质切除可能会减少患儿终末期肾衰竭的发生率。

3. **放疗** 治疗方案的选择不同,放疗的剂量也相应会有差别,但是 COG 和 SIOP 均推荐放疗在术后 2 周内进行。放疗一般采用低剂量分次照射,10~20Gy。

【并发症】早期并发症大多与治疗相关,包括化疗药物副作用以及手术并发症,如肠梗阻、失血以及伤口感染。晚期副作用主要取决于治疗方案及强度,接受强度更大化疗以及放疗患者,出现晚期并发症可能性更大。弥漫间变性肿瘤或者分期高,接受强化疗以及放疗的患儿,早期及晚期不良反应风险均增大。

【诊治要求】

1. 关于病史和查体 详细询问病史:外地就医的诊治过程及转归。入院查体注意基本测量,专科查体中注意瘤灶局部压迫症状、泌尿系症状、瘤灶破裂等。

2. 关于病理 本院及其他三甲医院完善肿瘤病理会诊。

3. 治疗前分期分组相关检查 原发部位增强 CT、B 超,以及容易转移部位 B 超,头颅 MRI,肺 CT,全身 PET-CT 扫描,尿路造影检查,必要时需完善血管造影检查明确瘤栓情况。骨髓常规,高度怀疑骨髓转移时需做骨髓活检。

4. 脏器功能评估和肿瘤标志物检查 心电图、心脏彩超、肝肾功能、听力、血常规、尿常规、便常规、免疫功能。血 LDH 等肿瘤负荷检查。

5. 病情告知 在患儿明确诊断、临床分期和分组,制订治疗方案后,由上级医师向家长详细告知病情及预后,签署知情同意书。

6. 第一次化疗时注意事项 密切监测血生化、凝血象、血常规;注意监测患儿可能出现的肿瘤溶解、肿瘤破裂、泌尿系症状等表现,严格保持安静,监测生命体征,积极对症。

(黄 程 段 超 张大伟)

第七节　横纹肌肉瘤

横纹肌肉瘤(rhabdomyosarcoma,RMS)是最常见的软组织肉瘤(soft tissue sarcomas),是来源于横纹肌细胞或向横纹肌细胞分化的间叶细胞的一种恶性肿瘤。但也可以起源于没有横纹肌的组织或器官,例如膀胱、子宫等。可全身发生,以头颈部多发,其次为泌尿生殖系及四肢。

【诊断依据】

1. 临床表现 肿瘤可以发生于身体的任何部位,诊断时约

25%发生远处转移,原发及转移部位不同,可出现相应的临床症状。其中肺是最常见的转移部位,约占40%~45%;其次是骨髓转移,约占20%~30%;再次是骨转移,约占10%。初诊时内脏器官转移很少见,而复发患者中,多转移于内脏器官。脑、肝脏转移可占肿瘤终末期25%。

2. **影像学检查** 确定肿瘤直径、侵犯部位及范围,包括瘤灶局部超声、增强CT、增强MRI和PET-CT检查,以决定肿瘤范围;胸部CT、骨扫描、腹部超声等,以确定是否存在肺、纵隔、骨转移或肝脏等内脏转移。

3. **其他检查** 骨髓检查以确定是否有转移,应作两部位骨髓常规及骨髓活检。若肿瘤位于脑膜旁区,侵犯中枢神经系统机会较高,应作脑脊液检查。

4. **脏器功能检查** 血尿便常规、心电图、超声心动图、血生化(肝肾功能和乳酸脱氢酶)。

5. **基因检查** 完善肿瘤组织 *PAX-FKHR*(即 *PAX-FOXO1*)基因检查,进一步明确肿瘤分型,评估预后。

RMS诊断包括以下5个方面:明确RMS的诊断;组织学类型;原发部位;肿瘤局部的浸润和对周围组织器官的破坏程度;有无远处的肿瘤转移。

肿瘤描述包括病理、位置、分期和分组(如TNM分期为Ⅱ期,IRS分组为Ⅲ组,眼眶的胚胎型RMS),以确定治疗方案,判断预后。

【鉴别诊断】根据局部的占位情况、影像学检查及病理会诊结果明确诊断,需注意根据原发部位不同,需与相应部位的好发肿瘤进行鉴别,如神经母细胞瘤、生殖细胞瘤等,必要时多家病理会诊,完善 *PAX-FOXO1* 基因检查以及进一步取活检明确诊断。

【病理分型】根据RMS病理组织形态学特点,主要分为胚胎性横纹肌肉瘤(embryonalrhabdomyosarcoma,ERMS)、腺泡状横纹肌肉瘤(alveolar rhabdomyosarcoma,ARMS)两种亚型,其中 ERMS 相对较常见。其他病理类型包括多形型 / 间变型,比较少见。

1. **胚胎型** 胚胎型(embryonal RMS,ERMS),预后良好型(favorable)。最常见,约占 50%~60%。绝大多数发生在婴幼儿期,平均年龄 6 岁,好发生于头颈部和泌尿生殖道、腹膜后等。根据不同分化的横纹肌母细胞比例及成熟程度,一般分为三级:低分化、中分化和高分化。葡萄簇状细胞型(botryoid RMS)属于胚胎型,约占 ERMS 50%~60%,其预后最好。

2. **腺泡型** 腺泡型(alveolar RMS,ARMS),预后不良型(unfavorable)。10~20 岁青少年多见。好发于四肢,尤其前臂、股部,其次为躯干、直肠周围、会阴部。侵袭性最强、恶性程度高。细胞遗传学及分子生物学研究提示,部分 ARMS 中存在染色体交互式易位,易位分别形成了相应的融合基因 *PAX3-FKHR*(也称为 *PAX3-FOXO1*)和 *PAX7-FKHR*(也称为 *PAX7-FOXO1*)。其中,*PAX3-FKHR* 融合蛋白与预后不良相关。

【肿瘤部位与预后】预后良好的位置是指眼眶、头颈(脑膜旁区除外)、胆道、非膀胱和前列腺区的泌尿生殖道;预后不良的位置是指膀胱 / 前列腺、肢体、脑膜旁区域,其他包括背部、腹膜后、盆腔、会阴部 / 肛周、胃肠道和肝脏。

【临床分期】TNM-UICC 治疗前分期(staging classification)(表 6-4)。

表 6-4	TNM-UICC 治疗前分期			
分期	部位	T	N	M
1	眼眶	T_1/T_2 a/b	$N_0/N_1/N_x$	M_0
	头颈部(除外脑膜旁)			
	泌尿生殖系统 - 非膀胱 / 非前列腺			
	胆道			

续表

分期	部位	T		N	M
2	膀胱/前列腺	T_1/T_2	a	N_0/N_x	M_0
	肢体				
	头颅脑膜旁				
	其他				
3	膀胱/前列腺	T_1/T_2	a	N_1	M_0
	肢体		b	$N_0/N_1/N_x$	M_0
	头颅脑膜旁				
	其他(包括躯干、腹膜后等)				
4	任何	T_1/T_2	a/b	N_0/N_1	M_1

注:T_x 原发肿瘤不能估价;T_0 未发现原发肿瘤;T_1 肿瘤局限于原发器官或组织;T_{1a} 肿瘤最大径 ≤ 5cm;T_{1b}>5cm;T_2 肿瘤侵犯邻近器官或组织;T_{2a} ≤ 5cm;T_{2b}>5cm;N_x 区域淋巴结转移不能估价;N_0 无区域淋巴结转移;N_1 有区域淋巴结转移;M_x 远处转移不能估价;M_0 无远处转移;M_1 有远处转移

　　TNM 临床分期是治疗前,根据体格检查、实验室和治疗前影像学检查,包括 MRI 或 CT,根据解剖位置进行测量的肿瘤大小,进行全身评估后的结果。只要不存在可见的远处转移,所有发生在"良好"部位的肿瘤均为 1 期。所有已出现远处转移的肿瘤均为 4 期。发生在不良部位的肿瘤可能为 2 期(肿瘤较小,且无区域淋巴结转移)或 3 期(肿瘤较大,或存在区域淋巴结转移)。大部分儿童 RMS 为 2 或 3 期。

　　国际儿科肿瘤研究协会根据治疗前影像学制定的临床分期系统(TNM-Unionfor International Cancer Control,TNM-UICC)以及美国横纹肌肉瘤研究组(Intergroup RMS Study,IRS)的术后-病理的临床分组系统(表 6-5),相互补充,有助于危险度分组。

表6-5	国际横纹肌肉瘤研究组的术后-病理分期系统
分组	临床特征
I	局限性病变,肿瘤完全切除,且病理证实已完全切除,无区域淋巴结转移(除了头颈部病灶外,需要淋巴结活检或切除以证实无区域性淋巴结受累)
I a	肿瘤局限于原发肌肉或原发器官
I b	肿瘤侵犯至原发肌肉或器官以外的邻近组织,如穿过筋膜层
II	肉眼所见肿瘤完全切除,肿瘤已有局部浸润或区域淋巴结转移
II a	肉眼所见肿瘤完全切除,但镜下有残留,区域淋巴结无转移
II b	肉眼所见肿瘤完全切除,镜下无残留,但区域淋巴结转移
II c	肉眼所见肿瘤完全切除,镜下有残留,区域淋巴结有转移
III	肿瘤未完全切除或仅活检取样,肉眼有残留肿瘤
III a	仅做活检取样
III b	肉眼所见肿瘤大部分被切除,但肉眼有明显残留肿瘤
IV	有远处转移,肺、肝、骨、骨髓、脑、远处肌肉或淋巴结转移(脑脊液细胞学检查阳性,胸腔积液或腹水以及胸膜或腹膜有瘤灶种植等)

【危险度分组】根据年龄、肿瘤大小、病理、分期分为低危、中危、高危3组(表6-6)。

表6-6	横纹肌肉瘤危险度分组		
危险组	病理亚型	TNM 分期	IRS 分组
低危	胚胎型	1	I ~ III
低危	胚胎型	2~3	I ~ II
中危	胚胎型、多形型	2~3	III
中危	腺泡型、多形型	1~3	I ~ III
高危	胚胎型、多形型、腺泡型	4	IV

【治疗】应用手术、化疗、放疗等综合治疗,达到最好的

效果。

1. **手术** 最好能做完整的肿瘤切除或仅有镜下残留,罕有须做截肢、眼眶或盆腔清扫者。为了保存器官及其功能如膀胱、阴道、子宫,可先用化疗或加放疗,使肿瘤缩小,再进行手术。如第一次手术仅做肿瘤部分切除,可经化疗和/或放疗3~6个月后再次手术。

2. **放疗** 除腺泡型外,I期横纹肌肉瘤不做放疗,II~IV期则须放疗。腺泡型横纹肌肉瘤易有局部复发,故I期也做放疗。为避免短期大剂量如5 040cGy或更大量(6 000cGy于6周内完成),故拟用多次较长期小剂量治疗,以减少早期及晚期放射线损伤。

3. **化疗** 全部患儿均用化疗,减少了根治手术扩大化的需求。化疗方案多采用美国COG的方案,主要化疗药物包括环磷酰胺(CTX)、放线菌素D(AMD)及长春新碱(VCR),其中低危组化疗方案主要应用VCR及AMD。中危组方案中则加入伊立替康(irinotecan)。高危组及复发患者多加入阿霉素、异环磷酰胺和依托泊苷等药物,化疗原则为早期、联合、足量、交替等。总疗程约42~48周。

【瘤灶评估】化疗中每间隔2疗程进行疗效的评估,包括原发瘤灶以及转移瘤灶大小;化疗每间隔4疗程,原发瘤灶、转移瘤灶以及肺部和头颅等容易转移部位评估。

【诊治要求】

1. **关于病史和查体** 详细询问病史:外地就医的诊治过程及转归。入院查体注意基本测量,专科查体中注意瘤灶局部压迫症状、瘤灶破裂等。

2. **关于病理** 本院及其他三甲医院完善肿瘤病理会诊,并行 *PAX-FOXO1* 基因检查。

3. **治疗前分期分组相关检查** 原发部位增强CT、B超及容易转移部位B超、头颅MRI,肺CT,全身PET-CT扫描。骨髓常规或高度怀疑骨髓转移需做骨髓活检。

4. **脏器功能评估和肿瘤标志物检查** 心电图、心脏彩超、肝肾功能、听力、血常规、尿常规、便常规、免疫功能。血 LDH 等肿瘤负荷检查,完善伊立替康药理靶点检查。

5. **病情告知** 在患儿明确诊断、临床分期和分组,制订治疗方案后,由上级医师向家长详细告知病情及预后,签署知情同意书。

6. **第一次化疗时注意事项** 密切监测血生化、凝血象、血常规;注意监测患儿可能出现的肿瘤溶解、肿瘤破裂等表现,严格保持安静,监测生命体征,积极对症。

(王希思　李斯慧　段　超　马晓莉)

第八节　尤因肉瘤

尤因肉瘤最早由 James Ewing 在 1921 年报道,病理学上显示为小圆细胞肿瘤。随着在病理学、免疫组织化学、细胞遗传学、分子生物学方面的研究进展,学者发现尤因肉瘤与 Askin 肿瘤、原始神经外胚层肿瘤(primitive neuroectodermar tumor,PNET)均有同一基因的突变,最典型的为 t(11;22)(q24;q12),故在分类上将其均归为"尤因肉瘤家族"(Ewing's sarcoma family of tumor,ESFF)。

这类肿瘤恶性程度高、易复发、预后差。可发生在各个年龄阶段,好发于儿童和青少年。男女发病比例约为(2~2.5):1。近年来尤因肉瘤的治疗方案不断改进,生存率有了极大的提高,目前局部肿瘤的 5 年生存率为 65%~75%,单纯肺部转移者生存率为 50% 左右,而其余部位转移患者的生存率则小于 30%。出现复发或转移的患者预后不良,故目前对复发和转移患者的治疗显得尤为突出。

【诊断依据】

1. **症状和体征** 生长迅速伴有疼痛的肿块,以及肿块所引起的压迫症状为主要临床表现。另外,根据病变部位、大小、周围器官的侵袭情况以及有无远处转移而出现不同的症状,如局部肿块、活动受限、肌肉无力、神经疼痛、胸腔积液、大小便障碍等。转移部位以骨髓、淋巴结、肺、中枢神经系统和肝脏多见。

2. **分子生物学**　特异性染色体易位是 ESFT 的重要诊断特征。ESFT 多数病例都表达几种不同相互易位中的一种,大部分相互易位涉及集中在染色体 22q12 上单基因位点(即 *EWSR1* 基因)内的断裂点。在 85%~90% 的 ESFT 病例中,通过荧光原位杂交技术(fluorescent in-situ hybridization,FISH)方法或 RT-PCR 技术实现融合基因的检测,检出频繁性染色体易位 t(11;22)(q24;q12)使 22 号染色体上 *EWSR1* 基因的 5' 端与 11 号染色体上 Friend 白血病融合位点 -1(Friend Leukemia Integration Locus-1,*FLI-1*)基因的 3' 端融合。另外,在缺乏 *EWSR1-FLI1* 易位的 ESFT 中,类似易位使 *EWSR1* 基因与其他与 *FLI1* 结构同源的 ESFT 家族基因(即 *ERG*、*ETV1*、*ETV4* 或 *FEV*)融合,分别形成 t(21;22)(q22;q12)、t(7;22)(p22;q12)、t(17;22)(q12;q12)或 t(2;22)(q35;q12)易位。

3. **影像学检查**　对原发部位最好选择 MRI 检查,因 MRI 可更好地显示肿瘤对周边组织如神经、血管及骨髓侵犯程度。局部的病理活检是必需的。除此之外,尚需对肿瘤是否转移进行评估,可行胸部 CT 评价肺转移,骨扫描评价骨转移,PET/CT 较骨扫描能更准确地发现骨转移。

【鉴别诊断】急性化脓性骨髓炎、骨原发性网织细胞肉瘤、溶骨型骨肉瘤、骨淋巴瘤、嗜伊红肉芽肿、转移的神经母细胞瘤和白血病等。

【病理分型】肉眼见肿瘤为髓腔内灰白色软肿物,大体呈不规则分叶状或多结节状,包膜少而不完整,质软而脆。肿瘤内常有坏死、液化和出血。组织学检查显示形态一致的小圆形或卵圆形肿瘤细胞被多少不等的纤维组织分隔成巢团状。尤因肉瘤没有特异的免疫表型,较为特异的是糖原染色(periodic acid schiff,PAS)阳性,90% 的 EWS 表达 CD99,80%~90% 波形蛋白阳性,还可表达 NSE 和 S100。

【临床分期】尤因肉瘤目前尚无获得国际公认的分期标准,有些协作组或单中心研究将年龄、性别、肿瘤的大小及有无转移等因素作为分期依据。

【治疗】目前的治疗方案主要以放疗或手术治疗达到局部控制,同时全身化疗及靶向治疗防止肿瘤复发。

1. **化疗** 一线化疗药物主要为环磷酰胺(CTX)+长春新碱(VCR)+阿霉素(ADR)的 VDC 方案。异环磷酰胺(IFO)+依托泊苷(VP-16)的 IE 方案。VDC 和 IE 交替进行,化疗间隔为 14~21 天,总疗程 48 周。

2. **手术** 最佳手术方案时保证切缘干净的广泛性整块切除术。如果条件允许,可在 12 周的化疗结束后进行。放疗后延迟手术在放疗开始 12 周的化疗后。如果需要放疗后手术,那么手术应该在 30 周的化疗结束后进行。

3. **放疗** 尤因肉瘤对放疗极为敏感,是局部治疗的重要措施。包括局部、全肺及全身放疗等。局部放疗在 12 周的化疗后开始单纯放疗。全肺放疗用于肿瘤伴肺部转移者,对孤立的肺部转移灶有较好的治疗效果。

另外,靶向治疗逐渐成为研究新热点,目前主要集中在胰岛素样生长因子受体(IGF-1R)、EWS、*ETS* 融合基因、西罗莫司靶蛋白(mTOR)等方面,但目前均处于临床试验阶段。

【预后】该类肿瘤具有高度侵袭性的恶性肿瘤,生长迅速,可局部复发和远处转移,多经血液转移至肺部、肝和骨,也可转移至淋巴结。目前已知的影响预后的因素包括年龄、治疗反应及是否存在转移等。随着影像学技术、手术操作技术及化疗方案的进一步完善,5 年无病生存率已由原来的 20%~30% 升至 50% 左右,但已发生转移和复发的患儿预后仍较差。

【诊治要求】本病恶性程度高,明确诊断后需尽快开始治疗,患儿入院后应完善:

1. **关于病史和查体** 详细询问病史:外地就医的诊治过程

及转归。入院查体注意基本测量,专科查体中注意瘤灶局部压迫症状、瘤灶破裂等。

2. 关于病理 本院及其他肿瘤专科医院完善肿瘤病理会诊,完善 *EWSR-1* 融合基因检查。

3. 治疗前分期分组相关检查 原发部位增强 CT、B 超及易转移部位 B 超、头颅 MRI、肺 CT、全身 PET-CT 及骨扫描,骨髓涂片检查或高度怀疑骨髓转移需做骨髓活检。

4. 脏器功能评估和肿瘤标志物检查 心电图、心脏彩超、肝肾功能、听力、血常规、尿常规、便常规、免疫功能。血 LDH 等肿瘤负荷检查。

5. 病情告知 在患儿明确诊断、临床分期和分组,制订治疗方案后,由上级医师向家长详细告知病情及预后,签署知情同意书。

6. 第一次化疗时注意事项 密切监测血生化、凝血象、血常规;注意监测患儿可能出现的肿瘤溶解、肿瘤破裂等表现,严格保持安静,监测生命体征,积极对症。

（赵 倩 赵 文 张大伟）

第九节 恶性生殖细胞瘤

恶性生殖细胞瘤(malignant germ cell tumors,MGCTs)的发生与原始生殖细胞(primordial germ cells,PGCs)和精原干细胞(spermatogonial stem cell,SSC)染色体缺陷、表观遗传学异常、减数分裂过程中的细胞增殖及细胞凋亡调控机制异常等有关。其病理学特点是在同一肿瘤中有不同类型细胞的混合。生殖细胞肿瘤可发生于任何一个原始生殖腺正常或异位移行的部位,在人胚生成过程中,正常生殖细胞经中线及背侧肠系膜迁移,故除原发于卵巢及睾丸外,生殖细胞瘤多发在中线上。

一般分为生殖腺和非生殖腺生殖细胞肿瘤两类,小儿生殖细胞瘤 70% 发生在性腺外,依次多发于骶尾部、腹膜后、纵隔和脑的松果体区。发生在生殖腺的生殖细胞肿瘤有卵巢和睾丸的成熟型畸胎瘤、未成熟畸胎瘤、内胚窦瘤、胚胎癌、无性细胞瘤等。

常见非生殖腺的生殖细胞肿瘤多位于骶尾部、前纵隔和腹膜后。骶尾部肿瘤大多数生后可以发现，应立即手术。超过1岁恶变率明显增加，可达40%。也有部分患儿因肿瘤压迫直肠时大便变扁，排尿排便困难就诊。直肠指诊即可发现骶前肿物。

肿瘤标志物为 AFP、hCG、NSE 和 LDH 等。要注意1岁以内良性肿瘤 AFP 可以高于正常，一定要随诊到1岁后降至正常。若满1岁仍高于正常，则表明有恶变，应做化疗。常用的 PEB 和 C-PEB 方案，用于术前和术后化疗，手术强调Ⅰ、Ⅱ期切除，无肉眼见肿瘤残留。存活可达70%以上。

【诊断依据】

1. 临床表现

(1)肿块：良性肿瘤多为囊性，生长缓慢。恶性者生长迅速，多为实性、无痛性包块。

(2)压迫症状：肿瘤部位不同，可以出现呛咳、呼吸困难、便秘及尿潴留等。

(3)全身症状：卵巢肿瘤扭转可出现急腹症症状，恶性肿瘤晚期可以出现恶病质和转移部位症状，转移方式可有局部浸润，如大网膜、小肠、膀胱、局部淋巴结或肝脏转移出现伴随症状，少见骨骼、胃转移等。

2. 肿瘤标志物的检查 甲胎蛋白(alpha fetoprotein，AFP)、人绒毛膜促性腺激素 β(β-human chorionic gonadotropin，β-hCG)、乳酸脱氢酶(lactate dehydrogenase，LDH)、特异性神经元烯醇化酶(neuron-specific enolase，NSE) 等，恶性肿瘤和恶变者增高。血清 AFP 测定对于含有卵黄囊成分恶性生殖细胞瘤具有诊断意义，并有助于判断肿瘤是否完全切除，以及尽早发现肿瘤复发和转移。AFP 及 β-hCG 在监测肿瘤进展复发及治疗效果具有重要意义。

3. **影像学检查** 恶性生殖细胞肿瘤在 B 超下表现为肿块内回声不均,可伴有坏死或囊性变。而畸胎瘤含骨骼、牙齿等组织时可有强回声团块,具特征性表现。CT 或 MRI 在检出肿物及判断临床分期上优于 B 超。CT 在判断腹膜后淋巴结有无转移正确率可达 85%,是睾丸肿瘤临床分期的常规方法。而 MRI 对于骶尾部和盆腔病灶的检出及临床分期具有优势。

4. **病理学检查** 诊断标准参照 WHO(2015)生殖细胞肿瘤分类:精原细胞瘤 / 无性细胞瘤、卵黄囊瘤(内胚窦瘤)、成熟性畸胎瘤、非成熟性畸胎瘤(未成熟畸胎瘤及畸胎瘤恶变)、混合性生殖细胞肿瘤,绒毛膜上皮癌、胚胎癌。

【鉴别诊断】本病根据年龄、发病部位及 AFP 或 β-hCG 水平升高等特点可做出初步诊断,最终确诊依靠组织病理学诊断。骶尾部生殖细胞瘤需与先天性囊肿、其他间叶来源的肿瘤如神经原始外胚叶肿瘤等相鉴别。小儿卵巢生殖细胞瘤需与上皮性卵巢肿瘤鉴别。纵隔部位的生殖细胞瘤需与淋巴瘤、神经母细胞瘤等相鉴别。

【临床分期】颅外生殖细胞肿瘤采用 COG 分期方法,按卵巢、睾丸和生殖器以外生殖细胞瘤不同原发部位进行分期(表 6-7~ 表 6-9),颅内生殖细胞瘤分期标准参见中枢肿瘤分期标准。

表 6-7	儿童卵巢生殖细胞瘤分期(COG)
分期	侵犯范围
I	病灶局限于一侧或双侧卵巢,完整切除,切缘或区域淋巴结无镜下残留,肿瘤标志物在合适半衰期* 内降至正常
II	镜下残留;包膜侵犯;或镜下淋巴结侵犯
III	肉眼残留;腹膜后淋巴结阳性(淋巴结 >2cm),相邻内脏受侵
IV	远处转移,包括肝、肺、骨、脑及远处淋巴结等

注:*AFP 半衰期为 5 天,β-hCG 半衰期为 16 小时

表6-8	儿童睾丸生殖细胞瘤分期（COG）
分期	侵犯范围
Ⅰ	肿瘤局限于睾丸,经腹股沟高位睾丸切除术完整切除。影像学和病理检查均无睾丸以外的病灶证据。肿瘤标志物在合适半衰期*内降至正常
Ⅱ	经阴囊睾丸切除伴肿瘤溢出;阴囊或高位精索镜下病灶残留(>0.5cm);肿瘤标志物不能降至正常或升高
Ⅲ	肉眼残留;腹膜后淋巴结阳性(淋巴结 >2cm)
Ⅳ	远处转移,包括肝、肺、骨、脑及远处淋巴结等

注:*AFP 半衰期为 5 天,β-hCG 半衰期为 16 小时

表6-9	性腺外生殖细胞瘤分期（COG）
分期	侵犯范围
Ⅰ	肿瘤完整切除,骶尾部肿瘤切除尾骨,切缘或区域淋巴结无镜下残留,肿瘤标志物阳性或阴性
Ⅱ	镜下残留;囊壁侵犯;或镜下淋巴结侵犯,肿瘤标志物*阳性或阴性
Ⅲ	肉眼残留或仅做活检;肉眼淋巴结累及,腹水或胸腔积液细胞学检查找到肿瘤细胞,肿瘤标志物阳性或阴性
Ⅳ	远处转移,包 221 括肝、肺、骨、脑及远处淋巴结等

注:*AFP 半衰期为 5 天,β-hCG 半衰期为 16 小时

【治疗】治疗原则:按不同危险因素进行分层治疗,及时完整切除肿瘤结合辅助化疗的综合治疗。早期患儿在保证疗效基础上减少治疗强度以降低毒性,高危患儿采用高强度的治疗策略,常用化疗药物有博莱霉素、依托泊苷、环磷酰胺、顺铂等。预后因素取决于临床分期、组织学类型和分级、手术切除肿瘤有无残留及依据临床需要有无采取其他如化疗及放疗等综合治疗措施。

【诊治要求】

1. 关于病史和查体　详细询问病史:外地就医的诊治过程及转归。入院查体注意基本测量,专科查体中注意瘤灶局部压迫症状、第二性征发育情况、瘤灶破裂等。

2. 关于病理　建议由有病理诊断经验的两家三级甲医院完善肿瘤病理会诊,诊断一致方可治疗。

3. 治疗前分期分组相关检查　原发部位增强 CT 或 / 和 MRI、肺部 CT、易转移部位 B 超,有头痛、骨痛等症状者给予头颅 MRI、骨扫描。对于青春期患儿应注意检查骨髓涂片检查,必要时给予骨髓活检及染色体等相关检查。

4. 脏器功能评估和肿瘤标志物检查　心电图、心脏彩超、肝肾功能、听力、血常规、尿常规、便常规、免疫功能。血 LDH、AFP、HCG 等肿瘤标志物。

5. 病情告知　在患儿明确诊断、临床分期和分组,制订治疗方案后,由上级医师向家长详细告知病情及预后,签署知情同意书。

6. 第一次化疗时的注意事项　密切监测血生化、凝血象、血常规;注意监测患儿可能出现的肿瘤溶解、肿瘤破裂等表现,严格保持安静,监测生命体征,积极对症。

(王希思　赵　文　赵　倩　张大伟)

第十节　其他少见肿瘤

一、胸膜肺母细胞瘤

肺母细胞瘤(pulmonary blastoma,PPB)又称肺胚胎瘤,是一种罕见的、主要发生于婴幼儿肺和胸膜的高侵袭性恶性肿瘤。发病率占肺原发恶性肿瘤的 0.25%~0.5%。2004 年 WHO 分类将其归为肺间叶性肿瘤。临床和病理上均有其独特表现,肿瘤主要位于胸腔,多位于肺的周边,甚至胸膜,常伴有胸腔积液。

目前认为儿童 PPB 是家族癌症综合征的表现之一,约 20% 患儿具有遗传性肿瘤易感倾向,部分患儿存在 *DICER1* 基因的杂合突变。

【病理类型】瘤细胞由上皮和恶性间叶细胞成分构成,总体表现似胚胎期 60~90 天的肺组织。根据病理切片、免疫组织化学,按 Dehner 分型分为 Ⅰ、Ⅱ、Ⅲ 三型:

Ⅰ 型:胸膜肺母细胞瘤,呈单纯囊性。

Ⅱ 型:胸膜肺母细胞瘤,呈囊实性,实性区伴横纹肌分化及灶性软骨样结节。

Ⅲ 型:胸膜肺母细胞瘤,完全呈实性,可见间变性未分化肉瘤样成分。

【诊断依据】

1. **胸部 X 线片** 明确肿瘤部位,观察肿瘤的形态边界,有无胸腔积液,观察骨受影响的程度,以区别胸壁肿瘤。

2. **CT 和 MRI 检查** 可以显示胸膜、纵隔以及肺受累的情况、肿瘤的边界、囊实性以及与大血管的关系。CT 的特征性影像是诊断 Ⅱ、Ⅲ 型胸膜肺母细胞瘤的有效方法。头颅 MRI 除外颅内转移。

3. **骨髓穿刺检查和骨扫描** 如果怀疑有转移,应行骨髓穿刺及骨扫描。

4. **超声检查** 有助于判定肿瘤的囊实性,肿瘤和胸膜及肺实质的关系。

5. **活组织检查** 因为活检容易引起肿瘤扩散,所以不主张先活检。但有些不能完整切除或不能确定肿瘤者,可行穿刺或胸腔镜活检。

【鉴别诊断】应与肺先天性囊性腺瘤样畸形、胚胎性横纹肌肉瘤、间皮瘤、滑膜肉瘤、原始神经外胚叶肿瘤等良恶性病变鉴别。

【治疗】胸膜肺母细胞瘤恶性程度高,需要化疗、放疗加手术联合治疗。化疗药物的选择包括长春新碱、环磷酰胺、阿霉素、顺铂、依托泊苷等。如果有明确残留病灶,且无法二次手术,建议进行放疗。

【预后】PPB 的预后与病理类型、是否转移或播散、肿瘤能否完全切除有关。早期诊断、早期治疗是决定预后的关键。

二、滑膜肉瘤

滑膜肉瘤(synovial sarcoma)是儿童中较少见的肿瘤,是恶性程度较高的软组织恶性肿瘤,属于间叶源性肿瘤,好发于四肢和躯干的关节周围。

【诊断依据】此肿瘤起源于具有向滑膜组织分化潜能的间叶细胞,是一种较少见的软组织恶性肿瘤,占软组织恶性肿瘤的5.6%~10%。

1. **症状体征** 滑膜肉瘤病程长短不一,无典型的临床症状,主要症状是局部疼痛和肿胀,有时疼痛不明显,待发现肿块时已属晚期,肿块质硬韧,移动差,边界不清,肿块可进行性增大,也可静止不变,然后突然迅速增大。近关节肿块,常有关节活动功能障碍。

2. **影像学检查** MRI 更具有诊断价值,主要表现为邻近关节,尤其下肢大关节;肿块内钙化或骨化;核磁共振 $T_2WI/STIR$ 像瘤内大小近似的“卵石”状稍高信号结节及“网隔”状低信号间隔,增强后“卵石”样结节不强化或轻度强化,而间隔明显强化。

【鉴别诊断】滑膜肉瘤应与婴儿型纤维肉瘤、平滑肌肉瘤和恶性神经鞘瘤区分。超过 95% 的滑膜肉瘤存在 t(X;18)(p11.2;q11.2)易位产生 *SS18-SSX* 融合基因,包括常见的 *SS18-SSX1* 和 *SS18-SSX2* 及少见的 *SS18-SSX4*。其中 *SS18-SSX1* 占 65%,*SS18-SSX2* 占 35%。如果检出上述两型的特异性融合基因的任意一型,对滑膜肉瘤具有诊断性。

【治疗】目前多采用局部广泛切除辅以放射治疗和化疗,较少采用截肢术,手术完整切除肿瘤仍是主要治疗方法。系统化疗有利于完整切除原发病灶和减少肿瘤转移,主要应用异环磷酰胺,联合阿霉素化疗;对于肿瘤切缘未能干净切除及有镜下残留者应考虑放疗。

三、纤维肉瘤

儿童主要为婴儿型纤维肉瘤(infantile fibrosarcoma),是一种相对少见的肿瘤,又称为先天性纤维肉瘤,75% 发生于 1 岁以下患儿。发生于新生儿、婴儿和年幼儿童,发病年龄多界定在 10 岁以下。

【诊断依据】纤维肉瘤分为成人型和婴儿型,2002 年 WHO 软组织肿瘤中指出,婴儿性纤维肉瘤(infant fibrosarcoma,IFS)的组织学表现与典型的成人型纤维肉瘤相同,但预后明显较好。发生于婴儿和年幼儿童,罕见转移,自然病程类似纤维瘤病。

1. **症状和体征** 临床多表现为婴幼儿肢体肿块进行性增大。相对于小儿体积来说,瘤体常较大,可发生于浅表和深部结缔组织,边界常较清楚,质地较软,并富有细胞,可伴有坏死和出血。

2. **实验室检查** 大多数婴儿型纤维肉瘤有诊断意义的染色体易位 t(12 ;15)(p13 ;q25),导致 *ETV6-NTRK3* 融合基因,形成 TRK 融合蛋白。这些易位用 RT-PCR 或 FISH 容易显示。婴儿型纤维肉瘤的其他细胞学异常包括 17 号染色体短臂缺失和 t(12 ;13)。

【鉴别诊断】婴儿型纤维肉瘤的鉴别诊断包括小儿良性和恶性梭形细胞肿瘤等,其中最困难的是婴儿型纤维肉瘤与细胞丰富的婴幼儿纤维瘤病(如腱鞘纤维瘤、结节性筋膜炎、腹壁韧带样瘤)的鉴别。主要依据病理形态学。

【治疗】IF 很少转移,预后良好,80% 以上可以治愈。手术切除仍是治疗的主要手段,但手术方法已经从最初的治疗方式演变为多学科联合的方式,从截肢术发展到化疗后的保肢手术。最常用的化疗方案包括长春新碱、放线菌素 -D 和环磷酰胺

（VAC）等。近年来 TRK 抑制剂开始进入临床试验。

【预后】婴儿型纤维肉瘤的组织学表现虽与典型的成人型纤维肉瘤基本相同,但预后明显较好,罕见转移,自然病程类似纤维瘤病,局部复发率很高。

四、胰母细胞瘤

胰母细胞瘤（pancreatoblastoma）是胰腺发生的一种少见的恶性肿瘤,好发年龄为 2~5 岁,平均为 4 岁,大部分可见甲胎蛋白（AFP）升高。可转移至肝、肺、脑等。本病恶性度高,往往发现较晚,预后不良。

【诊断依据】此肿瘤的来源与肝母细胞瘤和肾母细胞瘤相似,来源于胰腺的胚芽组织,又称儿童型胰腺癌。有文献认为 11 号染色体的缺失与此肿瘤的发生有关。

1. **症状和体征**　主要表现为腹部包块、腹痛、乏力、食欲缺乏、体重下降等,如果侵犯胰头可以出现梗阻性黄疸、胃肠道出血等。超声和 CT 等可见胰腺占位,实性,可有坏死和钙化,周围侵犯严重。发生于胰头者,多合并胆道和胰管扩展。极少数患儿合并有 Beckwith-Wiedemann 综合征。37% 的肿瘤转移,常见转移部位为肝、脾、肺和局部淋巴结。

2. **实验室检查**　肿瘤标志物血清 AFP 多增高;影像学肿瘤多为实性,呈单发,巨块,不规则分叶状,边界不清,密度与胰腺相近或略低且不均匀,其内可见大小不等的更低密度的囊变坏死区,散在或聚集的不同程度钙化或骨化。

【鉴别诊断】临床上需与胰腺内分泌肿瘤、腺泡细胞癌等疾病相鉴别,组织病理多可鉴别。

【治疗】手术是重要的治疗手段,可行部分胰腺切除,或胰腺十二指肠切除。若能一期完全切除肿瘤,则可不化疗。但由于肿瘤侵犯严重,多数病例需要术前化疗,顺铂联合多柔比星常常有效。放疗对本病也是有效的。

（段　超　金　眉　马晓莉）

第十一节 实体肿瘤相关性贫血

肿瘤相关性贫血(cancer related anemia,CRA)主要指肿瘤患者在肿瘤发展及治疗过程中发生的贫血,即外周血中单位容积内红细胞(RBC)数量减少或者血红蛋白(Hb)浓度减低,导致机体不能对周围组织和细胞充分供氧的疾病。

【流行病学】CRA 是恶性肿瘤常见并发症之一,CRA 的发生率与肿瘤类型、恶性程度以及治疗方案密切相关。中国实体肿瘤相关贫血发生率为 3.3%~29.2%。

【分级】根据血红蛋白减低程度,肿瘤相关性贫血严重程度分为 0~4 级(表 6-10)。

级别	NCI [Hb/(g·dl⁻¹)]	WHO [Hb/(g·dl⁻¹)]	中国 [Hb/(g·dl⁻¹)]
0 级(正常)	正常值 (男性 >12 ;女性 >11)	≥ 11	正常值 (男性 >12 ;女性 >11)
1 级(轻度)	10.0~ 正常值	9.5~10.9	9.1~ 正常值
2 级(中度)	8.0~9.9	8.0~9.4	6.1~9.0
3 级(重度)	6.5~7.9	6.5~7.9	3.1~6.0
4 级(极重度)	<6.5	<6.5	<3.0

表 6-10 肿瘤相关性贫血严重程度

注:NCI,National Cancer Institute,美国癌症研究所;WHO,World Health Organization,世界卫生组织。欧美国家大多采用 NCI 贫血分级标准

【病因及发病机制】CRA 产生可以由多种因素引起,归纳起来主要包括肿瘤方面因素、肿瘤治疗方面因素两方面。CRA 的确切发生机制至今还未完全明确。

1. **肿瘤相关性贫血**(非化疗相关) 在肿瘤患者中,铁缺

乏最常见原因是铁吸收不足(如胃切除术)、失血性铁丢失过多(如子宫、胃肠道、泌尿道出血,手术时大量失血)以及其他的肿瘤相关性因素(如肿瘤引起的营养不良、厌食导致的铁摄入不足)。

肿瘤本身所致的慢性病性贫血(anemia of chronic disease, ACD)是由于炎性细胞因子(如 TNF、IL-1、IFN)的释放抑制 EPO 生成,同时抑制储存铁的释放和红系祖细胞的增殖。肿瘤本身对骨髓的浸润,肿瘤对肾脏浸润使得肾脏细胞受到破坏,肾脏释放 EPO 不足,这些都会对骨髓造血功能产生影响,进而引起肿瘤相关性贫血。贫血是低增生性、正细胞正色素性,血清铁和转铁蛋白饱和度降低,铁蛋白正常或升高,说明是铁的利用障碍而非铁缺乏。

肿瘤患者发生的溶血性贫血主要为自身免疫性溶血(如冷凝集素抗体、淋巴增殖性疾病、实体肿瘤等)。

2. **放 / 化疗导致的肿瘤相关性贫血** 细胞毒性药物能促进红系细胞凋亡,同时还能造成肾脏损害,损伤肾小管细胞导致内源性 EPO 减少而引起贫血。

针对肿瘤进行的放化疗治疗也会导致铁利用障碍、红系分化和增殖受损、红细胞寿命缩短、骨髓对 EPO 的反应钝化等,从而引起贫血。

抗肿瘤药物(如顺铂)、全身照射(如骨髓移植)可诱发溶血性贫血。

【临床表现】CRA 可以引起很多临床症状,如疲劳、乏力、眩晕、心跳过速、认知缺损、气短等。CRA 发生时,贫血引起的组织氧合障碍可以刺激血管新生因子高表达,进而促进肿瘤的发生、发展以及转移,同时降低患者化疗敏感性,增加化疗后输血概率,损伤器官的功能,最终降低患者生命质量和生存率。

【治疗】

1. **输血治疗** 输血是治疗肿瘤相关性贫血的主要方式,可以迅速升高血红蛋白水平,缓解患者临床贫血症状。然而,输血所致过敏性反应、急性溶血反应、同种异体免疫反应、反复输血引起的铁过载、输血传播病毒、循环负荷过重等问题也是显而易见的。

2. **EPO 治疗** 从 20 世纪 90 年代开始促红细胞生成素类药物(ESA)治疗成为治疗 CRA 的最重要方法,EPO 是临床上最常用 ESA 类药物。EPO 通过加速骨髓红系造血恢复、补充内源性 EPO 不足,从而达到改善贫血目的。EPO 治疗可以减少输血、改善患者生活质量。但 EPO 起效较慢,大约 2~4 周起效,对于 1/3 CRA 患者无效。

EPO 纠正贫血可以改善 CRA 患者乏氧状态,提高抗肿瘤治疗疗效、改善生存质量。但 EPO 治疗的安全性有待观察,个别研究表明 EPO 可以刺激肿瘤细胞生长。

3. **补充铁剂** 确切存在由于铁摄入减少、失血等原因引起的缺铁性贫血,可给予铁剂补充。一般给予口服补铁治疗,严重的不能口服的给予静脉补铁治疗。但 CRA 患者往往同时存在铁利用障碍,所以在没有确切缺铁证据情况下不主张盲目补铁治疗。

(苏 雁 马晓莉)

第十二节 实体肿瘤相关出血异常

实体肿瘤相关出血、血栓问题是涉及实体瘤出凝血的一系列问题,由于血浆凝血系统失衡、血小板数量或功能异常、血管异常或凝血因子异常所致。恶性肿瘤患者,可表现为高凝状态或 DIC,临床表现血栓和 / 或出血。本节主要介绍实体肿瘤相关出血异常,血栓将在第十三节介绍。

【出血病因】

1. **血小板异常** 恶性肿瘤骨髓浸润、化疗药物或放射治疗引起骨髓抑制、免疫诱导均可出现血小板数量减少,而引发出血。而在 CML、ET 等骨髓增殖性疾病中,即使血小板数量不低,由于血小板功能异常,也可表现为出血。

2. **获得性凝血异常** 凝血因子合成障碍、凝血因子消耗过多、血液中存在异常抗凝物质是获得性凝血因子缺陷的主要病因。肝细胞是合成各种凝血因子的器官,肝脏肿瘤、肿瘤转移到肝脏、浸润或化疗后肝功能严重损害,可出现各种凝血因子水平低下、获得性依赖维生素 K 凝血因子缺乏(F II、VII、IX、X)所致出血。获得性凝血因子抑制物,如 F VIII 抑制物可发生于非血友病 A 的恶性肿瘤患者。

3. **弥散性血管内凝血** 实体肿瘤是引发弥散性血管内凝血(disseminated intravascular coagulation,DIC)的病因之一。伴有 DIC 的实体瘤患者,70% 为 III / IV 期肿瘤患者,往往伴有巨大肿瘤负荷,或转移至骨髓,可表现为亚急性 DIC。实体肿瘤合并慢性、亚急性 DIC 相对较多,常常是无症状的、只是实验室指标提示 DIC;合并急性 DIC 相对少见,临床表现为微循环衰竭、多脏器功能障碍及广泛性出血。易发生 DIC 的实体肿瘤类型包括原发于消化道的腺癌、胰腺癌、肺癌、乳腺癌、前列腺癌,儿童可见于神经母细胞瘤、横纹肌肉瘤、肾母细胞瘤等。肿瘤细胞可表达组织因子、纤溶蛋白、凝血酶原激活剂,从而诱导低纤溶状态,而发生 DIC。另外,肿瘤细胞合成和释放各种细胞因子,或者刺激其他细胞激活细胞因子系统,在肿瘤相关 DIC 中扮演重要角色。

【出血治疗】

1. **输注血小板** 当血小板 $<20 \times 10^9/L$,应给予预防性输注血小板;当血小板 $<10 \times 10^9/L$,患者可能发生严重威胁生命出血,需要紧急输注血小板。

2. **获得性凝血因子缺陷**

(1)积极治疗肝功能损害。

(2)可给予维生素 K_1 口服或肌内注射,5mg/d。

(3)出血严重或有创操作前,可给予新鲜冰冻血浆或凝血酶原复合物补充凝血因子。

(4)获得性凝血因子抑制物:浓缩凝血因子制剂、PCC、新鲜冰冻血浆、冷沉淀等,必要时给予免疫抑制治疗:泼尼松、环磷酰胺、IVIG 或血浆置换治疗。

3. DIC **原发病治疗** 是终止 DIC 病理过程的最为关键和根本的治疗措施,如果病人能耐受化疗,针对肿瘤的特异性化疗应首先给予。一旦病人对化疗有反应,DIC 往往在化疗 2 周内得以控制。对于患者以出血为主可给予替代治疗,如输注血小板、血浆、冷沉淀;若处于高凝期、有明显栓塞症状,可给予肝素治疗。不建议常规给予抗纤溶治疗,如果存在纤溶亢进,而常规治疗无效,可给予抗纤溶治疗。

(苏 雁 马晓莉)

第十三节 实体肿瘤相关血栓

静脉血栓栓塞症(venous thromboembolism,VTE)包括深静脉血栓(deep venous thrombosis,DVT)和肺血栓栓塞症(pulmonary thromboembolism,PE),是恶性肿瘤常见并发症之一,发生率为 4%~20%,是肿瘤患者死亡的第二大病因。恶性肿瘤患者中 VTE 的发病率是正常人群的 5~6 倍。

【危险因素】

1. **自身因素** 当患者合并肺部疾病、感染、肾病、肥胖、高血压、糖尿病等基础疾病时,发生 VTE 风险增加。

2. **肿瘤因素** 与肿瘤的生物学行为有关,如原发肿瘤位置、肿瘤类型、肿瘤分期等。在确诊恶性肿瘤后的 3 个月内,VET 发生风险最高;肿瘤转移加重血液高凝状态,有远处转移者发生 VET 风险进一步升高。

3. **治疗相关因素** 患者化疗期间发生 VTE 概率增加。肿瘤患者应用化疗药物可引起血管内皮细胞的毒性反应及损伤;应用血管生成抑制药物如沙利度胺、来那度胺、贝伐单抗等也增加肿瘤患者 VTE 风险;在治疗过程中纠正贫血使用 EPO、红细胞输注、GM-CSF、G-CSF 等都有可能增加血栓事件。

【发病机制】

1. **高凝状态** 肿瘤细胞产生促凝物质、分泌细胞因子,激活凝血和纤溶系统,导致肿瘤患者体内呈高凝状态。

2. **内皮损伤** 肿瘤直接侵犯血管、外科手术、肿瘤治疗药物以及留置中心静脉导管等均可造成血管内皮损伤。

3. **静脉血流淤滞** 肿瘤患者因手术、全身衰竭等原因长期卧床和 / 或肿瘤本身压迫静脉可使静脉血流缓慢,血液黏滞度增加,进而血栓形成。

【临床表现】DVT:肢体不对称性肿胀、活动受限、肢体局部皮肤温度改变、静脉走行部位压痛等。PE:突发原因不明的呼吸困难 / 低氧血症、晕厥、低血压 / 休克、心搏骤停或胸痛、咯血,胸片显示肺部阴影和胸腔积液,或严重程度与基础疾病不平行。

【治疗】

1. **普通肝素(UFH)、低分子量肝素(LMWH)** LMWH 治疗时不需常规进行血液指标监测,肝素诱导的血小板减少也少见。除抗凝作用外,LMWH 可能具有调节肿瘤生长、增殖、浸润、转移和血管生成等抗癌作用。对于合并 VTE 的肿瘤患者,低分子量肝素长期治疗效果更佳。

2. **维生素 K 拮抗剂** 肿瘤患儿使用华法林治疗给药困难、难于监测,且可与多种药物相互作用影响,增加 VTE 复发风险及出血并发症。如果采用华法林作为长期用药,应该有一个 5~7 天过渡期,在此期间,联合使用注射用抗凝药物(如普通肝素、低分子量肝素)与华法林,直至 INR $\geqslant$ 2。

3. **新型口服抗凝剂** 直接凝血酶抑制剂(如达比加群酯、阿加曲班、比伐芦定)、直接 Xa 因子抑制剂(如利伐沙班、阿哌沙班等),可以减少患者负担,并获得较好的临床疗效。

(苏 雁 马晓莉)

第十四节　实体肿瘤破裂

儿童实体肿瘤破裂和出血通常是指非创伤性肿瘤本身破裂引起的肿瘤周围、肿瘤被膜下以及腹腔内、胸腔内等部位出血。大多是由于肿瘤本身的病理因素引起。在儿童实体肿瘤中以神经母细胞瘤、肝脏肿瘤（主要为肝母细胞瘤）、肾母细胞瘤和软组织肿瘤等自发性破裂较为常见。发生部位以腹腔和胸腔多见。

肿瘤破裂出血往往急剧、凶险，需要立刻抢救，同时或病情稳定后应积极考虑针对原发病灶的治疗。

【紧急处理】

1. **密切监测生命体征**　出血量较小者，应平卧休息，限制活动，腹带加压包扎；出血量大、有失血性周围循环衰竭的，应严密监护血压、脉搏、呼吸、心率及神志情况，给予抗休克治疗。

2. **基本护理**　神志与表情、脉搏、血压与脉压、呼吸、尿量监测和体温。一切护理操作均要快而准确，注意保暖、保持安静和充分休息。

3. **保持气道通畅**　气道通畅是通气和给氧的基本条件。迅速清除口腔及呼吸道内分泌物及异物。必要时气管插管，给予无创正压通气，及时改善缺氧状态。

4. **补充血容量**　出血较小者可仅给予补充晶体液；出血量大，有失血性周围循环衰竭者，应及时输注红细胞，或酌情给予血浆和血小板。尽快建立起2~3个通道。静脉选择近心端穿刺。一条静脉用作扩容，另一条及时输入各种抢救药品。随输液通道的建立，给予大量快速补液。原则上补液超过失血量。

5. **抗休克治疗**　严重休克患者，迅速给予 10~20ml/kg 生理盐水，随后最好补充红细胞。在恢复容量中，尚不能满足复苏的要求时，应输注红细胞，使血红蛋白达到 10g/dl 以上。且尿量需达到 0.5~1.0ml/(kg·h)，保持正常心率、正常血压，毛细血管充盈良好，末梢循环转暖。休克者可应用心血管活性药。疼痛可引起休克,疼痛严重患者在必要时可肌内注射曲马多 1mg/kg,伴呼吸困难者慎用。

【止血治疗】

1. **局部出血** 压迫止血或止血带。同时,可通过全身应用药物控制出血。药物包括维生素 K_1、氨基己酸、酚磺乙胺和注射用蛇毒血凝酶等。

2. **血制品** 可根据出血情况酌情补充血浆和血小板。可给予纤维蛋白原、凝血酶原复合物及其他凝血因子输注。

3. **手术止血** 难以控制的出血,应在补充血容量的同时进行手术止血,手术先用压迫、填塞、包扎等暂时控制出血,待血压平稳后手术止血。手术指征为一般情况尚好,明确为实体肿瘤破裂出血,伴休克,短期内血红蛋白迅速下降;不能排除其他原因出血,或其他急腹症需要手术探查者。

【原发病治疗】

1. **手术治疗** 大量腹水或其他重要脏器功能障碍,估计能行肿瘤切除或其他有效治疗。对需手术的患者,应在抗休克的同时,做好必需的术前准备,如配血等,协助有关辅助诊断。

2. **化疗** 紧急化疗治疗,可促使肿瘤局部血管坏死,减少血供。

3. **介入治疗** 阻塞肿瘤相关供血动脉,减少出血部位血流量。

(王希思 马晓莉)

第十五节 实体肿瘤相关腹泻

根据腹泻病程、大便性质、大便的肉眼和镜检所见、发病季节、发病年龄及流行情况,估计最可能的原因。此外需记录患儿临床特点及临床表现,完善病原学检查及相关影像学检查。

1. **记录腹泻的特点** 持续时间、排便次数、频度、大便性状,化疗药用药情况,饮食情况。

2. **一般状况**　消化系统症状及腹部体征,全身状态。

3. **实验室检查**　便常规、血常规及血生化、血气分析等检查。

4. **影像学检查**　腹部 B 超、钡剂造影及内镜检查等。

【治疗措施】病因治疗和对症治疗都很重要。在未明确病因之前,要慎重使用止痛药及止泻药,以免掩盖症状造成误诊,延误病情。对于实体肿瘤患儿,治疗前需判断腹泻性质,明确病因,判断腹泻脱水程度。治疗上可以调整饮食,预防和纠正脱水、合理用药、加强护理,预防并发症。

1. **病因治疗**　对于感染引起的腹泻,需应用敏感抗生素,在无药敏情况下可经验用药。去除引起腹泻的原因,如乳糖不耐受患儿应用免乳糖奶粉,补充消化酶,药物相关性腹泻应立即停用有关药物。

2. **对症治疗**　维持酸碱平衡,纠正水、电解质紊乱,补充营养物质,口服蒙脱石等吸附剂,口服肠道微生态制剂。

3. **液体疗法**　三定:定量、定性、定速。三先:先快后慢、先浓后淡、先盐后糖。三补:见尿补钾、见惊补钙、见酸补碱。

(1)脱水程度判断:

1)轻度脱水:有尿排出,一般情况可,哭时有泪。

2)中度脱水:开始烦躁,易激惹,哭时泪少,眼窝下陷。

3)重度脱水:精神萎靡,甚至昏睡。皮肤相当地干燥,甚至出现了花纹,哭时无泪,无尿排出。

(2)渗透性的判断:

1)低渗:血清钠 <130mmol/L(初期并未有口渴症状,但是极易发生脑水肿)。

2)等渗:血清钠 130~150mmol/L。

3)高渗:血清钠 >150mmol/L(口渴症状明显、高热、烦躁、肌张力增高)。

(3)液体疗法:生理需要量应尽可能口服补充,不能口服或不足者可以静脉滴注 1/5~1/4 张含钠液,同时给予生理需要量。

发热、呼吸加快的患儿应适当增加补液量(体温每增加 1℃,不显性失水增加 12%);营养不良者应注意热量和蛋白质的补充;必要时用部分或全静脉营养。

根据脱水程度及性质补充,即轻度脱水约 30~50ml/kg;中度为 50~100ml/kg;重度为 100~120ml/kg。通常对低渗性脱水补 2/3 张含钠液;等渗性脱水补 1/2 张含钠液;高渗性脱水补 1/5~1/3 张含钠液,如临床上判断脱水性质有困难,则先按等渗性脱水处理。补液的速度取决于脱水程度,原则上应先快后慢。对伴有循环不良和休克的重度脱水患儿,开始应快速输入等张含钠液(生理盐水或 2∶1 等张液),按 20ml/kg 于 30 分钟~1 小时输入。其余累积损失量补充常在 8~12 小时内完成。在循环改善、出现排尿后应及时补钾。对于高渗性脱水,需缓慢纠正高钠血症(每 24 小时血钠下降 <10mmol/L),也可在数天内纠正。有时需用张力较高甚至等张液体以防血钠迅速下降出现脑水肿。

在开始补充累积损失量后,腹泻、呕吐、胃肠引流等损失大多继续存在,以致体液继续丢失,如不予以补充,将又成为新的累积损失。此种丢失量依原发病而异,且每天可有变化,对此必须进行评估,根据实际损失量用类似的溶液补充。

(王希思　马晓莉)

第十六节　实体肿瘤相关高血压

目前中国、美国、欧洲等最新指南采用年龄、性别、身高对应的血压百分位值判断血压水平。按照血压水平分为正常血压、正常高值血压、高血压Ⅰ级、高血压Ⅱ级。2018 年中国 3~17 岁儿童和青少年高血压诊断标准见表 6-11。儿童和青少年个体诊断需要根据 3 个连续检测时点(2 个检测时点间隔 2 周以上)的血压水平进行判断,当 3 个时点收缩压和 / 或舒张压均升高可诊断为高血压,若单次高血压测定血压水平达到Ⅱ级高血压分界点也可诊断。另外,患儿既往有高血压病史,目前正在使用降压药物,虽然未达到诊断标准,仍应诊断为高血压。部分实体肿瘤因本身及相关治疗均可引起儿童及青少年高血压。

表6-11	2018年中国3~17岁儿童和青少年高血压诊断标准
高血压分类	**诊断标准**
正常血压	<P90
正常高值血压	(P90~P95)或≥120/80mmHg
高血压Ⅰ级	(P95~P99)+5mmHg
高血压Ⅱ级	≥P99+5mmHg

【病因】肿瘤所致继发性高血压的原因主要有:

1. 交感神经系统肿瘤 如神经母细胞瘤等具有内分泌功能,可分泌大量儿茶酚胺,兴奋交感神经。

2. 肿瘤侵犯肾脏实质 如肾母细胞瘤、肾透明细胞肉瘤及转移至肾脏的肿瘤,多数患儿可合并高血压。

3. 肾脏血管压迫 肿瘤压迫肾内血管,肾脏缺血,反射性引起肾素分泌增加,全身小动脉收缩,外周阻力增加,血压升高。

4. 肾静脉血/瘤栓。

5. 颅内肿瘤、心血管肿瘤。

6. 治疗相关高血压 化疗药物,如激素类、VEGF抑制剂、蛋白酶抑制剂、环孢素等免疫抑制剂、铂类等。手术后高血压。

【临床表现】儿童及青少年高血压临床表现包括:水肿、惊厥、头痛、呕吐、视物模糊、头晕、少尿、易怒。婴幼儿不会说话,常表现为烦躁不安、哭闹、过于兴奋、易怒、夜间尖声哭叫等。另外,对于交感神经系统肿瘤,如神经母细胞瘤,常伴有阵发性多汗、烦躁、面色潮红、心率增快等。

【治疗】

1. 目标 将血压控制在正常范围,即同年龄儿童血压的第95百分位值以下,但对有合并症的儿童,应将目标血压降至第

90 百分位值以下。

2. 用药　需个体化药物选择很难有固定的方案。Ⅰ期高血压患儿从单药开始,Ⅱ期患儿可能其实即需要一种以上的药物联合治疗。药物治疗宜从小剂量开始,逐渐增大剂量直至达到满意的血压控制水平。优先使用长效抑制剂。

3. 监测和护理　安静卧床、保持安静、减少有创操作;生命体征监测:心率、呼吸、血压、血氧;加强支持治疗:吸氧等;严格记录出入量,液速及液量控制;注意脏器功能保护。完善检查:B超、CT、心脏彩超、测眼压、看眼底等。

4. 化疗间歇期,注意发生低血压的可能,需要及时调整降压药物,即使化疗结束,也需要长期监测血压。

5. 降压药物的选择

(1)利尿剂:呋塞米、氢氯噻嗪、螺内酯。

1)水钠潴留首选。

2)缺点:糖脂代谢异常、血电解质、尿酸代谢紊乱等。

(2)CCB:硝苯地平、硝苯地平缓释片、苯磺酸氨氯地平。

1)适用于各型。

2)优点:无糖脂代谢不良影响。

3)缺点:血管扩张、潮红、头晕、心动过速、感觉异常、低血压、头痛、恶心、呕吐,大剂量可引起周围水肿、心律失常等。

(3)肾素-血管紧张素系统抑制剂:ACEI(血管紧张素转化酶抑制剂)及 ARB(血管紧张素Ⅱ受体拮抗剂):

1)ACEI:卡托普利、贝那普利、依那普利:

①优点:对进行性肾脏损害有保护作用。

②不良反应:咳嗽、皮疹、粒细胞减少、可逆性肾衰竭。

③肾血管狭窄所致肾性高血压不宜应用,因为肾血管狭窄时肾灌注不足,而血管紧张素Ⅱ具有收缩出球小动脉的作用。

2)ARB:缬沙坦、氯沙坦,其优点为 ACEI 与 ARB 联合治疗对降低血压和预防微量白蛋白尿更有效。

(4)β受体拮抗剂:尤其是心率较快者。

普萘洛尔:哮喘、心脏传导阻滞禁用。不良反应是心动过缓。对糖脂代谢有不良影响,故糖尿病患儿在使用胰岛素时可致明显低血糖发生。可引起甘油三酯升高、高密度脂蛋白胆固醇下降、总胆固醇及低密度脂蛋白胆固醇增加。

(5)其他:α受体拮抗剂。

酚妥拉明:主要用于高血压危象,另外是释放儿茶酚胺类肿瘤首选的降压药物。

(6)硝普钠:直接作用于血管的强效非选择性血管扩张药。优点为降压作用可靠易于控制,不会引起心率显著改变。少数病例在长期应用该药后可能发生氰化物中毒,尤其是患儿合并肾功能不全时更易发生。

【高血压危象】急性血压升高超过同龄儿童血压的第99百分位值,若同时伴有心、脑、肾等靶器官的损害称为高血压危象。治疗急性高血压或高血压危象,不论使用何种药物都必须注意控制降压的速度,降压速度不宜过快,若过快可能引起重要器官,特别是脑的灌注障碍,造成神经损伤。一般主张平均动脉压在治疗的最初2小时内下降不超过20%~25%。降压过程中注意瞳孔反射和视力的变化。常用急性危重症高血压的治疗药物有硝普钠、酚妥拉明、尼卡地平、拉贝洛尔等。

(赵 文 马晓莉)

参考文献

1. Philip A Pizzo, David G Poplack. Principles and practice of pediatric oncology. 5th Edition, Philadelphia: Lippincott Williams & Wilkins, 2006: 786-1116.

2. 江载芳,申昆玲,沈颖.诸福棠实用儿科学.8版.北京:人民卫生出版社,2015: 2399-2469.

3. 中国抗癌协会小儿肿瘤专业委员会.中国儿童及青少年横纹肌肉瘤诊疗建议 (CCCG-RMS-2016).中华儿科杂志,2017, 55 (10): 724-728.

4. Friedman DL, Himelstein B, Shields CL, et al. Chemoreduction and local ophthalmic therapy for intraocular retinoblastoma. J Clin

Oncol, 2000, 18 (1): 12-17.

5. 李佩娟. 小儿肿瘤的特点及研究进展. 小儿肿瘤病理学. 北京 : 北京出版社, 2001: 267.

6. Gary H Lyman, Alok A Khorana, Anna Falanga, et al. American Society of Clinical Oncology Guideline: Recommendations for Venous ThromboembolismProphylaxis and Treatment in Patients With Cancer. J Clin Oncol, 2007, 25 (34): 5490-5505.

7. Louis DN, Perry A, Reifenberger G, et al. The 2016 World Health Organization Classification of Tumors of the Central Nervous System: a summary. Acta Neuropathol, 2016, 131 (6): 803-820.

8. M Aapro, Y Beguin, C Bokemeyer, et al. Management of anaemia and iron deficiency in patientswith cancer: ESMO Clinical Practice Guidelines. Annals of Oncology, 2018: 1-15.

9. Navin RP, Mark AA, Samuel LV, et al. Advances in Risk Classification and Treatment Strategies for Neuroblastoma. J Clin Oncol, 2015, 33 (27): 3008-3017.

10. Kolb EA, Kushner BH, Gorlick R, et al. Long-term event-free survival after intensive chemotherapy for Ewing's family of tumors in children and young adults. J Clin Oncol 2003, 21: 3423.

11. Sabah Sallah, Jim Y Wan, Nam P Nguyen, et al. Disseminated Intravascular Coagulation in Solid Tumors: Clinical and Pathologic Study. ThrombHaemost, 2001, 86: 828-833.

12. Romero M, Kapur G, Baracco R, et al. Treatment of hypertension in children with catecholamine-secretingtumors: a systematic approach. J Clin Hypertens (Greenwich), 2015, 17 (9): 720-725.

13. 中华医学会病理学分会儿科病理学组, 福棠儿童医学发展研究中心病理专业委员会. 肝母细胞瘤病理诊断专家共识. 中华病理学杂志, 2019, 48 (3): 176-181.

14. 中国抗癌协会小儿肿瘤专业委员会, 中华医学会小儿外科分会肿瘤专业组. 儿童肝母细胞瘤多学科诊疗专家共识 (CCCG-HB-2016). 中华小儿外科杂志, 2017 (10).

15. Romero M, KapurG, BaraccoR, et al. Treatment of hypertension in children with catecholamine-secretingtumors: a systematic approach. J Clin Hypertens (Greenwich), 2015, 17 (9): 720-725.

16. 刘力生. 中国高血压防治指南. 中国心血管杂志, 2019, 24 (1): 24-56.

17. 齐欣. 肿瘤治疗相关性高血压. 临床内科杂志, 2018, 35 (6): 381-383.

第七章

组织细胞类疾病

第一节　朗格汉斯细胞组织细胞增生症

朗格汉斯细胞组织细胞增生症(Langerhans cell histio-cytosis,LCH)是一类少见的特殊类型的组织细胞疾病,以朗格汉斯细胞异常克隆增生后浸润某些组织或器官为特征。该病可见于胎儿至老年各个年龄段,但好发于儿童,近年来国外研究统计儿童 LCH 发病率为每年(4~5)/100 万,1~5 岁为高发人群,男女比例约(1.5~3.7):1。本病临床表现具高度异质性,轻则表现为骨、皮肤、垂体等单一系统病变,重则可表现为有潜在致命风险的多器官受累,疾病进程也有很强的异质性,部分病变可自然消退,同时,部分患者也会有危及生命的严重结局发生。

LCH 的发病机制尚不明确,针对该病究竟是炎性增生还是克隆性疾病的争论一直存在,疾病的发生、发展模式近期出现了大幅度的变化。近年来,已有多项研究证实 *BRAF V600E* 突变存在于 38%~64% 的 LCH 患者,因此 LCH 目前被认为是一种肿瘤性疾病。同时,由于 LCH 亦具有炎症的病理特点,且 *BRAF V600E* 突变亦可存在于其他良性疾病,故 LCH 又被称为"炎性髓系肿瘤"。

【诊断依据】

1. **临床表现**　LCH 患者临床症状由于受累器官多少和部位的不同差异很大,几乎任何器官均可受累。

(1)骨:骨骼是 LCH 最常见受累部位,可见于 70% 以上的 LCH 患者,任何骨骼均可受累,但以扁平骨受累较多见,椎骨、下颌骨、肋骨、骨盆骨和近端长骨是典型的易受累部位。病变可由局部磕碰诱发,伴有疼痛,常伴有周围软组织受累,临床上易被误诊为外伤。如 LCH 仅有骨骼受累时,通常预后良好,有时会在几个月至几年内自愈,但亦有可能产生严重不可逆的并发症,如眶骨受累引起视力损害或眼球突出,乳突受累引起传导性耳聋,颌骨受累引起牙齿缺失以及椎骨受累引起的脊髓麻痹等。

(2)皮肤:皮疹亦为常见症状,近 50% 的患者于起病早期出现,主要分布于躯干、头皮和耳后。皮疹在疾病不同阶段可有各种各样的表现,包括红斑、丘疹、结节、瘀点、囊泡、结痂的斑块和脂溢样病变,也可以存在生殖器或腹股沟区域中的溃疡性损伤。皮疹触摸时有棘手感,脱痂后留有色素脱失的白斑或色素沉着。各期皮疹可同时存在,常成批出现,此起彼伏。

(3)肺:肺受累在儿童中的发病率低于成人,儿童 LCH 肺受累通常是多系统病变的一部分。临床表现常不典型,呼吸急促通常是第一个也是唯一的临床征兆,此外也可表现为咳嗽、呼吸困难、胸腔积液和复发性气胸。在多系统受累 LCH 的儿童中,肺受累可能不是影响预后的独立危险因素,但如果没有及时有效的诊治,疾病也会有较严重的进展或发生呼吸功能不全等严重的并发症。

(4)肝脏:肝脏通常作为多系统受累部位之一,而单一受累较罕见。在多系统 LCH 的疾病早期,由于巨噬细胞活化产生高细胞因子血症,有可能出现一过性肝大和低蛋白血症,但这并不能被认定为"肝脏受累"。LCH 肝脏受累是一个潜在进展为胆汁淤积的过程,硬化性胆管炎是特征性表现,通常可进展为胆汁性肝硬化,因此,γ-谷氨酰转移酶(GGT)升高是一个敏感的早期标志物。

(5)脾脏:脾受累亦为 LCH 多系统受累器官之一,以脾大为主要诊断依据,一般通过其他部位确诊 LCH,而脾组织穿刺活检由于风险大很少进行,同时,LCH 合并噬血细胞综合征及肝硬化时也会出现脾脏增大,临床需注意与脾脏受累相鉴别。

(6)血液系统:血液系统受累表现为血常规两系或两系以上减低,可有严重的贫血和血小板减少,通常见于多系受累患者。骨髓活检仅可见到少量 CD1a(+)的朗格汉斯细胞。噬血细胞综合征在多系受累患儿并不少见,尤其是伴有发热的患儿,这也可能是导致血细胞减少的机制之一,LCH 还可继发骨髓病态造血和 / 或骨髓纤维化。

(7)中枢神经系统:中枢受累病变类型主要有三种:第一种为朗格汉斯细胞浸润引起颅内肿瘤性占位病变;第二种为垂体受累,表现为尿崩症,神经垂体高信号消失以及垂体柄的增粗、偏斜或变细;第三种为神经退行性病变,包括共济失调、震颤、构音障碍、吞咽困难、反射亢进等表现。

此外,淋巴结、胸腺、甲状腺、口腔黏膜、胃肠道、胰腺、肾脏等部位均可受累。

2. **实验室检查**

(1)血常规:无特异性改变,多器官受累者常有中度以上贫血,且通常为小细胞低色素性贫血,可能与 LCH 患儿铁利用障碍有关。合并血液系统受累的患儿可出现白细胞下降和血小板减少,脾脏明显增大者多有全血细胞减低。

(2)血生化:肝脏受累时可表现为肝功能不良(高胆红素血症,低白蛋白血症,高 GGT/ALP,转氨酶增高),除危重症患者外,肾功能、电解质等其他生化指标异常一般较少见。

(3)尿比重及渗透压测定:如尿比重在 1.001~1.005,或尿渗透压 <200mOsm/L,则提示可能有朗格汉斯细胞浸润累及垂体。

(4)骨髓检查:部分病例有骨髓增生低下,可见组织细胞增多,罕见噬血现象。血常规表现为一系至三系血细胞减少或持续原因不明的发热伴 CRP 升高,需警惕骨髓受累可能,进一步完善骨髓活检提示 CD1a 阳性和 / 或 CD207(即 Langerin)阳性。

3. 影像学检查

(1)超声检查:腹部 B 超是了解有无肝、脾浸润最基本的无创检查手段,典型的肝脏浸润者 B 超可提示多发性硬化性胆管炎表现,较大胆管更易受累,可见胆囊周围病变并伴有胆管狭窄和扩张,同时可出现肝门淋巴结增大。肝内浸润初期为胆管受累后的门静脉病变,随着疾病进展,后期可能出现小叶结节。脾受累则主要表现为脏器体积增大,实质回声增强。

(2)X 线、CT、MRI 等:X 线片仍是骨损伤鉴别诊断的基本成像方式,通常显示具有尖锐边缘的溶骨性"穿凿"样病变,可伴有周围软组织肿胀。扁平骨的病灶由虫蚀样至巨大缺损,形状多不规则,脊椎多为椎体破坏,受压变窄可呈扁平椎,但一般椎间隙不狭窄。长骨病变多位于骨干,为囊状缺损,单发或互相融合。X 线片对于颞部、眼眶、下颌和其他颅底骨的受累诊断意义较小,如高度怀疑上述部位受累需行相应的 CT 检查。胸部高分辨率 CT 典型的影像学改变为磨玻璃样、网格样或囊样间实质病变,病变后期可出现囊性病变融合,出现囊泡甚至气胸等严重病变。此外,MRI 在中枢受累(如垂体)的诊断中意义较大,骨扫描主要用于骨骼受累的判断。由于 LCH 并非高度增殖高度恶性的肿瘤,PET-CT 的意义通常比较局限。

4. 肺功能、听力、视力、眼底检查等

LCH 肺受累时,肺功能常提示小气道阻塞性通气功能障碍,部分患者亦可出现限制或混合性通气功能障碍;听力、视力、眼底检查等异常需注意中枢神经系统危险部位受累,是重要的辅助手段。

5. 组织病理检查

目前仍是确诊 LCH 的必要依据,最常见的活检部位为皮肤、骨、淋巴结等。典型病理所见光镜下病灶部位可见大量朗格汉斯细胞浸润,同时还有嗜酸性粒细胞、巨噬细胞和淋巴细胞等不同程度的增生。病程进展后,可呈黄色瘤样或纤维化,可见局灶性坏死、出血,并可见含有含铁血黄素颗粒的巨噬细胞。免疫组织化学染色 S-100 蛋白、CD68、ATP 酶、α-D- 甘露糖酶、花生凝集素、CD1a、CD207(Langerin)阳性,电

镜下在胞质内可见 Birbeck 颗粒。

6. **BRAF V600E 等基因突变检测** 近年来对 *LCH* 基因异常的研究逐渐延伸,*BRAF V600E* 基因突变检测已成为 LCH 诊断及治疗评估过程中重要的辅助检查项目,该基因位点突变阳性的患儿未来有可能使用 *BRAF* 基因靶向治疗。

【诊断标准】LCH 诊断需结合临床表现、影像学和组织病理检查,病理检查是确诊本病最可靠的依据,尤其是免疫组化 CD1a 和 / 或 CD207 阳性是诊断本病的"金标准",电镜下找到具有 Birbeck 颗粒的组织细胞与 CD207 意义相同。*BRAF V600E* 突变有助于 LCH 的诊断。

【疾病分组】

1. **脏器受累界定**

(1)"危险器官"定义:

1)造血系统受累:伴或不伴骨髓受累[骨髓活检 CD1a 阳性和 / 或 CD207(即 Langerin)阳性。低增生,噬血细胞增多,骨髓病态造血和 / 或骨纤维化是继发的现象],以下 3 项至少符合 2 项:①贫血:Hb<100g/L,婴儿 Hb<90g/L(除外缺铁性贫血);②白细胞下降:<4.0×10^9/L;③血小板下降:<100×10^9/L。

2)脾受累:增大,左锁骨中线肋下 >2cm(查体或影像学发现)。

3)肝受累:增大,右锁骨中线肋下 >3cm(查体或影像学发现)和 / 或肝功能不良(高胆红素,低蛋白,低白蛋白血症,高 GGT/ALP,转氨酶增高,腹水,水肿和 / 或组织病理诊断)。

4)肺受累:肺部高分辨率 CT 提示磨玻璃样、网格样或囊样间实质病变和 / 或肺部组织病理诊断。

(2)"特殊受累部位"定义:

1)"颅面部"受累:包括眶骨、颞骨、乳突、蝶骨、颧骨或筛骨;上颌骨或鼻窦;或颅窝。

2)"眼部"受累:突眼、眼眶浸润。

3)"耳部"受累:耳道、颞骨、乳突或颞骨岩部受累。

4)"口腔"受累：口腔黏膜、齿龈、上腭、上颌骨或下颌骨的受累。

5)"中枢神经系统危险部位"受累：以上部位的受累常易合并中枢神经系统症状，故统称为"中枢神经系统危险部位"。

2. 疾病分组

(1)单器官受累组（single system LCH，SS-LCH）。

(2)多器官受累组（multisystem LCH，MS-LCH）。

1)有"危险器官"受累（RO$^+$）：包括肝、脾、血液系统。

2)无"危险器官"受累（RO$^-$）。

【鉴别诊断】LCH可累及几乎全身各个脏器和系统，故根据不同的临床表现需与相应系统的疾病相鉴别，鉴别点主要为活检病理。

1. 皮肤病变　LCH患者皮肤病变表现多样，可表现为斑丘疹、水疱疹、结节样皮疹等，需与湿疹、脂溢性皮炎、新生儿红斑、单纯疱疹病毒感染、水痘、幼年黄色肉芽肿病等相鉴别。

2. 骨骼病变　不同部位的骨质病变需鉴别的疾病有差异，如椎骨、长骨病变需注意除外骨髓炎及某些恶性肿瘤，颞骨病变可与慢性中耳炎、乳突炎、胆脂瘤、软组织肉瘤等鉴别，眼眶病变则与眶前蜂窝织炎、神经母细胞瘤、视母细胞瘤、脂质肉芽肿病等鉴别；颅骨、长骨和椎骨等部位的病变早期需与尤因肉瘤、骨肉瘤、神经母细胞瘤、霍奇金病等相鉴别，少数情况，在幼儿尚需注意与肌纤维瘤病鉴别。而当病变处于晚期或恢复期，鉴别诊断则更为困难，形成瘢痕的病变部位LCH细胞消失，较难通过活检手段鉴别。

3. 肺部病变　需注意除外某些肺部间实质疾病，如卡氏肺囊虫肺炎、支原体肺炎、粟粒性肺结核、结节病等；与骨病变类似，当肺部病变进展为纤维化或蜂窝结构时，LCH细胞消失，较难与其他病因所致囊性肺疾病相鉴别。

4. 肝脏病变　肝脏受累主要表现为黄疸、肝功损害、低白蛋白血症等，需要鉴别的疾病包括：慢性硬化性胆管炎、代谢性疾病、肝炎、恶性肿瘤胆道阻塞、先天性胆红素结合缺陷、新生儿血色病等。

5. **内分泌系统病变** 主要为尿崩症等内分泌异常表现，需注意除外中枢神经系统生殖细胞瘤、下丘脑和垂体的其他病变等。

【治疗】LCH治疗原则是根据不同的受累部位进行分组、分级治疗；合理评估（疾病状态评定及治疗反应评估见表7-1、7-2），根据评估结果调整化疗方案；注意控制和预防感染，并长期随访。

对于单发骨（除外中枢神经系统危险部位）受累或单纯皮肤受累患者，可先不予化疗，每3个月评估，根据评估情况酌情予继续观察或开始化疗。除以上情况以外，确诊后即应开始系统化疗。

1. **一线治疗** 泼尼松（prednisone，PRED）联合长春花碱（vinblastine，VBL）是目前公认的LCH诱导治疗的标准方案，既有效，副作用又小。具体方案为：VBL 6mg/m²，静脉注射，每周1次；PRED 40mg/（m²·d），口服，足量4周后减停2周；诱导治疗7~12周 PRED 为每周口服3天，VBL用法不变。诱导治疗6周、12周分别需行治疗反应评估，治疗反应不好的患儿酌情进入补救治疗或二线治疗，而反应好的患儿可进入维持治疗，维持治疗至总疗程1年（部分单系统受累患儿总疗程6个月），具体方案为：VBL每3周1次，PRED每3周口服5天（剂量和用法同诱导治疗）；有危险器官受累患儿同时予6-巯基嘌呤片口服50mg/（m²·d）至疗程结束。目前国内尚无长春花碱，可予长春地辛（vinedesine，VDS）替代，静脉注射剂量为3mg/m²。

2. **二线治疗** 主要包括激素＋长春花碱（或长春地辛）＋阿糖胞苷＋2-氯脱氧腺苷，主要用于诱导治疗反应不好的非危险器官受累患儿或部分多发骨破坏复发患儿，疗效尚不十分确切。

3. **补救治疗** 主要用于诱导治疗反应不好的有危险器官受累的患儿，对该类患儿目前尚无特别有效的治疗方法，2-氯脱氧腺苷联用阿糖胞苷可能有一定疗效。

4. **支持治疗** 化疗期间及停药后 3 个月内,口服复方磺胺甲噁唑预防卡氏肺囊虫肺炎;化疗过程中合并骨髓抑制予粒细胞刺激因子、输注红细胞或血小板治疗;合并缺铁性贫血的患儿予补充铁剂治疗;对继发尿崩症的予垂体后叶激素;继发侏儒的患儿可使用生长激素。

表 7-1	LCH 疾病状态评定	
疾病状态		**定义**
疾病无活动(non-active disease,NAD)	痊愈	所有症状体征完全消退
疾病活动(active disease,AD)	好转	症状体征好转,没有新发病灶
	混合	原有病灶好转,但出现新发病灶
	稳定	原有症状体征持续存在,无新发病灶
	进展	原有症状体征进展和 / 或出现新发病灶

表 7-2	LCH 治疗反应评估	
治疗反应	**转归**	**是否有活动性病变**
良好(BETTER)	痊愈	NAD
	好转	AD- 好转
中等(INTERMEDIATE)	混合	AD- 混合
	稳定	AD- 稳定
不良(WORSE)	进展	AD- 进展

【诊治要求】

1. **关于病史和查体** 采集病史时要注意发热、疼痛、肿胀、烦躁易怒、消瘦、厌食、腹泻、呼吸困难、多饮、多尿、复发性耳炎、皮疹、活动 / 行为改变、神经系统改变、香烟烟雾暴露等,并注意症状持续时间。入院查体:注意体温,身高,体重,头围,皮疹,紫癜,出血,黄疸,苍白,眼眶异常,耳部分泌物,牙龈、下颌损伤,出牙,软组织肿胀,淋巴结炎,气促,呼吸困难,三凹征,肝脾大小,腹水,水肿,神经系统检查(视乳头水肿、脑神经异常、小脑功能不良),生殖器和肛门黏膜。

2. 关于病理 若有外院病理,需我院病理会诊明确诊断。

3. 治疗前评估及分组相关检查

(1)必做检查:全血细胞计数、血生化、铁代谢、凝血功能、尿比重和渗透压(晨尿标本)、免疫功能(Ig 系列、CD 系列)、血沉、sCD25、骨髓细胞学检查、腹部超声、胸部高分辨率 CT、肺功能检查、全身骨骼 X 线片、垂体和头颅 MRI、心电图、心脏彩超、耳鼻喉会诊(包括听力检查)、眼科会诊(眼压、眼底、视力)。

(2)必要时检查:颞部、眼眶、上下颌、颈椎 CT(高度怀疑受累时),骨髓活检(一系至三系血细胞减少或持续原因不明的发热伴 CRP 升高,年龄 >1 岁,病情允许),肺活检(单纯肺受累患儿需有肺活检免疫组化结果证实),颅骨 CT(颅骨 X 线异常),脊柱 MRI(椎骨 X 线异常并可疑椎管内占位),甲状腺功能、ACTH、皮质醇、IGF-1,生长激素、性激素六项(身材矮小、生长落后、多饮、多尿等),颞骨 CT(听力异常),消化道内镜检查及活检(不明原因的慢性腹泻,影响生长等吸收障碍的表现)。

4. 病情告知 在患儿明确诊断和分组,制订治疗方案后,由上级医师向家长详细告知病情和预后,签署知情同意书。

5. 疗效评估和随访 一线治疗第 6、12、25、52 周评估:第 6、12、25 周仅做病变部位评估,第 52 周做全面评估。停药后 3 个月、6 个月、1 年、2 年、3 年和 5 年返院进行评估。评估内容包括身高、体重、血常规、血沉、肝肾功能、尿渗透压等血清学检查及影像学检查,内分泌检查(同入院时)。注意:停药 1 年做影像学全面评估,其他时间仅做受累部位的影像学检查,有可疑复发部位时加做影像学检查,评估原则为尽量减少射线量,如果 X 线片能解决则不用 CT 检查。

(王 冬 张 蕊)

第二节　噬血细胞性淋巴组织细胞增生症

噬血细胞性淋巴组织细胞增生症(hemophagocytic lymph-ohistiocytosis,HLH),又称噬血细胞综合征(hemophagocytic syndrome,HPS),是一类免疫调节异常综合征,通常与穿孔素依赖的细胞毒功能缺陷有关,儿童和婴儿期高发。HLH 的临床特点包括极度的炎症反应、肝脏损害和中枢神经系统异常,病情严重,甚至危及生命。目前我国尚无儿童 HLH 流行病学的全国性确切调查资料。Hunter 等于 1991 年报道瑞士 1971~1986 年期间儿童原发性 HLH 年发病率约 0.12/10 万(相当于 1/5 万活产婴)。HLH 分为原发性 HLH(primary HLH,pHLH)和继发性 HLH(secondary HLH,sHLH),原发性 HLH 主要通过基因学检测与继发性 HLH 相区别,pHLH 呈常染色体隐性遗传,男女发病率无差异,但随着分子生物学的发展以及越来越多的 HLH 相关基因被发现,pHLH 和 sHLH 之间的界限正逐渐变得模糊起来。

穿孔素依赖的细胞毒功能是 NK 细胞和细胞毒 T 淋巴细胞(CTL)杀伤靶细胞的主要途径,该途径缺陷导致 NK/T 细胞不能及时清除被病毒感染的靶细胞,抗原刺激持续存在,T 细胞过度增殖和活化,产生大量细胞因子,即细胞因子风暴。活化的 T 细胞产生大量 IFN-γ,刺激巨噬细胞过度增殖和活化,进而产生 IL-12、IL-1、IL-6、IL-10、IL-18 和 TNF-α,大量的细胞因子进一步刺激淋巴细胞和炎症细胞的增殖和活化,引起多器官炎症反应及组织损伤(图 7-1)。

【临床表现】约有 70%~80% 的 pHLH 发生在 1 岁以内,尤其是 1~6 个月,可也见于青春期及成年人,无明显性别差异。该病具有异质性,临床表现多样并缺乏特异性,主要与高炎症因子血症和脏器受累相关。主要临床表现有发热;肝脾淋巴结肿大;皮疹;出血,包括皮肤和黏膜引起瘀点、瘀斑,鼻出血,穿刺部位瘀斑、渗血或血肿,消化道出血,血尿,中枢神经系统出血;中枢神经系统症状,包括意识下降、抽搐、昏迷、易激惹、脑神经麻痹、精神运动阻滞、共济失调、肌张力下降、假性脑膜炎等。小婴儿常表现为烦躁易激惹、抽搐、前囟张力升高、颈项强直、肌张力减低或亢进等。疾病晚期常出现脑神经麻痹(常见于第6脑神经和第7脑神经)、共济失调、四肢麻痹、偏瘫、失明、昏迷等,中枢神经系统受累是影响预后的重要因素之一。

需要注意的是,初诊患儿往往没有以上所有表现,因此应密切观察随诊,定期复查相关指标,及时诊断尤为重要。否则,2015年有报道显示未经及时诊断和及早治疗的 pHLH 预后严重,评估生存率不超过 10%。

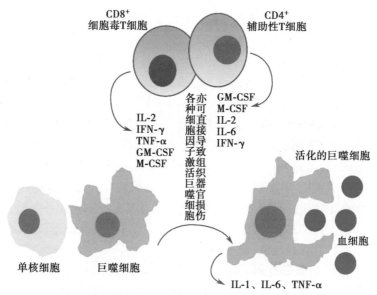

图 7-1 HLH 相关细胞因子调节网络
HLH 患儿 CTL/NK 细胞不能杀伤被病毒感染的靶细胞,持续存在的刺激使得 CTL 过度增殖活化,活化的 T 细胞产生大量 IFN-γ,刺激巨噬细胞过度增殖和活化,进而产生 IL-12、IL-1、IL-6、IL-10、IL-18 和 TNF-α,IL-12 进一步刺激 CTL 增殖并产生 IFN-γ

【实验室检查】

1. **血常规** 血细胞减少是 HLH 最常见的表现之一,尤其是血小板减少,观察血小板计数的变化,可作为本病活动性的一个指标。疾病活动期 CRP 通常明显升高。

2. **骨髓常规检查和骨髓活检** 在疾病早期骨髓噬血现象不明显,多表现为增生性骨髓象,可有反应性组织细胞增生,无肿瘤细胞浸润。随着疾病的进展,红系、粒系及巨核细胞系均减少,多有明显的噬血现象,可有组织细胞显著增生,晚期骨髓增生极度下降。骨髓活检并非诊断 HLH 所必需,可用于鉴别肿瘤相关 HLH。

3. **血生化检查** 高甘油三酯血症,血清甘油三酯通常>3mmol/L;ALT、AST、LDH、胆红素升高,白蛋白降低;少部分患儿可出现尿毒氮或肌酐升高。

4. **NK 细胞活性** NK 细胞活性降低或缺失是 HLH 发生的主要机制,sHLH 可出现 NK 细胞活性的一过性降低。NK 细胞活性的正常值在不同的实验室有不同的界定。

5. **脑脊液检查** 有中枢受累的 HLH 患儿脑脊液细胞数及蛋白增高,细胞以淋巴细胞为主,可有单核细胞,个别患者有噬血现象,部分患儿即使有中枢受累的临床表现,脑脊液也正常。

6. **病理学检查** 受累器官活检及病理检查并非诊断 HLH 所必需,但临床具有重要的鉴别意义,尤其是鉴别有无肿瘤相关 HLH。在单核巨噬细胞系发现良性的淋巴组织细胞浸润,组织细胞有吞噬现象,看不到肿瘤细胞。

7. **病原学检测** 病原学检测可协助诊断 sHLH 的原因,其中包括 EBV、CMV、HIV、HSV、HHV6、HHV8、微小病毒 B19、腺病毒等的抗体和 DNA 检测;支原体、杜氏利什曼原虫、结核分枝杆菌、布氏杆菌等病原的相关检测。

8. **流式细胞术检查** 部分患儿 NK 或 T 细胞表面穿孔素或 CD107a 水平下降。男性 SAP 下降提示 *SH2D1A* 基因突变,XIAP 下降提示 *BIRC4* 基因突变。

9. **基因学检测** 是诊断 pHLH 的金标准,包括家族性噬血细胞综合征(familial HLH,FHL)相关基因、免疫缺陷综合征以及 EBV 驱动型 HLH 相关基因。若发现基因学异常,需同时检测父母基因。如患儿有白化症状,则同时检测 *Rab27a* 和 *LYST* 基因。

10. **免疫激活相关的指标** sCD25、sCD163 和铁蛋白水平是 HLH 活动的特征性指标。sCD25 水平是 T 细胞活化的指标,sCD163 水平是巨噬细胞活化的指标,铁蛋白是一种急性期反应蛋白,炎症状态下升高。这些生物标志物升高的水平或持续时间与预后相关,连续监测用于监测疾病进展和疗效。

(1)sCD25(sIL-2R):sCD25 即可溶性 IL-2 受体的 α 链,持续增高的 sCD25 提示进行性加重的 T 细胞反应,而在炎症反应恢复过程中 sCD25 会快速下降。由于各实验室间存在误差,血清 sCD25> 均数 +*2SD* 即有诊断意义。sCD25 与疾病活动相关,可以预测疾病的恶化。HLH 患者的 sCD25 升高有助于判断预后,有研究显示患者 sCD25 水平 <10 000U/ml 的 5 年生存率为 78%,而 sCD25 水平 ≥ 10 000U/ml 的 5 年生存率仅为 36%。

(2)sCD163 :sCD163 水平升高与巨噬细胞活化相关。活化的单核细胞和巨噬细胞表面 CD163 表达上调,使其更易于发挥吞噬血细胞作用,CD163 细胞外部分脱落成为 sCD163。高炎症状态时 sCD163 升高,例如脓毒症、自身免疫性疾病或恶性肿瘤等,在 HLH 急性期可以检测到非常高的 sCD163 水平。它虽然不是 HLH 诊断标准之一,但与铁蛋白水平有很好的相关性,且为巨噬细胞活化的标志。

(3)铁蛋白:铁蛋白的显著升高是重症 HLH 的重要特点,其水平越高、恢复越慢提示病情越重。目前认为血清铁蛋白(serum ferritin,SF)>500μg/L 有诊断意义。

【影像学检查】腹部 B 超可见肝脾大、肝实质损害、腹腔淋巴结增大及肾脏损害。中枢神经系统受累患儿头颅 MRI 检查可见广泛脑白质脱髓鞘病变、软脑膜增强及脑实质水肿等。部分患儿胸部 CT 显示间质性改变。

【其他】虽一部分 HLH 患儿存在基因缺陷，但本身并非独立发病，而是并发于各种基础疾病，因此需要完善原发病的筛查，如自身抗体的检测、胸腹水离心病理学检查、骨髓 ALK 基因检测、病原学检测、淋巴结或骨髓活检等。如高度怀疑肿瘤相关 HLH 可行 PET-CT 检查协助诊断。

【诊断】HLH 的诊断目前仍参照 2004 年组织细胞协会制定的诊断标准（表 7-3）。

表 7-3 HLH 的诊断标准	
A: 分子生物学诊断（以下任一基因的病理性突变）	B: 以下 8 条满足 5 条及以上
PRF1	发热 ≥ 38.5℃
UNC13D	脾大
Munc13-2	血细胞减少（外周血至少 2 系细胞减少，Hb<90g/L，新生儿 Hb<100g/L，PLT<100×10^9/L，中性粒细胞 <1×10^9/L）
Rab27a	高甘油三酯血症（空腹,>265mg/dl 或 3mmol/L）和 / 或低纤维蛋白原血症（<1.5g/L）
STX11	噬血现象（骨髓、脾脏、淋巴结或肝脏）
STXBP2	NK 细胞活性低
SH2D1A	铁蛋白 >500μg/L
BIRC4	SCD25（可溶性 IL-2R 的 α 链）升高(>2 400U/L 或 > 均数 +2SD)

【鉴别诊断】HLH 的诊断并不困难，由于治疗方法不同，鉴别引起 HLH 的原因非常重要，pHLH 主要通过基因学检测与 sHLH 相区别，以下主要讨论 sHLH 的病因学鉴别诊断。

1. **感染相关 HLH** 病毒感染最常见，主要见于疱疹病毒中的 EBV 感染,其他病毒如 CMV、HIV、流感病毒、风疹病毒、高致病性禽流感病毒 H5N1 等。其他病原如结核分枝杆菌、布氏杆菌、支原体、真菌均可导致 HLH 发生。黑热病等寄生虫感染性疾病也可合并 HLH。感染相关 HLH 的诊断除 HLH 相关临床表现外,主要靠病原学诊断,如抗体、DNA、病原培养等,寄生虫感染的患儿还要注意流行病学史。诊断感染相关 HLH 时应慎重,感染可能仅是 pHLH 的诱发因素,即使有明确的病原学依据,仍需进行 HLH 相关基因学检查以除外 pHLH。

2. **风湿免疫性疾病相关 HLH** 继发于风湿免疫性疾病的 HLH 又称巨噬细胞活化综合征(macrophage activation syndrome,MAS),是一种严重的、有潜在生命危险的慢性风湿性疾病的并发症,最常见于全身型幼年特发性关节炎(systemic onset juvenile idiopathic arthritis,So-JIA)患者,也是 So-JIA 患者的主要死亡原因。MAS 也常见于其他风湿性疾病,如系统性红斑狼疮、川崎病、皮肌炎、强直性脊柱炎等。除本身的临床表现外,患者在疾病的任何时期都可能出现突然抽搐、急性肺水肿、出血倾向、肝功能的急剧恶化以及血细胞的降低等严重临床表现,即可能并发了 MAS。该类疾病与其他 HLH 的主要区别是有风湿免疫性疾病的相关表现,如发热伴皮疹、关节炎、自身抗体滴度升高等,部分患儿在出现风湿免疫病相关症状前先出现 HLH,MAS 患者也可以有 NK 细胞功能缺陷及 pHLH 相关基因异常,临床与其他类型 HLH 不易鉴别时,则需要先控制 HLH,密切观察随诊。

3. **血液系统疾病相关 HLH** 血液系统疾病相关 HLH 多继发于血液系统恶性肿瘤,即肿瘤相关 HLH(malignancy-associated hemophagocytic syndrome,MAHS),在儿童常见继发于淋巴瘤(尤其是间变性大细胞淋巴瘤或 NK/T 细胞淋巴瘤)、白血病(多见于 T 细胞型)。造血干细胞移植后和朗格汉斯细胞组织细胞增生症患儿偶可并发 HLH。由于 HLH 症状比较严重,部分患儿淋巴瘤的症状可能被掩盖,由于恶性肿瘤治疗和预后均与单纯 HLH 不同,临床上要特别注意鉴别,做全身影像学检查寻找可能的肿瘤病灶,行骨髓穿刺和骨髓活检了解有无肿瘤浸润,抽取胸腹水离心后病理学检查寻找肿瘤细胞,若有明显肿大的淋巴结应行淋巴结活检以明确是否存在 MAHS。

【治疗原则】

1. **早期治疗**　HLH 病情凶险,进展迅速。不及时治疗其生存时间很少超过 2 个月,无论是原发性 HLH 还是继发性 HLH,患者初诊时均以过度炎症反应为突出表现,因此短期策略均以控制过度炎症为主;疑诊 HLH,需尽快在最短的时间内(24~48小时内)完成所有 HLH 确诊检查及相关病因学检查,一旦符合诊断标准,或高度怀疑 HLH 而未完全达到诊断标准,但病情进展迅速者,应立即开始治疗。

2. **个体化治疗**　纠正潜在的免疫缺陷,如进行异基因造血干细胞移植(hematopoietic stem cell transplantation,HSCT)来纠正缺陷基因(原发性 HLH)或积极控制原发病(继发性 HLH)。目前国际上常用的治疗 HLH 的化疗方案是 HLH-1994 方案,但并非所有人均应按照方案使用所有的化疗药物或完成所有的疗程,部分继发性 HLH 病情较轻,单用激素便可控制病情,有明确 HLH 相关基因病理性突变或复发 / 难治性患儿(除外 MAS)应及时进行造血干细胞移植,即在治疗过程中密切观察患儿病情变化,及时评估化疗结果,根据患儿的临床表现和评估结果调整治疗方案。

3. **化疗方案**　控制过度炎症状态通过以下几个方面实现:①控制和消除致病诱因;②阻止 T 细胞增殖和活化;③通过阻断过度的细胞因子生成及其功能来阻止和控制炎症进程。目前国际上多采用 HLH-1994 化疗方案,该方案主要包括地塞米松、依托泊苷(VP-16)和环孢素 A(CSA)。VP-16 为细胞毒性类药物,对单核巨噬系统细胞的选择性作用强,主要通过促进上述细胞凋亡发挥作用。糖皮质激素可以杀伤淋巴细胞,抑制细胞因子产生,诱导抗原呈递细胞。CSA 对 T 细胞有明显抑制作用。

(1)诱导治疗(8周):

1)Dex:静脉注射或口服,10mg/(m²·d),2周;5mg/(m²·d),2周;2.5mg/(m²·d),2周;1.25mg/(m²·d),1周,继于1周内减停。

2)VP-16:静脉注射,每次150mg/m²,每周2次,2周;每周1次,6周。

3)CSA:口服,3~6mg/(kg·d),分2次口服,每12小时1次,第15天开始。

4)鞘内注射:化疗前和化疗2周时常规腰穿,如2周后中枢神经系统症状加重或CSF异常无改善(包括细胞数和蛋白),开始鞘内注射治疗,每周1次,共4周,剂量如表7-4。

表 7-4　HLH 患儿鞘内注射药物及剂量

年龄 / 岁	MTX/mg	Dex/mg
<1	6	2
1~2	8	2
2~3	10	4
>3	12	4

(2)维持治疗(9~40周):

1)Dex:静脉注射或口服,10mg/(m²·d),3天,每2周1次。

2)VP-16:静脉,每次150mg/m²,每2周1次。

3)CSA:3~6mg/(kg·d)继续口服。

4)疗程:并非每个患儿都需要维持治疗,治疗8周评估若CR且无原发性HLH证据可停化疗观察,若患者需要造血干细胞移植则进入维持治疗,准备移植。

4. 挽救治疗 HLH-1994方案明显改善了HLH患儿的预后,但仍有一些患儿治疗无效或病情反复。按照上述治疗流程,难治或复发患者应及早进行造血干细胞移植,但有些患儿由于病情活动、尚未找到合适的供者或由于经济等其他原因,无法及时进行造血干细胞移植,可考虑使用二线治疗方案,如抗人胸腺球蛋白(ATG)、DEP、抗 CD52 单抗、INF-γ 拮抗剂、JAK1/2 抑制剂等。部分患者由于诊治不及时,炎症因子风暴对脏器损害已达到不可逆的地步,则治疗效果极差。

5. HSCT　HSCT 是复发/难治性 HLH,尤其是原发 HLH 的重要治疗方法。HSCT 的指征包括:原发性 HLH、NK 细胞活性持续降低、虽无明确阳性家族史或基因突变但诱导治疗 8 周仍未缓解、HLH 停药后复发者、中枢神经系统受累者。原则上 HLH 确诊后应立即进行 HLA 配型,为将来可能进行 HSCT 争取时间。降低预处理方案强度以及预处理中使用抗 CD-52 单抗能显著降低移植后早期死亡率,部分中心 3 年生存率可达到 92%。供者的选择要特别注意,FHL 患儿的同胞可能存在相同的基因突变。

【继发性 HLH 原发病的治疗】

1. **感染相关 HLH 治疗**　需在化疗的同时根据感染原进行抗感染治疗。疱疹类病毒通常使用阿昔洛韦或更昔洛韦,在治疗过程中密切监测病毒抗体或 DNA,一旦出现病毒复制则提示 HLH 有可能复发,若有症状需重新加用抗病毒治疗。

2. **MAS 的治疗**　由于基础疾病、疾病阶段、疾病严重程度、个体对药物的反应和遗传背景等的不同,治疗方案具有个性化和阶段化的特点,需适时监测和评估,不断调整治疗方案。国内外目前常用的药物有糖皮质激素、环孢素 A 和大剂量丙种球蛋白。糖皮质激素在病程急性期可予甲泼尼龙 15~30mg/(kg·d),连续 3 天后改为口服泼尼松 1~2mg/(kg·d)维持治疗。激素耐药者或病情危重、进展迅速者使用环孢素 A2~8mg/(kg·d),分次静脉滴注,一旦病情控制,即改为口服治疗。疾病早期可配合使用大剂量丙种球蛋白 1g/(kg·d),连用 2 天。难治患者也可考虑使用 VP-16,甚至造血干细胞移植。

3. **肿瘤相关 HLH**　由于 HLH 病情凶险,进展迅速,需要在控制 HLH 的同时兼顾肿瘤的治疗,HLH 缓解后则可单纯治疗原发肿瘤。

【支持治疗】HLH 起病急、进展快、病情危重,加强对症支持治疗,及时合理地处理出血、感染和多脏器功能衰竭等并发症是降低死亡率的重要因素。治疗过程中要密切监测血常规、凝血功能、肝肾功能、电解质,出血倾向重或凝血功能明显异常除常规应用止血药物外,积极补充凝血因子、新鲜冰冻血浆和血小板,必要时输注红细胞。加强脏器功能保护,预防真菌、卡氏肺囊虫等机会性感染,必要时可输注丙种球蛋白加强支持和抗感染治疗。

【疗效评估】

1. **有效**(clinical response) 满足以下 5 个条件,用于诱导治疗期评估(第 2 周和第 4 周),判断是否按该方案继续进行化疗。判断指标包括:①无发热;②脾脏缩小;③ PLT>100×10^9/L;④ FIB 正常;⑤ SF 下降 >25%。

2. **疾病缓解**(non-active disease,resolution) 用于判断 8 周诱导治疗后是否需要维持治疗。判断指标包括:①无发热;②无脾大(部分患者可单独存在中度脾大);③没有血细胞减低(Hb>90g/L,PLT>100×10^9/L,ANC>1×10^9/L);④TG 正常;⑤SF 正常;⑥ CSF 正常(对于病初 CSF 不正常的患儿);⑦ sCD25 较前下降。

3. **疾病活动**(active disease) 治疗后未达到上述疾病缓解条件的患者。

4. **疾病复发**(reactivation of disease) 患者已达到完全缓解,又出现以下 8 条中的 3 条及以上的:①发热;②脾大;③ PLT<100×10^9/L;④ TG>3mmol/L;⑤ FIB<1.5g/L;⑥噬血现象;⑦ SF>500μg/L;⑧ sCD25>2 400U/L。治疗过程中出现新的 CNS 症状单独便可诊断疾病再激活。

【预后】HLH 总体预后比较差,在国际组织细胞协会出台 HLH 方案之前,儿童 HLH 的 1 年生存率接近于 0。HLH-94 方案引入之后,患者的 5 年总体生存率达到 54%,HLH 患儿 HSCT 后的总体生存率为 50%~65%,部分中心可达 86%。年龄小（<6 月龄）、病程 >1 个月、中枢神经系统受累、白蛋白水平低（<25g/L）、LDH 明显升高（>2 000U/L）、NK 细胞比例明显下降（<3%）的患儿预后较差。

【诊治要求】

1. **关于病史和查体** 采集病史时尤其要注意发热情况及其伴随症状，如有无皮疹、关节肿痛及肝脾淋巴结肿大，注意病初血常规和 CRP 及其变化趋势，治疗情况，是否有明确感染灶及病原，抗感染治疗效果，尤其是否用过激素及对激素治疗的反应。查体时注意患儿精神反应，意识状态，皮肤黏膜等部位出血、皮疹等表现，是否有肝脾及淋巴结肿大，注意患儿是否有嗜睡、烦躁易怒及活动 / 行为改变等神经系统症状。

2. **尽快完善相关检查** 骨髓穿刺，骨髓活检，骨髓流式及融合基因、细胞因子、NK 活性、sCD25、穿孔素、颗粒酶、SAP、XIAP、CD107 等，病原学检查需做 EBV 和 CMV 抗体及 DNA、其他疱疹病毒血清学检查、细菌及真菌培养、寄生虫检查（黑热病和布鲁氏菌病等），HLH 相关基因检查，必要时做 PET-CT、淋巴结活检及浆膜腔积液离心找肿瘤细胞。

3. **病情告知** HLH 病情凶险，进展快，需及时快速诊断和治疗，由上级医师向家长详细告知病情及预后，签署知情同意书。

4. **治疗方案和疗效评估** 一线治疗 2、4、8 周进行评估，停药后第 1、3、6 个月及 1 年返院进行评估。评估内容包括腹部 B 超、生化全项、凝血功能、血沉、铁蛋白、Ig 系列、CD 系列、自身抗体、细胞因子、病原学检查、NK 细胞活性、sCD25 等。

（赵云泽　张 蕊）

参考文献

1. Badalian-Very G, Vergilio J, Degar B A, et al. Recurrent BRAF mutations in Langerhans cell histiocytosis［J］.Blood,2010,116(11):1919-1923.

2. Berres M, Lim KPH, Peters T, et al.BRAF-V600E expression in precursor versus differentiated dendritic cells defines clinically distinct LCH risk groups.The Journal of Experimental Medicine, 2013, 211 (4): 669-683.

3. Bubolz A, Weissinger SE, Stenzinger A, et al.Potential clinical implications of BRAF mutations in histiocytic proliferations.Oncotarget, 2014, 5 (12): 4060-4070.

4. Berres M, Allen CE, Merad M.Pathological Consequence of Misguided Dendritic Cell Differentiation in Histiocytic Diseases.Advances in immunology, 2013, 120 : 127-161.

5. 吴升华. 朗格汉细胞组织细胞增生症评估与治疗指南介绍. 中华儿科杂志, 2012 50 (2): 155-158.

6. Sepulveda FE, Debeurme F, Menasche G, et al.Distinct severity of HLH in both human and murine mutants with complete loss of cytotoxic effector PRF1, RAB27A, and STX11.Blood, 2013, 121 : 595-603.

7. Henter JI, Horne A, Arico M, et al.HLH-2004 : Diagnostic and therapeutic guidelines for hemophagocytic lymphohistiocytosis.Pediatric blood & cancer, 2007, 48 : 124-131.

8. Zhang M, Bracaglia C, Prencipe G, et al.A Heterozygous RAB27A Mutation Associated with Delayed Cytolytic Granule Polarization and Hemophagocytic Lymphohistiocytosis.J Immunol, 2016, 196 : 2492-2503.

9. Wang Y, Wang Z.Treatment of hemophagocytic lymphohistiocytosis.Curr Opin Hematol, 2017, 24 : 54-58.

10. Hartz B, Marsh R, Rao K, et al.The minimum required level of donor chimerism in hereditary hemophagocytic lymphohistiocytosis.Blood, 2016, 127 : 3281-3290.

第八章

造血干细胞移植

第一节　造血干细胞移植概述

造血干细胞移植(hematopoietic stem cell transplantation, HSCT)是指患者经化疗和／或放疗后,在造血和／或免疫功能极度低下的情况下,移植自体的或异体的造血干细胞,从而达到重建造血与免疫功能的一种新的治疗技术。

一、造血干细胞移植适应证

虽然造血干细胞移植最初仅用于造血系统相关疾病治疗,但经过数十年的发展后,造血干细胞移植治疗应用早已不仅限于造血系统疾病,现简要归类如下:

1. **造血系统恶性疾病**　急性淋巴细胞白血病、急性髓系白血病、慢性粒细胞性白血病、骨髓增生异常综合征、幼年粒单细胞白血病。

2. **造血系统非恶性疾病**　获得性再生障碍性贫血、先天性骨髓衰竭性疾病、血红蛋白病、阵发性睡眠性血红蛋白尿症、重症自身免疫性溶血性贫血、难治性血小板减少性紫癜、朗格汉斯组织细胞增生症、噬血细胞综合征。

3. **实体瘤**　非霍奇金淋巴瘤、霍奇金淋巴瘤、视网膜母细胞瘤、神经母细胞瘤、横纹肌肉瘤、肝母细胞瘤、髓母细胞瘤、生殖细胞瘤、星形细胞瘤等。

4. 先天性免疫缺陷病 重症联合免疫缺陷病、X 连锁淋巴增殖性疾病、腺苷脱氨酶缺陷、湿疹 - 血小板减少性免疫缺陷综合征、原发性噬血细胞综合征、慢性肉芽肿、先天性粒细胞缺乏症、高 IgM 综合征等。

5. 先天性遗传代谢病 肾上腺脑白质营养不良、球形脑白质营养不良、异染性脑白质营养不良、骨硬化症、戈谢病、部分黏多糖病、尼曼 - 皮克病等。

6. 自身免疫性疾病 系统性红斑狼疮、多发性硬化、系统性硬化、皮肌炎。

7. 其他疾病 慢性活动性 EB 病毒感染、EB 相关噬血细胞综合征、急性放射病。

二、造血干细胞移植分类

造血干细胞移植从不同的角度有多种分类方式,临床上常将不同分类联合描述具体患者的移植方式。主要分类角度如下:

1. 根据造血干细胞供者来源分类 可分为自体造血干细胞移植、异体造血干细胞移植两大类,异体造血干细胞移植又可分为同基因和同种异体基因移植。其中异基因造血干细胞移植又可根据造血干细胞供者与受者亲缘关系分为同胞造血干细胞移植、其他亲缘造血干细胞移植(如父 - 子造血干细胞移植)、无关供者造血干细胞移植;根据供受者人白细胞抗原(human leucocyte antigen,HLA)相合度,异基因移植又可分为 HLA 全相合移植、HLA 不全相合移植、单倍型移植。

2. 根据造血干细胞来源分类 可分为骨髓移植、外周血造血干细胞移植、脐带血造血干细胞移植、胎肝造血干细胞移植。

3. 根据预处理强度不同 可分为清髓性移植、减低强度移植、非清髓移植。

三、异基因造血干细胞移植供者选择

异基因造血干细胞移植供者的选择非常重要,主要是依据

人类白细胞抗原的表型进行选择,而此却极为复杂。HSCT 配型的关键在于供受者间的 HLA 表型的相合性。两者的免疫学差异是引起排斥和移植物抗宿主病(graft versus host disease,GVHD)的原因。人类发现 HLA 有 I 类抗原 A、B、C 与 II 类抗原 D、DR、DP、DQ 共 7 个位点,其等位基因抗原的总和近 150 个。早期的 HLA 配型是采用血清学技术,用微量淋巴细胞毒试验检测 A、B、C 和 DR 位点,混合淋巴细胞培养检测 D 位点。由于血清学技术的局限性,目前血清学配型方法已被 HLA 基因分型所取代,最常用的方法为 PCR-SSP 分型,即采用特异序列引物扩增 HLA 基因,根据扩增产物大小来确定 HLA 基因型。HLA 基因分型分辨水平不同,一般分为低分辨、中分辨、高分辨三级。根据中华骨髓库要求,低分辨分型应鉴定到相应抗原窄特异性水平即星号后两位,如 B*15(××);中分辨分型要求鉴定到星号后 4 位,由于试剂限制经常会得到一系列可能结果,如 B*1501/1504/1507;高分辨分型应得到明确等位基因型,如 B*1501。在家庭的同代同胞中,相合的概率为 25%。依概率大小,首先应寻找同卵孪生,次为兄弟姐妹,对仍无相合者,可考虑无关供髓者或只有单倍体相同的亲缘供者。目前在临床上仅在同胞兄弟姐妹之间采用低分辨配型,其他情况均直接进行高分辨配型。

由于我国目前国情,HLA 不合 / 单倍型相合亲缘移植是目前应用较为普遍的造血干细胞移植方式。在非体外去 T 的单倍型移植模式下,不论是北京方案还是移植后环磷酰胺(posttransplant cyclophosphamide,PTCY)方案,多项研究证实,其临床预后不受 HLA 不合位点数影响,这表明根据 HLA 不合位点数选择供者的传统观点已经不适合单倍型移植模式。

目前供者的选择普遍原则综合以下几个方面进行:

1. **供者年龄** 非血缘供者要求 18~45 岁,美国国家骨髓库(National Marrow Donors Program,NMDP)的资料显示,重度急性移植物抗宿主病(acute graft versus host disease,aGVHD)

的发生率随着供者年龄的增加而增加,供者年龄每增加 10 岁,相对危险度增加 1.08(P=0.002)。年龄对异基因移植(包括单倍型)预后影响也被国际骨髓移植登记处(International Bone Marrow Transplant Registry,IBMTR)(包括 PTCY 模式)、欧洲血液和骨髓移植学会(The European Society for Blood and Marrow Transplantation,EBMT)及韩国学者证实。

2. **供者性别** 研究显示,供受者性别不同会增加 aGVHD 的发生率,尤其是女性供男性时更为突出。在非体外去 T 的单倍型模式中,国内外多个团队的资料均显示女性供男性增加移植后 Ⅱ~Ⅳ 度 aGVHD 发生风险。鉴于潜在生存获益的优点,应该优先选择男性供者。

3. **ABO 血型** ABO 血型对移植终点的评估存在争议,没有统一结论。

国际血液和骨髓移植研究中心(Center for International Blood and Marrow Transplant Research,CIBMTR) 的数据显示,双向 ABO 不合移植的重度 aGVHD 发生率明显增加;EBMT 数据显示供者和受者 ABO 血型次要不合("小不合",即供者有受者不具备的血型抗体)aGVHD 发生率高,而供者和受者 ABO 血型主要不合("大不合",即供者有受者不具备的血型抗原)总体生存率(overall survival,OS)降低,但其他中心未能复制出此结果。

4. **基于供受者年龄、性别、血型相合为核心的供者选择积分体系** 国内前瞻多中心临床研究发现,供受者年龄偏大,女性供男性,供受者 ABO 血型不合为移植/治疗相关死亡(transplant/treatment related mortality,TRM)的 3 个危险因素,危险积分高的全合同胞供者移植疗效差于危险积分低的单倍型供者。

5. **供受者亲属关系** 基于北京大学血液病研究所的数据所得出的单倍型移植供者"优化选择法则",其供受者关系选择先后顺序是子女、同胞、父亲、母亲或旁系亲属。

6. **供者特异性 HLA 抗体**(donor-specific HLA antibody, DSA) 在非体外去 T 的单倍型移植模式下,不论是北京方案还是 PTCY 方案,多项研究证实,DSA 阳性与移植排斥密切相关。在北京方案中,常英军等发现 DSA MFI ≥ 10 000 与移植排斥密切相关,DSA MFI ≥ 2 000 与植入不良密切相关。

7. **非遗传性母系抗原**(non-inherited maternalantigens, NIMA)**和非遗传性父系抗原**(non-inherited paternal antigens, NIMA) 在单倍型移植中,多个研究证实 NIMA 不合的供者移植后 Ⅱ ~ Ⅳ度 aGVHD 的发生率显著低于 NIPA 不合的供者,因此,应该优先选择 NIMA 不合的同胞供者。

8. **杀伤免疫球蛋白样受体**[killer immunoglobulin (Ig)-like receptors,KIR]**不合** 大量研究发现供受者之间的 KIR 不合可提高单倍型移植的效果,供者来源的同种反应性 NK 细胞由于供受者之间的 KIR 不合而被活化,活化的 NK 细胞发挥三种作用:①通过杀伤预处理残留的白血病细胞发挥移植物抗白血病作用(graft versus leukaemia,GVL)作用;②通过杀伤受者骨髓中的 T 和 / 或 NK 细胞,促进植入;③通过杀伤受者体内的抗原呈递细胞降低移植后 GVHD 发生率。但在目前北京方案中,KIR 不合反而会导致 GVHD 发生率增加,复发增加,预后差。

四、造血干细胞移植方式选择

造血干细胞移植方式主要根据原发病类型及供者情况来决定。对于非恶性疾病来说,由先天或后天的造血干细胞缺陷引起的疾病只有采用异基因造血干细胞移植,用正常的造血干细胞取代有缺陷的造血干细胞才有治愈的可能。如各种先天性遗传代谢病、免疫缺陷病、骨髓衰竭性疾病等。为了减少移植后移植物抗宿主病的发生,一般以同胞 HLA 全相合移植作为首选,对于体重 <30kg 患儿,无关脐带血移植也是较好选择。对于非恶性疾病,由于清髓预处理方案中(myeloablative conditioning regimen,MAC)的放化疗药物对儿童长期的生长发育及生

殖发育均影响较大,减低强度预处理方案(reduced intensity conditioning,RIC)推荐应用于非恶性疾病的 HSCT。对于难治性自身免疫性疾病,包括各种免疫性血细胞减少症(如自身免疫性溶血性贫血),由于其造血干细胞本身无缺陷,主要是纠正异常免疫反应,所以通常采用去除 T 细胞的自体造血干细胞移植。

对于恶性疾病而言,所有有移植适应证的造血系统恶性疾病均应采用异基因造血干细胞移植,尤其是有明确高危因素或早期治疗反应不佳的急性白血病患儿,应尽早考虑 HSCT,如能在第一次缓解后做 HSCT,则疗效较佳,一般多考虑清髓的预处理方案。对于伴 t(15;17)的急性早幼粒细胞白血病(acute promyelocytic leukemia,APL),目前用维甲酸和化疗药物联合治疗的根治率可达到 90% 以上,异基因 HSCT 仅作为难治/复发 APL 患者的挽救性治疗的方法。儿童慢性粒细胞白血病慢性期(chronic myelogenous leukemiachronic phase,CML-CP)做异基因 HSCT 的长期无病存活可达 60% 以上,总体疗效优于成人。伊马替尼(格列卫)的问世改变了 CML 的治疗进程,但因原则上该药不能治愈 CML,我国仍认可将异基因 HSCT 作为儿童 CML 的首选治疗,但其中的利弊关系需与患儿家长明确解释,年长患儿更有权利参与决定药物或移植治疗。对于幼年粒单细胞白血病患儿,异基因造血干细胞移植为治疗本病的唯一手段,在全身条件允许的情况下应在确诊后尽早行异基因造血干细胞移植治疗。实体瘤大多采用自体造血干细胞移植,但对于自体移植后复发、干细胞采集困难等患儿,在有合适供者的前提下也可考虑行异基因造血干细胞移植治疗。

第二节 造血干细胞移植的程序

一、预处理

预处理是指在造血干细胞移植前对患者进行超大剂量的

化疗和／或全身放疗（total body irradiation，TBI）。预处理目的有：①清除体内残存的恶性细胞或骨髓中的异常细胞群；②抑制或摧毁体内免疫系统，使输入的造血干细胞不易排斥；③为造血干细胞植入形成必要的"空间"。根据预处理强度不同分为清髓性预处理方案（MAC）、非清髓性预处理方案（non-myeloablative conditioning，NMAC）和减低强度的预处理方案（RIC），具体的预处理方案选择应视原发病类型及移植患者一般情况而定。

1. **清髓性预处理方案**（MAC）　经典的 MAC 剂量界于正常脏器最大耐受量和最大程度杀伤肿瘤细胞之间的"治疗窗口"。常见的清髓性预处理方案可分为含 TBI 方案和不含 TBI 方案两大类，TBI 作用强度取决于总剂量、剂量率和是否分次，经典含 TBI 方案为环磷酰胺（CTX）+TBI，CTX 60mg/（kg·d）共 2 天（-5，-4 或 -4，-3 天），TBI 单次 8Gy 或分次 12Gy，分次照射可减轻远期肺、肝和眼的毒副作用。TBI 可穿透中枢神经系统和睾丸等化疗药物不易到达的部位，起到较好的抗肿瘤效果，目前多数学者认为对急性淋巴细胞白血病（acute lymphoblastic leukemiaALL）患者，TBI/Cy 有更好的抗肿瘤作用，对于急性髓细胞白血病（acute myelogenous leukemia AML）患者两者疗效基本等同。经典不含 TBI 方案为 BuCy 方案：白消安（busulfan，Bu）1mg/kg，每 6 小时 1 次，共 4 天（-9~-6），CTX 50mg/（kg·d），共 4 天（-5~-2）。其他不含 TBI 方案基本以 BuCy 方案为基础进行调整，如加用阿糖胞苷（cytarabine，Ara-C）、足叶乙苷（etoposide，VP16）加强抗肿瘤作用，或以氟达拉滨（fludarabine，Flu）取代 CTX，或加用美法仑（melphalan，MEL）降低白消安剂量。

2. **非清髓性预处理方案**（NMAC）　与 MAC 不同，NMAC 不强调对肿瘤细胞的直接杀伤作用，主要依靠免疫抑制诱导受者对供者的免疫耐受，使供者细胞能顺利植入，形成稳定嵌合体，继而通过移植物中的或由供者 HSC 增殖分化而来的免疫活性细胞,以及供者淋巴细胞回输(donor lymphocyte infusion, DLI)发挥 GVL 的作用。常用的 NMAC 方案为 2GyTBI ± Flu 和全淋巴结照射(total lymphatic irrdation, TLI)+ 抗胸腺细胞球蛋白(anti-human thymocyte globulin, ATG)。国内艾辉胜报道 CTX+Ara-C+ATG 或 CD3 单克隆抗体方案,取得了较好疗效。20 余年临床研究表明,尽管 NMAC 方案对肿瘤细胞的直接杀伤作用轻微,但与同期非移植患者相比,多数研究显示患者预后得以改善,尤其是部分进展期患者。目前认为 NMAC 移植主要适用于肿瘤负荷小,疾病进展慢,对 GVL 敏感,且不适合常规移植患者。NMAC 仍面临很多问题,如移植时机、何时开始 DLI,DLI 的剂量和疗程,以及如何预防 DLI 后的 GVHD。

3. **减低强度预处理方案(RIC)** RIC 方案强度介于 MAC 和 NMAC 之间,通常认为符合下述标准:单次 TBI<5Gy 或分次 TBI 总量 <8Gy;Bu 总剂量或 MEL 总剂量低于 MAC 用量。RIC 方案繁多,通常含有 90~180mg/m^2 的 Flu 作为基本的免疫抑制手段,在此基础上联合减量 TBI 或烷化剂(如 Bu、MEL)以发挥抗肿瘤作用,部分方案还包括 ATG 或阿仑单抗,以降低 GVHD 的发生率和严重程度。RIC 方案的骨髓抑制虽非不能自行恢复,但通常需要供者 HSC 支持。与 NMAC 一样,RIC 较好地提高了患者的预处理耐受性,同时 RIC 的强度又大于 NMAC,有利于降低复发率。RIC-HSCT 在非恶性疾病患者中的研究最为广泛,但是 RIC-HSCT 后嵌合状态(mixed chimerism, MC)和移植排斥发生率明显增高。对小鼠的研究以及相关临床观察表明,只需 10%~20% 的供体细胞的稳定嵌合体就足以纠正各种非恶性疾病的发生,因此 RIC 方案的目标是预防移植排斥,建立足以治愈潜在疾病的稳定的供者来源性的造血功能。

二、造血干细胞的采集和输注

1. 骨髓的采集和输注

(1)采集时机:如受者体重 >30kg,异基因骨髓移植

(allogenetic bone marrow transplantation, allo-BMT) 正常供者术前须分次采血 400~800ml 备骨髓采集术中用,按计划 0 天采集(回输干细胞当日为 0 天,可根据回输天数设定为 01、02 天,并以此类推);自体骨髓移植(autologousbone marrow transplantation, auto-BMT)患者采集须在化疗达完全缓解(complete remission, CR)后,巩固强化治疗 3~6 个月并且血象正常后进行,采集前需根据患者体重和计划采集量确定是否需要备血。

(2)方法:在全身麻醉或硬膜外麻醉下,经多次髂骨穿刺,用肝素化针头抽吸后,将骨髓血放入肝素化的培养液中。骨髓血经不锈钢细丝网过滤,取得单细胞悬液并去除骨与组织颗粒。在患者 TBI4 小时后和停化疗药两个半衰期后由静脉输入受者体内,其总量:成人为 1 000ml,小儿为 10~20ml/kg。保证输入有核细胞为 $(1~8) \times 10^8$/kg 受者体重,$CD34^+$ 细胞 > $(1~2) \times 10^6$/kg($CD34^+$ 细胞最低量:auto-BMT 为 1×10^6/kg,allo-BMT 为 2×10^6/kg)。由于取出的骨髓仅占供者骨髓总量的 20%,故不会出现血液学或免疫学损害。如供受者 HLA 相匹配而 ABO 血型不合时,可用体外去红去浆技术除去红细胞和 / 或血浆。

2. 外周血干细胞的采集和输注

(1)采集时机:异基因外周血造血干细胞移植(allogeneic peripheral blood stem cell transplantation, allo-PBSCT)正常供者经粒细胞集落刺激因子(granulocyte colony-stimulating factor, G-CSF)± 粒细胞 - 巨噬细胞集落刺激因子(granulocytemac-rophage colony-stimulating factor, GM-CSF)动员 5~7 天,在第 4 或第 5 天开始采集,一般共采集 1~3 天。auto-PBSCT 患者采集须在化疗达 CR、巩固强化治疗 3~6 个月后进行。动员方案为化疗加动员剂 G-CSF ± GM-CSF,外周血 $CD34^+$ 细胞计数 >20/µl 左右时采集。

(2)方法:外周血中含少量造血干细胞,经应用动员剂后,干细胞数量可明显增加,用血细胞分离机从外周血中采集足够量的单个核细胞(含干细胞),经冷冻贮存或置于体外培养系统,在患者预处理方案完成后由静脉回输体内。保证输入单个核细胞(MNC)量为$(1\sim8)\times10^8$/kg,一般建议输注$(6\sim8)\times10^8$/kg;$CD34^+$细胞量$>(1\sim2)\times10^6$/kg($CD34^+$细胞最低量:auto-PBSCT为1×10^6/kg,allo-PBSCT为2×10^6/kg)。采集前设定相应的采集程序,输入供者/患者外周血单核细胞及红细胞比容参数,调整单次循环血量,成人多为$7\sim15$L(一般150ml/kg),儿童多为总血容量的$2\sim3$倍,采集循环速率为50ml/min($30\sim70$ml/min),儿童速度最高不超过$30\sim35$ml/min,离心速度为$1\,350\sim1\,400$r/min,若血小板较低,可适当降低转速,减少血小板的损失,但可能会影响采集效果,需要采集者根据采集情况随时调整,每次采集时间约为$3\sim6$小时,连续$1\sim3$天,直至采集到受者造血功能重建所需的细胞数。被采集者体重低于20kg时,体外循环前需备红细胞进行预充操作(具体视血细胞分离机操作规程而定)。

三、植入证据及表现

1. **移植植入成功表现** 在移植$2\sim4$周后血细胞持续上升,粒系植入标准为外周血中性粒细胞绝对值连续3天$>0.5\times10^6$/L;血小板植入标准为输注血小板后连续1周血小板计数$>20\times10^6$/L。但在移植后$4\sim5$个月内,患者细胞与体液免疫仍有缺陷,需在以后逐步恢复正常,有患者留有持续性B或T细胞功能减低,T辅助细胞活性下降和T抑制细胞活性增强。

2. **异体移植后直接植入证据** 目前通常采用STR-PCR法进行检测,此外还可以采用性染色体检查的方法,嵌合率在95%以上即为完全嵌和状态。植入综合征aGVHD等植入相关并发症的出现也可间接说明植入成功。

第三节 造血干细胞移植常见并发症诊断和处理

一、感染

由于预处理后发生骨髓抑制和免疫重建迟缓,尽管应用输血、抗生素和全环境保护,仍有相当多的患者死于感染。预防感染最有效、最简单的方法就是严格隔离。5%以上患者于移植后2周内发生细菌或真菌感染,应用白细胞过滤器可减少感染的机会。移植后不同时间发生感染病原不完全相同,与宿主的免疫功能相关。相对于病毒和真菌感染,细菌感染主要发生在移植的早期,而病毒和真菌感染多见于移植的中期及后期。近几年来,移植受者支持治疗的改善主要归功于感染控制的进步,从而提高移植生存率,改善生存状况。

1. **细菌感染** 中性粒细胞缺乏伴发热时,仅有50%的感染原因能找到。但如不及时治疗,可能是致命的。因此中性粒细胞缺乏伴发热就应当被认为有感染存在,其中细菌感染占首次感染的90%以上,其中,革兰氏阴性菌最常见,也是最主要的致死原因。革兰氏阳性菌的感染随着中心静脉导管的广泛应用有逐年上升的趋势。随着中性粒细胞恢复,大部分细菌感染可以控制,此后出现的感染,需警惕中心静脉导管相关感染及肝脾深部脓肿或窦腔炎症。但需注意出现急性或慢性GVHD的患者,即使粒细胞恢复,仍有可能出现反复的细菌感染。

经验性抗感染治疗已经成为中性粒细胞缺乏期首次发热处理的标准治疗。因此,即使缺乏感染的症状及体征,一旦发热应立即使用抗生素,不要等待病原学检查结果。按2012年中国中性粒细胞缺乏伴发热抗菌药物临床应用指南的要求,在使用抗菌药物前需对患者进行评估,高危患者的初始经验治疗推荐使用单药,能够覆盖革兰氏阴性的广谱抗生素,包括三代头孢(如头孢他啶)、酶抑制复合制剂(如头孢哌酮/舒巴坦)、四代头孢(头孢吡肟)、抗假单胞菌青霉素(如哌拉西林/他唑巴坦)和碳青霉烯类(如亚胺培南、美罗培南)。最近研究表明,单药使用比联合用药细菌二重感染的发生率更低。单药治疗的缺点是抗革兰氏阳性菌活性有限,尤其是耐甲氧西林金黄色葡萄球菌(MRSA)。因此,在选择抗菌药物时需考虑 MRSA 情况,以及单药治疗不能覆盖的其他病原微生物。

2. 侵袭性真菌感染病(invasive fungal disease,IFD) HSCT 患者 IFD 风险与移植治疗阶段相关。在移植预处理期及围植入期,念珠菌感染更多见。在造血干细胞移植后 100 天内,这一时期的患者由于接受长时间足剂量免疫抑制剂预防 GVHD,或因发生 aGVHD 而接受包括较大剂量的激素(1~2mg/kg)或 CD25 单抗等药物治疗,临床上多见曲霉菌感染。在移植后 100 天,IFD 相关危险因素包括 cGVHD 接受免疫抑制治疗和导致免疫重建延迟等因素,仍可发生曲霉菌以及其他少见真菌感染。

对于具有 IFD 高危因素患者,出现临床感染症状前预先应用抗真菌药物预防 IFD 发生或既往确诊/临床诊断 IFD 病史的患者,在接受 HSCT 治疗时应给予抗真菌药物预防。研究表明预防治疗可以显著降低此类患者 HSCT 期间 IFD 的发生和系统性抗真菌药物的使用。预防治疗疗程推荐在预处理开始时进行,持续到 IFD 高危因素的改善或消除。自体 HSCT 预防真菌治疗建议覆盖粒细胞缺乏期,异体 HSCT 一般至少覆盖移植后 3 个月。合并急性或慢性 GVHD 接受免疫抑制药物治疗患者疗程应延长至 GVHD 临床症状得到控制、免疫抑制剂基本减停为止。基于 HSCT 患者 IFD 的高发和高致死率,临床应注重早期进行治疗,包括经验性治疗和诊断驱动治疗策略。经验性治疗以持续粒细胞缺乏伴发热且广谱抗生素治疗 4~7 天无效作为启动治疗的主要标准。诊断驱动治疗指患者在无临床感染或出现广谱抗生素治疗无效的持续粒细胞缺乏伴发热,合并 IFD 临床影像学和微生物学标志,且尚未达到确诊或临床诊断 IFD 时给予抗真菌治疗。经验治疗和诊断驱动治疗根据 IFD 证据而定,至少应用至体温降至正常,临床状况稳定,诊断驱动治疗应包括 IFD 相关微生物和 / 或影像学指标恢复正常。当患者达到 IFD 临床诊断或确诊诊断标准时需进行 IFD 目标治疗,由于感染病原菌明确,可依据真菌种类、药物抗菌谱、患者具体情况选择用药。目标治疗疗程推荐 6~12 周,根据 IFD 的临床严重程度,相关症状和体征恢复速度及免疫抑制状态决定。

3. **病毒感染**　HSCT 患者病毒感染包括原发性病毒感染和潜伏病毒再激活。根据核酸类型可分为 DNA 病毒和 RNA 病毒。部分原发性病毒感染来源于院内,因此严格做好移植病房感染控制有助于减少院内传播。巨细胞病毒(CMV)、EB 病毒(EBV)、单纯疱疹(HSV)或水痘带状疱疹病毒(VZV)感染等,能在初次感染后潜伏于宿主体内,在宿主免疫功能低下时再次激活。

对于移植后病毒感染,积极预防和抢先治疗是控制病毒性基本发生的关键。移植前常规对供、受者进行常见病毒的 IgM 和 DNA 或 RNA 检测,对近期尚活动感染的移植受者、供者进行治疗及病毒清除,可降低移植后病毒感染率。

目前临床常用的抗病毒药物包括阿昔洛韦、更昔洛韦、缬更昔洛韦、膦甲酸钠、利巴韦林、西多福韦等。CMV 感染主要采用更昔洛韦,但如果出现治疗效果欠佳或存在耐药基因时可以换用缬更昔洛韦、膦甲酸钠或西多福韦。VZV、HSV 采用阿昔洛韦有效。流感病毒感染可应用磷酸奥司他韦和金刚烷胺 / 乙胺;利巴韦林可治疗呼吸道合胞病毒(RSV)、副流感病毒及腺病毒感染;西多福韦可治疗腺病毒、BK 病毒以及耐药 CMV 病毒。近年来,临床尚开始应用病毒特异性 T 细胞进行过继免疫治疗病毒感染性疾病。CMV、EBV、及腺病毒的特异性 T 细胞输注对治疗移植后相应病性疾病有较好的效果。

此外,对于移植后感染的治疗,除针对病原体的治疗外,辅助治疗包括细胞生长因子、粒细胞输注、免疫球蛋白的应用,都有可能对感染的控制有效,但因效果均存在争议,同时有增加住院费用,或可能有血液传播疾病风险,应用前需衡量利弊。

二、出血性膀胱炎

出血性膀胱炎(hemorrhagic cystitis,HC)是造血干细胞移植后常见的一种并发症,主要症状为镜下或肉眼血尿伴或不伴有尿频、尿急、尿痛等膀胱炎刺激症状。膀胱镜检查表现为膀胱黏膜局部或弥漫出血及炎症性改变。本并发症发生早期与预处理方案中环磷酰胺、白消安药物副作用相关,后期移植后病毒感染、GVHD 的发生密切相关。

1. 诊断与分级

(1)症状与体征:主要表现为尿频、尿急、排尿困难和血尿,多数患者无明显体征,偶有膀胱区压痛。

(2)实验室检查:

1)尿常规:可见大量红细胞,中段尿培养无细菌、霉菌生长,多瘤病毒核酸检测可呈阳性。

2)膀胱镜检查:毛细血管扩张,膀胱黏膜严重水肿、溃疡、出血和局灶性坏死,非典型的纤维增生也是出血性膀胱炎的特征之一。

3)膀胱黏膜活检:黏膜间质水肿、出血,分叶核细胞浸润,上皮脱落,平滑肌坏死。

(3)鉴别诊断:需与其他原因引起的尿频、尿急、排尿困难和血尿相鉴别,如泌尿系感染、尿路结石、妇科疾病、泌尿系细菌及真菌感染、血小板减少及凝血异常等。

(4)分级

1)临床分型:根据发生时间,HC 可分为早发性 HC 和迟发性 HC。早发性 HC 多发生在预处理及其后 72 小时内,一般症状较轻(Ⅰ~Ⅱ度),病程自限,而迟发性 HC 则多发生在异基因 HSCT2 周后,发病高峰在中性粒细胞植入 1 个月左右,多数症状严重(以Ⅱ度及以上为主),且常迁延不愈,病程持续 1 周至数月不等。

2)参考世界卫生组织(WHO)诊断分级标准分为 5 级:0 级为无血尿;Ⅰ级为每高倍镜视野 >50 个红细胞;Ⅱ级为肉眼血尿;Ⅲ级为肉眼血尿伴血块;Ⅳ级为在肉眼血尿伴血块基础上并发尿道梗阻。

2. 发生率 CTX 相关早发性 HC 发生率为 5%~25%,与采用的防治手段有关。

3. 预防及治疗

(1)预防

1)对于以 CTX 为基础的预处理方案,美司钠联合水化、碱化可预防早发性 HC。

2)因为迟发性 HC 发病机制不明确,目前尚无有效防治手段。

(2)治疗

1)水化($2.5~3L/m^2$)、碱化、利尿以及有效输注血小板支持治疗;适当应用解痉、镇痛药物,尽可能减少应用止血药物,防止出现凝血块而加重病情。

2)对于Ⅲ~Ⅳ级 HC,可经尿管或耻骨上膀胱切开,用生理盐水进行持续膀胱冲洗。膀胱内灌注甲醛溶液、1% 明矾、硝酸银、透明质酸钠、前列腺素 E2、粒细胞 / 巨噬细胞集落刺激因子(GM-CSF)或纤维蛋白胶以及应用重组角化细胞生长因子、高压氧、雌激素或重组Ⅶa 因子也有一定疗效,但疗效都不确定。

3)全身使用或膀胱内注射西多福韦可降低 BKV 复制,或使用利巴韦林可降低 ADV 复制,或使用更昔洛韦可降低 CMV 复制,对于 BKV、ADV 或 CMV 相关 HC 有一定疗效。

4) 鉴于免疫反应在迟发性 HC 发病过程中可能的重要作用,当病毒或水化、碱化等疗效不理想时,可考虑应用糖皮质激素治疗。

5) 对于以上措施仍不能控制重症 HC,尤其是致死性 HC,则考虑使用外科手段干预,选择性进行膀胱动脉栓塞、膀胱上尿道改流术以及最后迫不得已的办法——膀胱切除术。

三、血管内皮综合征

1. **植入综合征** 植入综合征(engraftment syndrome,ES)是 HSCT 后中性粒细胞恢复初期发生的一种临床综合征,其临床表现包括发热(T>38.0℃)、皮疹、体重增加、弥漫性肺实质浸润。其与 aGVHD 的表现接近,在其诊断及鉴别诊断方面有一定困难。

(1)发病率:自体 HSCT 报道的发生率为 7%~34.5%;异基因 HSCT 的发生率为 20%~48%,各种移植类型中无关脐带血移植的发生率相对较高,约 20%~70%。

(2)诊断标准:2001 年 Spitzer 推荐以下标准。

1)主要诊断标准:①体温 ≥ 38.0℃,无明确的感染源;②非药物所致的红斑性皮疹,累及全身皮肤 25% 以上;③表现为弥漫性肺浸润的非心源性肺水肿及缺氧症状。

2)次要诊断标准:①肝功能异常,总胆红素 ≥ 34μmol/L 或转氨酶水平≥基线值 2 倍以上;②肾功能不全,肌酐≥基线值 2 倍以上;③体重增加≥基础体重的 2.5 倍;④不能用其他原因解释的一过性脑病。

确诊需要 3 条主要诊断标准或 2 条主要标准加 1 条或 1 条以上次要标准。

(3)鉴别诊断:ES 与超急性 GVHD、aGVHD 需鉴别诊断。主要区别为:①发生时间上,ES 发生时间更早,伴随中性粒细胞植入的同时;②临床表现累及靶器官不同,ES 可发生肺损害、肾脏损害及中枢神经系统障碍,而 aGVHD 主要表现为胃肠道及肝脏反应。

(4)治疗:糖皮质激素为主要治疗方案,其可通过抗炎性效应和免疫抑制效应发挥良好疗效。

2. 毛细血管渗透综合征 毛细血管渗透综合征(capillary leak syndrome,CLS)是多种原因造成毛细血管内皮细胞损伤,使得毛细血管通透性增加,大量血浆蛋白进入组织间隙,从而出现进行性全身性水肿、低蛋白血症、低血容量性休克、急性肾缺血等临床表现的一组临床综合征。HSCT 后 CLS 一般多于移植后早期发生,可以是植入综合征的一种表现,同样也可以发生于严重感染、药物(免疫抑制剂、抗胸腺球蛋白、细胞因子等)应用后。

(1)发生率及临床表现:由于缺乏明确诊断标准,并且与移植后一些早期并发症很难鉴别,因此确切发生率不详,有文献报道在 5.4%~21%。CLS 最突出的临床表现是体重增加、全身皮肤、黏膜进行性水肿、多浆膜腔积液(如腹水、胸腔积液、心包积液)等,并对利尿剂反应不佳。其他表现有心动过速、低血压、低蛋白血症、低血容量休克、急性肾功能不全等,严重时可发生多器官功能衰竭。实验室检查可有血液浓缩、白细胞升高、白蛋白降低等表现。

(2)诊断标准:移植后 CLS 并无统一诊断标准,Numberger 在其文章中将 CLS 定义为移植后 24 小时内体重增加 >3%(至少 0.5kg),并且对利尿剂反应不佳。Cahill 等定义为与骨髓植活相关的非心源性肺水肿,伴或不伴有胸腔积液。

(3)鉴别诊断:需要与 ES、肝静脉闭塞病(hepatic venous occlusive disease,HVOD)、弥漫性肺泡出血(diffuse alveolar hemorrhage,DAH)等。

(4)预防与治疗

1)预防:移植相关 CLS 的预防比较困难,其发生常较迅速,几乎无前驱症状,此外因为细胞毒性药物、细胞因子等应用不可能避免,只能早期发现感染并积极控制,方有可能在一定程度上防止 CLS 发生。

2）治疗：①治疗原发病、解除造成血管内皮损伤的病因，这是有效控制 CLS 最根本的措施。②抑制过度的炎症反应，保护内皮细胞，减少其损伤和肿胀。在 CLS 渗透期早期应用糖皮质激素可以起到降低毛细血管通透性、拮抗炎性介质、减轻血管渗透的作用。③维持有效循环血容量。选择适当的液体种类，适时补充胶体液对维持血管容量很重要，控制补液速度和补液量，防止休克是治疗成功的关键。④其他包括机械通气控制低氧血症，肾功能不全时持续肾脏替代治疗等。

3. 肝静脉闭塞病　肝静脉闭塞病（hepatic veno-occlusive disease，HVOD）是造血干细胞移植后一种非常严重的肝脏并发症。在临床上表现为疼痛性肝脏肿大、腹水、黄疸的一种综合征。具体机制尚不明确，可能与放化疗导致血管内皮损伤、凝血异常有关。

（1）诊断

1）发生率和临床表现：造血干细胞移植后 HVOD 发生率为 1%~54%，死亡率为 3%~67%。HVOD 的主要临床表现是高胆红素血症、疼痛性肝大、体重及腹围增加，最终可发展至肝性脑病。根据病情发展分为急性、亚急性和慢性，而且以病情严重程度回顾性地分类为轻度、中度和重度。临床表现时间有较大差异，有些患者甚至在输注造血干细胞之前已出现临床症状与体征。多数患者移植后 6~7 天后出现症状和体征，持续 10 天左右，一般发生在移植后 21 天内，但也有晚发型。大多数严重型 HVOD 患者易发生多脏器功能衰竭，其发生率与 HVOD 的严重性密切相关。

2）实验室检查：

①超声检查：可发现腹水、肝大，晚期可见肝静脉狭窄，门静脉血流改变。

②肝活检：肝小静脉同心圆样静脉腔狭窄。

③出凝血：部分患者预处理前蛋白 C 及因子 Ⅶ 水平降低，

在预处理后 AT Ⅲ、蛋白 C 及因子Ⅶ持续下降,蛋白 C 水平降低,纤维蛋白原水平升高。

3)诊断标准:在移植后 3 周内出现如下表现应考虑 HVOD 可能——黄疸(胆红素 >2.0mg/dl);肝大和左上腹疼痛;腹水和/或不能解释的体重增加 >5%。

(2)鉴别诊断:移植后肝脏疾病常见,如药物引起的肝损害、aGVHD、胆管炎、病毒性肝炎等。容易与 HVOD 混淆。几种肝脏疾病可以同时存在,明确诊断有时相当困难。

1)感染性胆管炎:是中性粒细胞减少期黄疸的一种常见原因,发热伴有黄疸、右上腹疼痛,但是门静脉高压、肝肾综合征、腹水不常见。

2)aGVHD:主要临床表现为皮疹、黄疸和腹泻,但是水钠潴留、腹水不常见。难于诊断者通过测定静脉压力梯度及肝组织学检查有助于诊断。

3)药物性肝损害:是移植最常见的并发症之一,预处理的放、化疗可以损伤肝组织,出现黄疸、转氨酶升高,但肝区疼痛、体重增加不明显。

(3)预防:肝素是预防 HVOD 药物中最常用药物。前列腺素 E 能抑制血小板聚集及激活血栓溶解,扩张血管,改善肝小静脉及血窦的血流。熊去氧胆酸可抑制局部炎症反应促进胆红素排出,对于有 HVOD 高风险患儿可直接用去纤苷预防。

(4)治疗:前列腺素 E1、重组的人组织纤溶酶原激活物抑制血小板聚集及激活血栓溶解,扩张血管,改善肝小静脉及血窦的血流。去纤苷是目前唯一对重度 HVOD 有确定疗效的药物,它具有抗炎和抗凝血作用,可以保护血管内皮细胞,并促进体内血栓-纤溶平衡的恢复。

4. 移植相关血栓性微血管病 移植相关血栓性微血管病(transplantation associatedthrombotic microangiopathy,TA-TMA)是 HSCT 的一个重要并发症,临床表现为血管内皮损伤所致的微血管病性溶血、微血栓形成以及相应的器官功能损害(主要为肾功能损害及神经系统损害)。

(1)发生率及临床表现:由于采取的诊断标准不同,TA-TMA的发生率文献报道差异较大,自体 HSCT 后 TMA 发生率<4%,而在异基因 HSCT 后发生率为 0~64%。病死率可高达60%~90%,TA-TMA 通常发生在移植后的 20~100 天之间,也可在预处理结束后早期(+4 天)发生,或移植后晚期发生(移植后2 年)。主要表现为:①微血管病性溶血;②血小板降低或输注需求增加;③器官功能损害,最常见为肾功能异常,并可以累及多个器官,中枢神经系统异常可表现为神经系统症状或精神症状,可表现为皮质盲、癫痫。发生在肠道,可表现为腹痛、腹泻甚至肠道出血。如累及肺部,可表现为低氧呼吸衰竭、肺动脉高压、胸腔积液。累及浆膜,表现为多浆膜腔积液。

(2)诊断标准:TA-TMA 的确诊依赖于组织病理活检,典型的组织病理表现为毛细血管壁增厚、毛细血管微血栓、管腔闭塞、内皮分离伴肿胀坏死。然而由于侵入性操作的可行性有限,TA-TMA 的诊断通常依赖于临床综合诊断。目前标准较多,但都存在一定的局限性,无论是哪个标准,对于 HSCT后的患者来说,有一些项目判定是有困难的。而且待出现典型表现而明确诊断时,疾病的病理生理环节通常已经很难阻断,往往提示预后较差。文献报道符合 5 条诊断标准的全部死亡,而存活者多为仅满足 3~4 项标准的患者。以下为Jodele 标准:

TA-TMA 的诊断基于组织活检或临床实验室标准。临床及实验室标准如下(满足第 1~3 条考虑 TA-TMA 诊断):

①LDH 高于相应年龄上限。

②随机尿蛋白/尿肌酐比值≥2mg/mg。

③高血压:18 岁以下高于正常人群 95% 分布,18 岁以上≥140/90mmHg。

④新发血小板减少:降至 50×10^9/L 以下,或下降超过 50%。

⑤新发贫血:Hb 低于相应年龄正常下限或需要输血。

⑥微血管病证据:外周血破碎红细胞或者组织学证据显示微血管病。

⑦终末补体激活:血清 SC5b-9 水平高于正常上限。

(3)预防及治疗:早期诊断极为困难,顽固性高血压、蛋白尿 ≥ 30mg/dl 及 LDH 升高可早于 TMA 典型表现 10~14 天出现,因此,出现上述表现时应该高度警惕 TA-TMA。

TA-TMA 的治疗较为困难,缺乏有效的标准治疗。目前提倡的一线治疗主要包括停用导致内皮损伤的药物,如钙调磷酸酶抑制剂(calcineurin inhibitor, CNI);治疗可能诱因有感染、GVHD 及支持治疗,如控制顽固性高血压等。若 CNI 相关的 TA-TMA,停用药物后通常可以逆转,预后较好,而对于与 CNI 无关的 TA-TMA(与 GVHD、病毒感染、真菌感染相关),大部分致命,且对于停用 CNI、血浆置换及其他治疗效果差。但在临床实践中,很难把上述两种类型予以区分。同时停用 CNI,则有可能诱发 GVHD,导致病情恶化。去纤苷通过抑制体内 TNF-α 介导内皮细胞凋亡保护内皮细胞不受损伤,减少内皮细胞促炎性因子表达,降低 PAI-1 活性,增加体内 t-PA 功能,并具有纤溶和抗血栓形成、抗炎及溶解血栓活性。此外可以尝试采用利妥昔单抗、C5 单抗、血浆置换。

四、移植后非感染性肺部并发症

1. **移植后早期非感染性肺部并发症**　移植后除外下呼吸道感染及心衰因素而发生的广泛肺泡损伤称为间质性肺炎综合征(interstitial pneumonia syndrome, IPS), 这个概念延续了 30 余年。由于其概念笼统,在相当长的历史阶段里 IPS 实际涵盖了文献报道的急性间质肺炎(acute interstitial pneumonia, AIP)、急性呼吸窘迫综合征(acute respira-tory distress syndrome, ARDS)、CLS、弥漫性肺泡出血(diffuse alveolar hemorrhage, DAH)、机化性肺炎(organized pneumonia, OP)、闭塞性细支气管炎综合征(bronchiolitis obliterans syndrome,BOS)、卡莫司汀(carmustine,BCNU)肺炎、放疗性肺炎、移植后淋巴增殖性疾病(post transplant lymphoproliferative disorder,PTLD)等并发症。其发病机制为移植预处理前后及移植后早期炎性因子与炎性细胞共同参与了肺损伤。IPS的病理表现包括弥漫性肺泡损伤板透明膜形成、淋巴性支气管炎、机化性肺炎及间质性肺炎等。因此这一概念所描述的临床表现涉及移植后早期多类肺部并发症的临床特点。基本的诊断标准包括:①弥漫肺泡损伤的表现,如肺炎症状(咳嗽、呼吸困难、呼吸急促)、体征(啰音)、影像学上的多肺叶渗出表现以及肺生理学异常(新出现的或逐渐加重的限制性肺功能异常、肺泡动脉血氧分压差增加);②除外下呼吸道活动性感染,支气管肺泡灌洗中主要细菌病原、非细菌病原阴性;③条件允许应行支气管肺活检进行鉴别诊断;④无心功能不全、肾功能不全或医源性水负荷过重等引起相似肺部症状的伴随疾病。近10年来,IPS的发生率在5%~25%之间,其主要临床类型及诊治简述如下:

(1)药物/放疗相关性肺炎:相关药物包括卡莫司汀(BCNU)、白消安、美法仑以及放疗等。

1)诊断

①临床症状及体征:起病急,临床上表现为干咳及快速进展的呼吸困难。

②实验室检查示影像学为双侧间质渗出,肺功能表现为限制性肺损伤。

2)鉴别诊断:肺部感染、输血相关性肺损伤等。

3)治疗:病初即应用皮质醇激素进行冲击治疗可以显著降低死亡率,并改善预后。

(2)非心源性毛细血管渗透综合征:需警惕在加大剂量或增加药物种类的预处理方案或某些造血刺激因子后出现。

1)诊断

①临床症状及体征:多在移植后30天内发生,临床表现为

呼吸困难、咳嗽、体重增加、水肿。

②实验室检查:影像学表现为以双侧、肺门周围为主的浸润影,肺水肿,胸腔积液。

2)鉴别诊断:肺部感染、弥漫肺泡出血等。

3)治疗:详本章第三节中毛细血管渗透综合征"相关叙述。

(3)输血相关性肺损伤:发病率为 1/5 000~1/1 000,近 20 多年来国内广泛采用少白细胞成分输血,这一并发症已极少发生。

1)诊断

①临床症状及体征:起病急,输血后 6~8 小时即可发生呼吸窘迫,主要表现为呼吸困难。

②实验室检查:影像学表现为间质性渗出性改变,提示肺血管渗透性增高导致的肺水肿。70% 的患者可以检测到抗 HLA I 或抗 HLA II 型抗体。

2)鉴别诊断:肺部感染、药物性/放疗肺损伤。

3)治疗:以支持治疗为主,应停止血制品输注,应用皮质醇激素、强迫利尿并给予呼吸支持。

(4)围植入期呼吸窘迫综合征:发生在中性粒细胞植入前后的 5~7 天,是植入综合征表现之一。

1)诊断

①临床表现及体征:发热、呼吸困难、低氧血症。

②实验室检查:影像学表现为间质性渗出性改变。

2)鉴别诊断:肺部感染性疾病、弥漫肺泡出血等。

3)治疗:应用皮质醇激素效果明显。

(5)弥漫性肺泡出血(diffuse alveolar hemorrhage,DAH):移植后发生率为 2%~14%,是最危重的肺部并发症之一,死亡率为 60%~83%,移植后 100 天内死亡率高达 80% 以上,可能在诊断后 2 周内死亡。推测其发病机制可能为感染性病原未能及时被清除而形成的重症肺损伤,并有免疫性损伤因素参与。国内外大量临床数据提示在感染原未被有效清除之前应用经验性广谱抗生素,甚至联合大剂量皮质醇均很少有效。

1)诊断

①临床表现及体征:为咯血、咳嗽、咳痰、呼吸急促等呼吸系统非特异性症状,并伴有缺铁性贫血。肺部可闻及细湿啰音。

②实验室检查:胸部 CT 显示两肺广泛的肺泡弥漫性的磨玻璃样浸润影及肺间质性病变;血常规提示贫血,血红蛋白可在 24 小时内下降 20g/L,肺功能呈限制性通气困难,低氧血症伴过度通气,肺弥散功能升高。

2)鉴别诊断:肺部感染、CLS、肺栓塞、心血管疾病如急性左心衰。

3)治疗:大剂量皮质醇应用治疗效果有限,国外文献报道 DAH 的 60 天生存率在 20%~30%。以支持治疗为主,包括止血及呼吸支持。

2. 移植后晚期非感染性肺部并发症　临床起病多在移植后 3 个月 ~2 年,多无明显的感染证据,病变累及小气道与肺实质,肺功能可呈现阻塞性和 / 或限制性改变。最常见的有闭塞性细支气管炎综合征(BOS)和机化性肺炎(OP)。

(1) 闭塞性细支气炎综合征(bronchiolitis obliterans syndrome,BOS):是一种非特异性炎性因素损伤小气道而造成的以阻塞性病变为主的肺部并发症,明确与 cGVHD 相关,疾病后期由于细支气管周围纤维化的进展亦可发生限制性肺功能改变。

1)诊断

①临床表现及体征:起病隐匿,逐渐出现干咳,渐加重的呼吸困难,体力活动耐力下降,极少发热,也可以是在无症状时肺功能检查即出现中到重度气道阻塞。

②实验室检查:高分辨率 CT 对诊断 BOS 高度敏感,但有部分病人病初影像学表现不明显。胸部影像学提示过度通气、支气管扩张、支气管壁增厚、小叶中心结节、网格状改变、磨玻璃改变等。肺功能检测显示呼气相气道阻力增加,提示小气道

和细支气管病变。病理学表现为淋巴细胞性支气管炎,急或慢性间质性肺炎、闭塞性细支气管炎。当患者无活检的病理证据时,通常以肺功能参数对其性质及严重程度进行描述。重度BOS 可出现坏死性细支气管炎,FEV_1 迅速下降,死亡率可达25%~50%。

2)鉴别诊断:支气管哮喘、过敏性肺泡炎、感染后反复喘息或气道高反应。

3)治疗:BOS 的治疗目的是防止肺功能进一步恶化。目前没有可能的治疗方案可以逆转严重的气道损害。早期的治疗可以部分恢复 FEV_1,减少并发症的发生。目前新的一线治疗包括激素与长效 β 受体拮抗剂联合吸入,即用短时的激素冲击[1mg/(kg·d)泼尼松]联合 FAM(氟替卡松 + 小剂量阿奇霉素 + 孟鲁斯特)。该方案应用 3 个月,可使 94% 的患者病情好转,副作用较小,已被许多治疗中心作为标准治疗 BOS方案。

(2)机化性肺炎(organized pneumonia,OP):机化性肺炎是病理学诊断,是指一种移植后患者中累及细支气管、肺泡管及肺泡的临床 - 病理综合征。多在移植后数天或数年发生,发生率低于 2%。发病的危险因素包括放疗、GVHD,可和 BOS 伴发。

1)诊断

①临床表现及体征:急性起病,表现为干咳、呼吸困难、发热。

②实验室检查:影像学表现为以外肺野为主的斑片状实变、磨玻璃样变及结节样模糊影等。肺功能以弥散能力下降为主。诊断时需支气管肺泡灌洗除外感染。

2)鉴别诊断:肺部感染、肺栓塞、吸入性肺炎、肺泡细胞癌、原发性肺淋巴瘤、慢性嗜酸性粒细胞肺炎、肺泡蛋白沉着症等。

3)治疗:激素治疗能获得缓解或稳定,激素减量可复发。无明显理想的治疗剂量及疗程。泼尼松可应用 0.5~1mg/kg,应用

1~3 个月,一般用药 1 周后症状和影像学可改善。

(3)其他:包括间质性肺病(interstitial lung disease,ILD)、胸腔积液、肺血管疾病、胸膜实质纤维增生症,多与 GVHD 相关。

五、移植物抗宿主病

移植物抗宿主病(graft versus host disease,GVHD)是异基因造血干细胞移植的主要并发症和死亡原因。供者和受者的组织相容性复合物抗原性不同是发生 GVHD 的根本原因。aGVHD 是一个复杂的病理过程,一般认为大致可分为 3 个阶段:①第一阶段为放化疗预处理引起受者组织炎症性损伤,激活 APC(抗原呈递细胞),分泌炎症因子,并上调 APC 表面黏附分子表达,增强供者成熟 T 淋巴细胞识别受者抗原能力。②第二阶段为供体 T 淋巴细胞激活期,供受体 APC 和炎症因子靶向激活供体 T 细胞,扩增和分化为效应细胞;Th1/Th2 细胞失衡,产生大量细胞因子(IFN-γ、TNF-α、IL-1 等)形成细胞因子风暴。③第三阶段为炎症效应期。效应细胞介导细胞毒攻击靶组织,最终引起宿主靶组织(皮肤、黏膜、肝、肠道)损伤和全身 aGVHD。

而 cGVHD 的发病机制也认为分为三个阶段:①第一阶段为组织损伤阶段,释放 PAMPs 和 DAMPs,活化 P2X7 和 P2Y2 受体、ST2、TLRs、NOD-R、HMGB1R 和 NLRP3 等炎性体,血浆中 vW 因子增加,T 细胞激活;②第二阶段为免疫系统效应细胞激活,包括同种反应性 B 细胞和 T 细胞,扩增并向 Th1、Th2 和 Th17 细胞极化,IL-17A、IL-21 升高,胸腺损伤,I 型调节细胞包括调节 T、B、NK 及 NKT 细胞频率或数量减少;③第三阶段为纤维化阶段,活化巨噬细胞产生 PDGF-α 及 TGF-β,激活成纤维细胞,产生细胞外基质,发生硬化。B 细胞活化因子(Bcell-activating factor,BAF)作用下,浆细胞分泌病理性免疫球蛋白在各器官沉积,导致器官损伤及纤维化。

在临床上按照发病的缓急分为急性移植物抗宿主病

(aGVHD)和慢性移植物抗宿主病(cGVHD)。通常移植后 100 天以内发生的为 aGVHD,100 天以后发生的为 cGVHD,但急性和慢性 GVHD 之间没有明确的间隔期。美国国立卫生研究院(National Institutes of Health,NIH)的定义将急性 GVHD 分为:急性、慢性和重叠综合征三种。根据 GVHD 表现分类的 aGVHD 可以发生在移植后的各个时间阶段,在植活前或 100 天之后,最常发生在移植后最初几个月内或减停免疫抑制剂后。GVHD 进一步分类可分为:①经典 aGVHD 为 ++100 天(以回输当日为 0 天,移植后 100 天为"+100 天")以内,皮肤、胃肠道、肝脏三个器官的炎性反应。②晚发 aGVHD 为 +100 天以后,具备经典 aGVHD 的临床表现;另外还包括 +100 天后新发生的 aGVHD、已获得控制的经典 aGVHD 在 +100 天后再激活、经典 aGVHD 延续至 +100 天后。③经典 cGVHD 具有典型的临床表现(以 NIH 描述为准)。④重叠综合征,即 aGVHD 和 cGVHD 同时存在。

(一) 急性移植物抗宿主病

1. **诊断与分级** aGVHD 主要为临床诊断,主要靶器官为皮肤、肝脏和胃肠道。aGVHD 器官分期和总体分级标准见表 8-1。

表 8-1 急性移植物抗宿主病(GVHD)国际联盟(MAGIC)分级标准

分级	皮疹 (仅活动性红斑)	肝脏	上消化道	下消化道 (排便)
0 级	无活动性(红斑) GVHD 皮疹	总胆红素 <2mg/dl	无或间歇性恶心、呕吐或厌食	成人:<500ml/d 或<3 次/d 儿童:<10 ml/(kg·d)或 <4 次/d
1 级	<25%	总胆红素 2~3 mg/dl	持续性恶心、呕吐或厌食	成人:500~999 ml/d 或 3~4 次/d 儿童:10~19.9ml/(kg·d)或 4~6 次/d

续表

分级	皮疹 （仅活动性红斑）	肝脏	上消化道	下消化道 （排便）
2 级	25%~50%	总胆红素 3.1~6mg/dl		成人：1 000~1 500 ml/d 或 5~7 次 /d 儿童：20~30ml/ （kg·d）或 7~10 次 /d
3 级	>50%	总胆红素 6.1~15mg/dl		成 人：>1 500ml/d 或 >7 次 /d 儿童：>30ml/（kg·d） 或 >10 次 /d
4 级	全身红斑（>50%） 伴水疱形成或表 皮剥脱（>5%）	总胆红素 >15mg/dl		严重腹痛伴或不 伴肠梗阻或便血 （无论排便量如何）

注：整体临床分级（基于最严重的靶器官受累）：0 度，无任何器官 1~4 级；Ⅰ 度，1~2 级皮肤，无肝脏、上消化道或下消化道受累；Ⅱ 度，3 级皮疹和 / 或 1 级肝脏和 / 或 1 级上消化道和 / 或 1 级下消化道；Ⅲ 度，2~3 级肝脏和 / 或 2~3 级下消化道，0~3 级皮肤和 / 或 0~1 级上消化道；Ⅳ 度，4 级皮肤、肝脏或下消化道受累，0~1 级上消化道受累。儿童：≤ 14 岁。本表引自：SchoemansHM，LeeSJ，FerraraJL，et al.EBMT-NIH-CIBMTR Task Force position statement on standardized terminology & guidance for graft-versus-host disease assessment ［ J ］.Bone Marrow Transplant，2018，53（11）：1401-1415.

（1）症状及体征：

1）皮肤：是 aGVHD 最常累及的靶器官，在 aGVHD 患者中皮肤受累约为 75%，44% 患者仅表现为皮肤。皮疹常常最早出现于手掌、足底及头颈部，然后扩散到其他部位。从细小皮疹、斑丘疹发展至全身性皮疹。严重者皮疹遍及全身，呈进行性，更严重者可融合成片，发展为表皮松解伴有水疱形成，而后表皮剥脱。

2）胃肠道：是 aGVHD 第二大靶器官，可以累及食管到肠道各个部分,但主要累及远端小肠或结肠。胃肠道 aGVHD 表现各异,轻者可仅有恶心、呕吐及食欲缺乏,大多数表现为水样分泌型腹泻及疼痛,严重者导致蛋白丢失性肠病,血性腹泻甚至肠梗阻。早期腹泻物常为绿色、黏液或水样便,严重时为血性便,或混有脱落的肠黏膜上皮细胞形成管状排泄物。

3)肝脏是 aGVHD 最少见的累及脏器,在 aGVHD 患者的肝脏受累不足 20%,虽然胆汁淤积是最常见的表现,但伴随或孤立的转氨酶升高也并不少见。

4)其他不典型表现:眼部症状被认为 aGVHD 表现之一,如畏光、出血性结膜炎、假膜形成、结膜溃疡、角膜溃疡,仅有眼部症状时需要除外感染。中枢神经系统症状也被推测为可能与 aGVHD 相关,但很难通过病理证实。此外特发性肺炎及弥漫肺泡出血在 aGVHD 中也不少见,但是否代表真正的肺部 aGVHD,尚不清楚。

(2)实验室检查:

1)皮肤活检:基底细胞空泡形成,表皮细胞单个细胞坏死,周围偶有淋巴细胞存在,更明显的损伤导致皮肤大片坏死及表皮剥脱,几乎皮肤基底层角质细胞发生卫星细胞坏死,导致表皮上部分与表皮基底与真皮的分离。

2)肠镜检查:黏膜及黏膜下层不同程度水肿,黏膜层脱落,病损主要位于盲肠、回肠以及直肠,但也可累及胃、十二指肠以及直肠。组织学检查示隐窝细胞坏死。

3)肝脏活检:表现为胆小管上皮损伤、变性、肝内小胆管阶段性破裂、胆管数减少。

2. 鉴别诊断

(1)药疹:与用药有明显关系,停药后好转。

(2)药物性肝损害:往往为肝细胞性黄疸、转氨酶明显增高,血清碱性磷酸酶不高,而 GVHD 所致黄疸往往为胆汁淤积所致,碱性磷酸酶明显增高,aGVHD 与血象升高有相关性。

（3）病毒性肝炎：有病毒血清学证据，必要时行肝活检、病理切片检查病毒抗原。

（4）肝静脉闭塞病（hepatic veno-occlusive disease，HVOD）：大多数在移植后 7~9 天发病，常伴有黄疸、腹水、体重增加，肝区疼痛，肝静脉压力梯度 >9mmHg 有助于诊断。

（5）CMV 肠炎：有时伴有 CMV 感染的其他表现，可检测血、肠道 CMV-DNA，也可检测 CMV 早期蛋白 PP65 而确诊。

3. **治疗**　aGVHD 的首选治疗应根据 GVHD 发生的具体情况而定。基于发生的不同的临床阶段，减轻受者组织损伤、下调供者活化的 T 细胞功能和降低移植后早期炎症因子的水平是预防和治疗 aGVHD 的主要临床手段。原则上 I 度 aGVHD 可以密切观察和局部治疗；II 度及以上 aGVHD 诊断后应立即开始一线治疗；非血缘供者移植和单倍体移植中早期发生的 aGVHD 往往进展较快，也应该立即开始治疗。

（1）一线治疗：

1）首选皮质激素治疗。皮肤局限性 GVHD 病变患者开始用低剂量皮质激素泼尼松 1mg/（kg·d）治疗。大剂量皮质激素用于全身性 GVHD 或严重皮肤 GVHD 患者，多采用甲泼尼龙 1~2mg/（kg·d），起效后逐渐减量。

2）如果应用 CSA 预防 aGVHD，有医生将 CSA 改为 FK506，但对于耐 CSA 的 aGVHD 这种转换的有效率并不高，而不能耐受进行切换的患者有效率较高。

3）糖皮质激素治疗失败：《Thomas 造血干细胞移植》（第 5 版）将一线治疗第 3 天评估为疾病进展（progressive disease，PD）、第 7 天评估为未缓解（no-remission，NR）或第 14 天未达完全缓解（complete response，CR）的情况定义为糖皮质激素耐药。在 2018 年欧洲骨髓移植学会 -NIH- 国际骨髓移植研究中心（EBMT-NIH-CIBMTR）的标准命名中则分为糖皮质激素耐药及依赖。

①糖皮质激素耐药：aGVHD 疗效评估时，将一线糖皮质激

素开始治疗后 3~5 天内疗效评估为 PD 或治疗 5~7 天内疗效评估为 NR 或包括糖皮质激素在内的免疫抑制剂治疗 28 天未达 CR 定义为糖皮质激素耐药。

②糖皮质激素依赖:一线治疗糖皮质激素不能减量或在减量过程中 aGVHD 再激活定义为糖皮质激素依赖。

若判断为糖皮质激素耐药,需加用二线药物,并减停糖皮质激素;若判断为糖皮质激素依赖,二线药物起效后减停糖皮质激素。

(2)二线治疗:对于糖皮质激素治疗失败的 aGVHD,死亡率高,可选用二线治疗。原则上应在维持环孢素有效浓度基础上加用二线药物,并及时评估疗效,当一种二线药物无效后再换用另一种二线药物,国际上尚无统一的二线药物选择流程,一般遵循各自中心的用药原则。二线治疗常用药物:他克莫司;西罗莫司;氨甲蝶呤(MTX);霉酚酸类药物;JAK 抑制剂芦可替尼;ATG;抗白细胞介素 2 受体抗体(IL-2RA)单抗,如巴利昔单抗/达利珠单抗等;细胞因子调节剂,如托珠单抗;肿瘤坏死因子(TNF-α);受体抑制剂,如英夫利昔单抗;益赛普;OKT3(CD3 单抗)等。此外还有间充质干细胞(MSC)、体外光化学疗法等。

4. 预防

(1)尽量选用 HLA 相匹配的供者,移植时应注意保持无菌环境。

(2)经典的预防 GVHD 方案为短疗程 MTX+CSA。

MTX:移植后 1 天、3 天、6 天、11 天各用 1 剂,其中第 1 天剂量为 15mg/m^2,后 3 次剂量为 10mg/m^2。

CSA:一般从移植前 1 天开始静脉滴注 3~5mg/(kg·d),最大剂量为 6mg/(kg·d),根据血药浓度调整剂量,后期可改为口服给药,移植后 100 天开始减量,每周减总量的 5%,移植后 6~12 个月停药。

(3)T 细胞清除(T-cell depleted,TCD):是预防 GVHD

最有效的方法,虽其效果突出,但易引起移植失败和白血病复发。

(二)慢性移植物抗宿主病

1. 诊断与分级

临床表现:cGVHD 可累及全身各个系统,临床表现多种。cGVHD 诊断要求至少一个诊断性征象,或至少一个高度提示 cGVHD 的区分性征象再联合同一器官或其他器官活检或辅助检查以确认。如果具有至少一个特异性表现,活检结果是"与 GVHD 相符"或"明确的 GVHD"则足以支持诊断。

2005 年,NIH 建立了新的全球性的 cGVHD 评估标准。器官或部位分级包括皮肤、口腔、眼睛、胃肠道、肝、肺、关节和韧带、阴道,具体临床症状及体征见表 8-2。每个器官或部位依次有 0~3 分级:0 表明没有受损,1~3 级表明受损程度。轻度 cGVHD 指仅有 1~2 个器官或部位受损(肺除外),没有明显的功能影响(器官或部位受损 1 级)。中度 cGVHD 指 ≥ 1 个器官或部位受累,但大部分功能还存在(器官或部位受损 2 级),或有 ≥ 3 个器官部位受损,但功能没有完全损失(器官或部位受损为 1 级),肺部受损是 1 级。重度 cGVHD 指患者大部分功能受损,肺部受损则 ≥ 2 级,具体器官功能评分见表 8-3。

NIH 分级系统临床应用简单,目前推荐所有的移植患者在移植后 3 个月采用 NIH 的标准分级。在诊断了 cGVHD 的患者,每 3 个月重新分级。

2. 鉴别诊断
广义的 cGVHD 分类包括典型 cGVHD 和重叠综合征。cGVHD 的诊断基于临床表现,应除外其他可能的诊断,如感染、药物毒性、第二肿瘤等。

3. 治疗
大部分局限型 cGVHD 患者不需要治疗,广泛性 cGVHD 无自发改善的可能,应该治疗以免进展到更严重或到终末期。cGVHD 的治疗目标是阻断具有破坏性的免疫进程,缓解症状,预防疾病进展到不可逆的残疾和死亡。cGVHD 的治疗主要包括免疫抑制剂或免疫调节剂的全身应用,综合辅助治疗和支持治疗。

表 8-2 慢性移植物抗宿主病（cGVHD）临床症状及体征（NIH-2014）

部位	确诊症状	特异性表现*	其他表现**	共有表现***
皮肤	①皮肤异色症 ②扁平苔藓样特征 ③硬化特征 ④硬斑病样变 ⑤苔藓硬化样变	①褪色 ②丘疹鳞屑性病变	①出汗障碍 ②鱼鳞癣 ③毛囊角化症 ④色素减低 ⑤色素沉着	①红斑 ②斑丘疹 ③瘙痒症
指/趾甲		①甲营养不良 ②纵向隆起、断裂或易脆 ③甲床剥离症 ④甲翼状胬肉 ⑤甲脱失（通常是对称的，影响大多数指/趾甲）		

续表

部位	确诊症状	特异性表现*	其他表现**	共有表现***
头皮和毛发		①新发瘢痕或无瘢痕性脱发（放化疗再生后）②脱屑，丘疹鳞屑疹	①头发稀疏，斑片状生长，粗糙，暗淡（其他原因不能解释）②不成熟的灰发	
口腔	扁平苔藓样变	①口腔干燥②黏液囊肿③黏膜萎缩④溃疡⑤假膜		①牙龈炎②黏膜炎③红疹④疼痛
眼睛		①新出现的眼干，沙眼及疼痛②瘢痕性结膜炎③干燥性角结膜炎④融合点状角膜病	①畏光②眶周色素沉着③眼睑炎（眼周红斑，眼睑水肿）	

续表

部位	确诊症状*	特异性表现*	其他表现**	共有表现***
生殖器	①扁平苔藓样变 ②硬化性苔藓样变 女性:阴道瘢痕或阴唇/唇部粘连 男性:包茎或尿道/尿道瘢痕或狭窄	①糜烂 ②龟裂 ③溃疡		
消化道	①食管蹼 ②食管中上1/3段狭窄或变窄		胰腺外分泌不足	①厌食 ②恶心 ③呕吐 ④腹泻 ⑤体重减轻 ⑥发育不良(婴儿和儿童)
肝脏				①总胆红素及碱性磷酸酶>2倍正常值上限 ②ALT>2倍正常值上限

续表

部位	确诊症状	特异性表现*	其他表现**	共有表现***
肺	①经活检证实的闭塞性支气管炎 ②闭塞性细支气管炎综合征(BOS)‡	胸部CT上提示空气潴留与支气管扩张	①隐源性机化性肺炎† ②限制性肺病†	
肌肉、筋膜、关节	①筋膜炎 ②继发于筋膜炎或硬化的关节僵硬或挛缩	肌炎或多发性肌炎††	①水肿 ②肌肉痉挛 ③关节痛或关节炎	
血液及免疫			①血小板减少 ②嗜酸性粒细胞增多症 ③淋巴细胞减少 ④高或者低丙种球蛋白血症 ⑤自身免疫性溶血性贫血或免疫性血小板减少性紫癜	

续表

部位	确诊症状*	特异性表现*	其他表现**	共有表现***
其他			①心包或胸腔积液 ②腹水 ③周围神经炎 ④肾病综合征 ⑤重症肌无力 ⑥心脏传导异常或心肌病	

注：* 在所有情况下，必须排除感染、药物作用、恶性肿瘤或其他原因；** 如果确诊，可以被认为是慢性移植物抗宿主病表现的一部分；*** 共有是指急性和慢性移植物抗宿主病的共同特征；† 如果在另一个器官出现明显的体征或症状，BOS 只能诊断为肺慢性移植物抗宿主病；†† 慢性 GVHD 的诊断需要活检；‡ 肺部病变病因不明或病因未分类；本表引自：Jagasia MH，Greinix HT，Arora M，et al.National Institutes of Health Consensus Development Project on Criteria for Clinical Trials in Chronic Graft-versus-Host Disease:I.The 2014 Diagnosis and Staging Working Group report.Biol Blood Marrow Transplant, 2015, 21 (3):389-401.

表 8-3 慢性移植物抗宿主病（cGVHD）的器官评分（NIH-2014）

	0分	1分	2分	3分
活动评分：＿＿＿ （KPS ECOG LPS）	无症状,活动完全不 受限（ECOG 0,KPS 或 LPS 100%）	有症状,体力活动时轻 度受限（ECOG 1,KPS 或 LPS 80%~90%）	有症状,可自理,卧床时 间 ≤ 50%（ECOG 2,KPS 或 LPS 60%~70%）	有症状,生活自 理受限,卧床时 间 >50%（ECOG 3~4,KPS 或 LPS <60%）
皮肤 † 评分：＿＿＿ （% BSA） GVHD 症状依据 BSA 评分 勾选所有符合项： 斑丘疹 / 红斑 扁平苔藓样特征 硬化征象 丘疹鳞状病变或鱼鳞病 毛发角化病样 GVHD	无 BSA 受累	1%~18% BSA	19%~50% BSA	>50%BSA

续表

皮肤特征

得分：_____

无硬化特征	有浅层硬化，无紧绷（可捏起）	勾选所有符合项： 深层硬化特征 □ 不能捏起 □ 活动受限 □ 溃疡 □

其他皮肤特征（不通过 BSA 评分）

勾选所有符合项：

色素沉着 □

色素减退 □

异色皮病 □

严重或全身瘢痕 □

毛发受累 □

指/趾甲受累 □

出现异常，但不能由非 GVHD 疾病完全解释（具体说明）：_____

口腔

扁平苔藓样特征	无症状	轻度，进食不受限	中度，进食部分受限	重度，进食严重受限
是				
否				

出现异常，但不能由非 GVHD 疾病完全解释（具体说明）：_____

续表

眼

确诊干燥性角结膜炎
是
否
未检查

无症状	轻度眼干燥症(需要滴眼<3次/d)或无症状性干燥性角结膜炎	中度眼干燥症(滴眼次数≥3次/d),不伴有视力受损	严重眼干燥症并导致视力受损,因眼部症状无法工作

出现异常,但不能由非 GVHD 疾病完全解释(具体说明):_____

消化道

勾选所有符合项:
食管膜/近端狭窄或环状□
吞咽困难□
厌食□
恶心□
呕吐□
腹泻□
体重下降≥5%* □
生长缓慢□

无症状	有症状,体重下降<5%*	与轻度至中度体重减轻(5%~15%)*相关的症状或存在中度腹泻,对日常生活没有明显影响	与体重显著下降>15%*有关的症状,需要营养补充以满足大部分热量需求,或存在严重腹泻或存在扩张或严重腹泻,严重影响日常生活

出现异常,但不能由非 GVHD 疾病完全解释(具体说明):_____

续表

	正常总胆红素和ALT或AP<3ULN	TBIL正常,ALT≥3~5ULN或ALP≥3ULN	TBIL<3mg/dl,或ALT>5ULN	TBIL>3mg/dl
肝脏				

出现异常,但不能由非GVHD疾病完全解释(具体说明):___

肺** 症状得分:___	无症状	轻度症状(上楼梯呼吸气促)	中度症状(走平地呼吸急促)	重度症状(静息呼吸困难,需要吸氧)

肺得分:___ (%FEV1)	FEV1≥80%	FEV1 60%~79%	FEV1 40%~59%	FEV1≤39%

肺功能测试未测

出现异常,但不能由非GVHD疾病完全解释(具体说明):___

关节和韧带

P-ROM评分(见附图)
肩膀(1~7):___
肘(1~7):___
手腕/手指(1~7):___
踝关节(1~4):___

	无症状	手脚关节轻度僵硬,活动正常或手活动轻度受限及日常生活不受影响	手脚关节僵硬,关节挛缩伴中度活动受限及轻到中度影响日常生活	关节挛缩,伴重度活动受限及日常不能自理

出现异常,但不能由非GVHD疾病完全解释(具体说明):___

续表

	无症状	轻微症状，查体时无或轻微不适	中度症状，检查时有不适	严重症状，伴或不伴严重的体征
生殖道‡				
未检查				
目前性生活活跃				
是				
否				

出现异常，但不能由非 GVHD 疾病完全解释（具体说明）：_____

与慢性移植物抗宿主病（GVHD）相关的其他指标、临床症状或并发症［勾选所有符合项，并根据相关的功能影响严重程度（0~3）进行评分，适用的情况为无（0）、轻度（1）、中度（2）、重度（3）］

腹水（浆膜炎）_____ 重症肌无力_____ 嗜酸性粒细胞数 >500/μl_____

心包积液_____ 周围神经病_____ 血小板 <100 000/μl_____

胸腔积液_____ 多肌炎_____ 其他（指明）：_____

肾病综合征_____ 体重下降 > 5%*，不伴有消化道症状_____

GVHD 总体严重程度（评价者的意见）	□无 GVHD	□轻度	□中度	□重度

续表

附图：

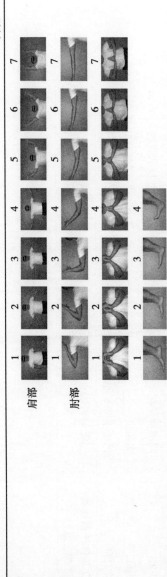

肩部　1　2　3　4　5　6　7

肘部　1　2　3　4　5　6　7

　　　1　2　3　4　5　6　7

　　　1　2　3　4

注：†皮肤评分应同时使用疾病体征涉及的 BSA 百分比和皮肤特征评分。当总体表（BSA）评分与皮肤特征评分之间存在差异时，或者如果存在表面硬化特征（评分为 2 分），但存在活动能力受损或溃疡（评分为 3 分），则最终皮肤评分应使用较高的分数。*3 个月内体重下降。**肺部评分应尽可能同时使用症状和 FEV1 评分。当症状和 FEV1 评分有差异时，肺评分选择 FEV1 评分。‡儿科少用，此处不展开叙述。缩写：美国东部肿瘤协作组（Eastern Cooperative Oncology Group，ECOG）；卡氏评分（Karnofsky Performance Status，KPS）；兰斯基评分（Lansky Performance Status，LPS）；总体表面积（total body surface，BSA）；碱性磷酸酶（alkaline phosphatase，ALP）；谷丙转氨酶（alanine aminotransferase，ALT）；总胆红素（total bilirubin，TBIL）；正常值上限（normal upper limit，ULN）

本表引自：Jagasia MH, Greinix HT, Arora M, et al. National Institutes of Health Consensus Development Project on Criteria for Clinical Trials in Chronic Graft-versus-Host Disease: Ⅰ. The 2014 Diagnosis and Staging Working Group report. Biol Blood Marrow Transplant, 2015,21(3):389-401.

（1）一线治疗方案：最常应用的治疗 cGVHD 的一线方案是环孢素或他克莫司加泼尼松，泼尼松剂量一般是 1mg/（kg·d），在单纯皮肤受累的 cGVHD 中，局部应用的糖皮质激素可以减少全身用药剂量。至今没有统一的药物减停方案。在联合应用其他免疫抑制剂时，建议首先减糖皮质激素，其他免疫抑制剂每 2~4 周减量 1 次，3~9 个月的时间减停 1 种。免疫治疗的中位时间为 2~3 年。

（2）二线治疗方案：二线治疗的指征为一线治疗失败或不能耐受。对于难治性 cGVHD，采用 MMF 和 FK506 联合治疗，有效率可达到 46%。其他药物也用于 cGVHD 的治疗，如 MTX、硫唑嘌呤、沙度利胺、西罗莫司、利妥昔单抗、喷司他丁、光疗、伊马替尼、芦可替尼等。

4. 预防 最有效的 cGVHD 的预防方法是有效地预防 aGVHD，尽量减少 aGVHD 的发生及减低 aGVHD 的发病程度。

六、移植后淋巴增殖性疾病

移植后淋巴增殖性疾病（posttransplant lymphoproliferative disorders，PTLD）是指接受实体器官移植或 HSCT 后患者由于免疫抑制而发生的一组由于良性淋巴组织增殖到恶性肿瘤的淋巴系统增殖性疾病。PTLD 是移植后发生的最严重的并发症之一，其发病机制尚不明确，但一般认为与受体免疫功能抑制、免疫监视缺失、免疫抑制剂致瘤性、EBV 感染以及移植物的慢性抗原刺激等因素相关。PTLD 的发病风险与移植类型和免疫抑制剂方案有关，在多器官联合移植中 PTLD 的发生率可高达 20%~25%。文献报道大约 50%~70% 的 PTLD 与 EBV 感染相关，EBV 特异 T 细胞介导的免疫功能损伤在发病中起重要作用。

1. 发病率及危险因素 HSCT 中，异基因 HSCT 后总体发病率为 3.2%，自体 HSCT 后主要发生在接受 CD34$^+$ 细胞筛选或原发病为自身免疫性疾病的患者。脐血移植患者 PTLD 发病率文献报道为 2.6%~12.9%。HSCT 后 PTLD 的危险因素包括 T

细胞去除,供受者 EBV 血清学不合、脐血移植、HLA 不合、脾脏切除、二次移植等,重度 GVHD 或需要免疫抑制治疗的 cGVHD 也增加 PTLD 发生风险。

2. **病理类型** 异基因 HSCT 后 PTLD 通常起源于供者淋巴细胞。绝大多数 PTLD 为 B 细胞来源(>85%)少数源于 T 细胞(<15%)。B 细胞来源的 PTLD 多数呈 EBV 阳性,而 T 细胞来源的 PTLD 仅约 1/3 患者呈 EBV 阳性。根据 WHO(2008)分型标准,基于细胞形态学、免疫表型及分子生物学可将 PTLD 分为 4 大类:①早期病变;②多形性 PTLD;③单形性 PTLD;④经典霍奇金淋巴瘤。

3. **临床表现** HSCT 后 PTLD 发生的中位时间为移植后 4~6 个月,PTLD 的临床表现多种多样,可表现为包括无痛性、自限性的淋巴组织增殖到暴发性病症,从局部结节性病灶到广泛播散性病灶。PTLD 可累及淋巴结内及结外组织器官,可表现为单独结内或单独结外累及,也可表现为两者同时累及。临床症状主要表现为发热、淋巴结肿大、体重下降、食欲减退、疲劳、败血症及多器官功能障碍。结外累及较常见,受累部位主要包括胃肠道、肺、皮肤、骨髓及 CNS 等。

4. **实验室检查** 包括血常规、EBV 检测、抗体受体基因、组织病理学检查。此外包括 B 超、MRI、CT 及 PET-CT 在内多种影像学检查对早期发现累及组织器官有指导意见。

5. **诊断 PTLD 的诊断依据** 根据临床表现、实验室检查及组织病理学相结合。诊断要点包括:

(1)组织器官移植后出现不明原因发热、体重下降等症状,抗感染无效。

(2)淋巴结肿大或肝脾大等组织器官累及的表现。

(3)*Ig* 基因或 *TCR* 基因重排,血 EBV-DNA 升高,意义不明的单克隆丙种球蛋白病。

(4)组织病理特征是确诊 PTLD 的金标准。

6. **鉴别诊断** 与感染鉴别,尤其是与侵袭性真菌感染、原发病复发等鉴别。

7. 治疗

(1)一线治疗:文献报道利妥昔单抗单药有效率为64%,联合减免疫抑制剂为78%。

①利妥昔单抗(美罗华)375mg/m²,每周1次。

②患者病情允许减停免疫抑制剂。

③供者或者第三方EBV-CTL。

(2)二线治疗:

① T细胞治疗:EBV-CTL或DLI,文献报道T细胞过继免疫治疗用于EBV阳性HSCT患者,供者的EBV-CTL对PTLD的有效率在80%左右,DLI的有效率也可达到80%,但存在输注后GVHD风险。

②化疗或联合利妥昔单抗,化疗类似非霍奇金淋巴瘤化疗方案,一般用于其他治疗无效的患者

(3)其他治疗:IL-6和IL-10单克隆抗体、TNF-α及干细胞移植等。

8. 预防

对于接受无关或HLA不相合、去T细胞移植的高危患者,移植后应密切监测外周血EBV-DNA。对EBV血症的抢先治疗是目前预防进展至PTLD的最重要措施。抢先治疗包括:①利妥昔单抗,375mg/m²,每周1次,共4次;②患者情况允许时减停免疫抑制剂;③供者或第三方EBV-CTL输注。文献报道利妥昔单抗抢先治疗的有效率为90%,EBV-CTL输注为94%,单独减量免疫抑制剂为86%。

（王 凯 杨 骏 秦茂权）

参考文献

1. 江载芳,申昆玲,沈颖.诸福棠实用儿科学.8版.北京:人民卫生出版社,2015.
2. 黄晓军.实用造血干细胞移植.2版.北京:人民卫生出版社,2019.

3. 黄绍良.小儿血液病临床手册.3版.北京:人民卫生出版社,2010:1-298.

4. 董陆佳,叶根耀.现代造血干细胞治疗学.北京:人民军医出版社,2001:35-169.

5. 曹履先.临床骨髓移植.北京:军事医学科学出版社,1999:45-146.

6. 达万明,裴雪涛.外周血干细胞移植.北京:人民卫生出版社,2000:120-198.

7. Ruggeri L, Capanni M, Urbani E, et al. Effectiveness of donor natural killer cell alloreactivity in mismatched hematopoietic transplants. Science, 2002, 295: 2097-2100.

8. Xu Hong-gui, Fang Jian-pei, et al. Hemorrhagic cystitis in children undergoing hematopoietic stem cell transplantation clinical characteristics and risk factors. Journal of Clinical Rehabilitative Tissue Engineering Research, 2008, 12 (8): 1596-1600.

9. Bekele Afessa, Steve G. Peterschronic lung disease after hematopoietic stem cell transplantation. Clin Chest Med, 2005, 26: 571-586.

10. 中华医学会血液学分干细胞应用学组.中国异基因造血干细胞移植治疗血液系统疾病专家共识(Ⅲ)——急性移植物抗宿主病(2020年版).中华血液学杂志,2020,41(07):529-536.

11. Mulanovich VE, Jiang Y, De Lima M, et al. Infectious complications in cord blood and T-cell depleted haploidentical stem cell transplantation. Am J Blood Res, 2011, 1: 98-105.

12. Jason A Coppell1, Paul G Richardson, et al. Hepatic Veno-occlusive disease following stem cell transplantation: incidence, clinical course, and outcome. Biol Blood Marrow Transplant, 2010, 16 (2): 157-168.

13. Flowers ME, Martin PJ. How we treat chronic raft-versus-host disease. Blood, 2015, 125 (4): 606-615.

14. Deeg HJ. How I treat refractory acute GVHD. Blood, 2007, 109 (10): 4119-4126.

15. Kasamon YL, Luznik L, Leffell MS, et al. Nonmyeloablative HLA-haploidentical bone marrow transplantation with highdose posttransplantation cyclophosphamide: effect of HLA disparity on outcome. Biol Blood Marrow Transplant, 2010, 16: 482-489.

16. SchoemansHM, LeeSJ, FerraraJL, et al. EBMT-NIH-CIBMTR Task Force position statement on standardized terminology & guidance for graft-versus-host disease assessment. Bone Marrow Transplant, 2018, 53 (11): 1401-1415.

第九章

血液病并发重症感染处理

第一节　中性粒细胞缺乏伴发热的管理

中性粒细胞缺乏伴发热患儿是一组特殊的疾病人群,由于免疫功能低下,病原菌及感染灶也不明确,发热可能是感染的唯一征象,如果没有给予恰当的抗菌药物治疗,感染相关死亡率高。因此充分认识中性粒细胞缺乏伴发热患者的相关风险,诊断方法以及如何合理使用抗菌药物对于降低中性粒细胞缺乏伴发热的死亡风险至关重要。

【定义】

1. **发热的定义**

(1)单次口腔温度 ≥ 38.3℃(腋温 ≥ 38.0℃)。

(2)口腔温度 ≥ 38.0℃(腋温 ≥ 37.7℃)持续超过 1 小时。

2. **中性粒细胞缺乏的定义**

(1)中性粒细胞缺乏:外周血中性粒细胞绝对值(absolute neutrophil count, ANC) $<0.5 \times 10^9$/L, 或预计 48 小时后 ANC$<0.5 \times 10^9$/L。

(2)严重中性粒细胞缺乏:ANC$<0.1 \times 10^9$/L。

【流行病学】在我国中性粒细胞缺乏伴发热的患儿中,能够明确感染部位的占 54.7%,最常见的感染部位是肺,其次为上呼吸道、肛周、血流感染等。能够明确感染微生物的比例为 13%,致病菌以革兰氏阴性菌为主占 54%。常见的革兰氏阴性菌包括大肠埃希菌、肺炎克雷伯菌、铜绿假单胞菌、嗜麦芽窄食单胞菌、鲍曼不动杆菌；常见的革兰氏阳性菌包括表皮葡萄球菌、肠球菌(包括耐万古霉素肠球菌，vancomycin-resistant enterococci，VRE)、链球菌属、金黄色葡萄球菌(包括耐甲氧西林金黄色葡萄球菌，methicillin resistant staphylococcus aureus，MRSA)、凝固酶阴性葡萄球菌。

不同感染部位的致病菌谱有明显差异：血流感染以大肠埃希菌、肺炎克雷伯菌、表皮葡萄球菌、铜绿假单胞菌和白念珠菌为主，肺部感染以铜绿假单胞菌、嗜麦芽窄食单胞菌、黄曲霉和鲍曼不动杆菌为主。

【危险因素】

1. 中性粒细胞缺乏　中性粒细胞缺乏患者是感染的高危人群，感染的发生率与粒细胞缺乏的程度、持续时间相关。中性粒细胞缺乏持续时间越长，感染发生率越高，约有 1/5 严重粒细胞缺乏的患者发生菌血症，粒细胞缺乏持续时间短于 10 天的患者出现菌血症的概率往往较长期患者为低。

(1)ANC(1.0~1.5)×10^9/L 时，感染患病率为 9%~10%。

(2)ANC(0.5~1.0)×10^9/L 时，感染患病率为 20%。

(3)ANC(0.1~0.5)×10^9/L 时，感染患病率上升到 36%。

(4)ANC<0.1×10^9/L 时，感染患病率可高达 53%~87%。

2. 危险因素

(1)中心静脉置管。

(2)消化道黏膜炎。

(3)既往 90 天内暴露于广谱抗菌药物。

(4)中性粒细胞缺乏时间 >7 天。

【危险度分组】患儿危险度分组是中性粒细胞缺乏伴发热患儿治疗开始前必要的工作，对于后续经验性选择抗生素至关重要。

1. 低危

(1)预计中性粒细胞缺乏 <7 天。

(2)不存在任何相关合并症。

(3)肝肾功能正常或损害较轻且稳定。

2. **高危**　符合以下任何一项者：

(1)严重中性粒细胞缺乏 <0.1×10^9/L 或预计中性粒细胞缺乏持续 >7 天。

(2)存在下列合并症：

1)血流动力学不稳定。

2)口腔或胃肠道黏膜炎,吞咽困难。

3)胃肠道症状(腹痛、恶心、呕吐、腹泻)。

4)新发的神经系统改变或精神症状。

5)血管内导管感染,尤其是导管腔道感染。

6)新发的肺部浸润或低氧血症,或有潜在的慢性肺部疾病。

(3)肝功能不全(转氨酶水平 >5 倍正常上限)或肾功能不全(肌酐清除率 <30ml/min)。

【临床表现】在免疫缺陷的患者,发热常常是感染的唯一征象。

【体格检查】进行详细的体格检查,以发现感染的高危部位和隐匿部位,如牙周、咽、食管下部、肺、会阴肛门、皮肤损伤、尿路感染、中枢神经系统感染等。

【实验室检查】

1. 血常规　在中性粒细胞缺乏期间至少每 3 天查 1 次。

2. 血生化　在中性粒细胞缺乏期间至少每 3 天查 1 次。

3. 降钙素、C 反应蛋白等感染相关指标的检查。

4. 微生物学检查

(1)至少同时行两套血培养检查：

1)如果存在 CVC,一套血标本从 CVC 的管腔采集,一套从外周静脉采集。

2)无 CVC 者,应采集不同部位静脉的两套标本进行培养。

3)采血量为每瓶 10ml。

4)如果经验性抗菌药物治疗后患儿仍持续发热,可每隔

2~3 天进行复查。

(2)尿培养、粪便培养。

(3)创面分泌物的培养。

5. 影像学检查

(1)肺 CT:只有患儿有肺部的症状和体征时,才进行肺 CT 的检查;重复肺 CT 检查的频率不超过每两周 1 次,但不包括以下情况:患者有新的肺部症状,有可能曲霉菌感染。

(2)腹部 CT:腹部 CT 用于检测真菌感染的敏感性很低,只有在有症状提示真菌感染或中性粒细胞恢复后才考虑进行 CT 扫描来明确是否存在腹部真菌感染。

【诊断】

1. 详细的病史询问和体格检查。

2. 实验室检查。

3. 微生物检查详见中性粒细胞缺乏伴发热患儿的诊治流程图 9-1。

【治疗原则】

1. **初始经验性抗菌药物治疗**　初始经验性治疗的目的在于降低细菌感染所致的严重并发症和病死率,其原则是覆盖可能引起严重并发症或威胁生命的最常见和毒力较强的病原菌,直至获得准确的病原学培养结果。

(1)低危患者:可在门诊或者住院接受口服或静脉注射经验性抗菌药物治疗。

1)在门诊接受治疗的患者,应密切观察病情变化,如病情加重,需在 1 小时内能够到达医院。

2)不能耐受口服抗菌药物治疗或者不能保证病情变化时在 1 小时到达医院的患者,需住院治疗。

3)反复发热或者出现新的感染征象的患者,需住院治疗。

(2)高危患者:必须立即住院治疗。

2. **抗菌药物的选择**

(1)低危患者:

| 1. 部位特异性的病史及体检，包括：
（1）肺和腔窦
（2）皮肤
（3）血管内植入设备如导管
（4）消化道
（5）肛周/外阴周围
（6）尿路
（7）神经系统
2. 补充病史
（1）主要合并症
（2）症状发生持续时间
（3）近期抗生素使用/预防性用药
（4）日常常用药物
3. 发热前的暴露因素
（1）周围有类似症状患者
（2）宠物
（3）旅行
（4）结核分枝杆菌暴露
（5）新近血制品应用
4. 实验室检查
（1）全血细胞计数、肝肾功能、电解质
（2）感染相关指标
（3）尿常规
（4）有呼吸系统症状者行影像学检查 | 微生物学检查：
1. 两套血培养（每套2瓶）
（1）外周静脉+中心静脉置管
（2）2处外周静脉（无中心静脉置管）
2. 中段尿培养
（1）有尿路感染症状或体征
（2）留置导尿管
（3）尿液分析结果异常
3. 部位特异性培养
（1）咳痰或呼吸道症状（痰培养，支气管肺泡灌洗液培养、胸部影像学检查）
（2）皮肤穿刺/皮肤病变活检
（3）腹泻（粪便培养，艰难梭菌培养，肠道菌群筛查）
（4）导管经皮入口部位炎症（常规、真菌和分枝杆菌培养）
（5）头痛等中枢神经系统症状（脑脊液培养，头颅或鼻窦CT）
（6）导管相关感染的微生物学检查

其他相应部位影像学检查：肺CT、腹CT等 |

左侧箭头标注：中性粒细胞缺乏伴发热

图 9-1 中性粒细胞缺乏伴发热患者诊断流程

1）门诊患儿口服抗生素。

2）住院患儿可静脉应用单药治疗，三代头孢或碳青霉烯类。

（2）高危患者：不推荐使用口服抗生素，静脉应用的抗菌药物必须是能覆盖铜绿假单胞菌和其他严重革兰氏阴性菌的广谱抗菌药物。

1)单药治疗:细菌负荷低的高危患者可单药治疗,建议应用三代头孢或碳青霉烯类。

2)联合用药方案:即覆盖铜绿假单胞菌和其他严重革兰氏阴性菌的广谱抗菌药物,同时联合抗革兰氏阳性菌药物。①血流动力学不稳定或有其他严重血流感染证据;② X线影像学确诊的肺炎;③在最终鉴定结果及药敏实验结果报告前,血培养为革兰氏阳性菌;④临床疑有导管相关严重感染;⑤任何部位的皮肤或软组织感染;⑥耐甲氧西林金黄色葡萄球菌、耐万古霉素肠球菌或耐肺炎链球菌定植;⑦预防性应用氟喹诺酮类药物或经验性应用头孢他啶时出现严重黏膜炎。

3. 抗生素治疗 48 小时之后的管理　详细的病史及查体有助于协助诊断发热的原因。尤其应注意黏膜表面、静脉脉管、直肠周围以及皮肤等。

对所有患者每天都要做分类评估,如果不再需要使用万古霉素或者美罗培南就要考虑停药,如果患者产生新的症状提示需要使用这些抗生素,就要考虑使用。

(1)初始治疗 48 小时内无发热患儿的处理:

1)低危患儿:采用原方案继续治疗,静脉给药者可改为口服。

2)高危患儿:继续原方案治疗。如果病原体明确,则应相应调整治疗方案。

(2)初始治疗 48 小时后仍发热患儿的处理:

1)门诊患儿 48 小时内发热和临床症状无好转,应住院重新评估并开始静脉应用广谱抗菌药物治疗。

2)重新评估:包括重复之前所做的所有病原体培养检查、详细的体格检查、重复进行胸部及可能受感染器官的影像学检查。如果临床情况未变化,则继续原抗菌药物治疗方案;如果感染发生进展则需更改抗感染治疗方案。

(3)如果 72 小时后仍持续发热,需考虑预防性应用抗真菌药物。

4. 抗菌药物的疗程　适当的抗菌药物治疗应持续用于整个中性粒细胞缺乏期,直至 ANC $\geq 0.5 \times 10^9/L$。

(1)肺部感染:10~21 天。

(2)腹部复杂感染:感染证据完全消失,ANC $\geq 0.5 \times 10^9/L$。

(3)深部组织感染:>4 周或者病灶愈合,症状消失。

(4)金黄色葡萄球菌、铜绿假单胞菌或分枝杆菌所致导管相关性血流感染:首次培养阴性后至少 14 天。

(5)耐甲氧西林金黄色葡萄球菌血流感染:至少 14 天,合并迁徙性病灶可适当延长。

(6)耐甲氧西林凝固酶阴性的葡萄球菌或肠球菌引起的血流感染:体温正常后持续治疗 5~7 天。

(7)无法解释的发热患儿:治疗持续至血小板有明显恢复迹象,一般在 ANC $\geq 0.5 \times 10^9/L$ 时停药。

(姜 锦)

第二节　脓毒症和脓毒症休克

脓毒症和脓毒症休克是血液患者死亡的重要原因之一,在脓毒症发病的最初几个小时内进行早期识别和干预可改善脓毒症的预后。

【定义】

1. 脓毒症　指感染引起的全身炎症反应综合征(systemic inflammatory response syndrome,SIRS)。

2. 严重脓毒症　指脓毒症导致的器官功能障碍或组织低灌注。

3. 脓毒症休克　指脓毒症诱导的组织低灌注和心血管功能障碍。

【诊断】脓毒症、严重脓毒症及脓毒症休克是机体在感染后出现的一系列病理生理改变及临床病情严重程度变化的动态过程,其实质是全身炎症反应不断加剧、持续恶化的结果。

1. **脓毒症**

(1)发热或低体温。

(2)心动过速。

(3)伴下列至少一个脏器功能异常:意识改变、低氧血症、血清乳酸升高或者洪脉。

2. **严重脓毒症** 脓毒症诱导的组织低灌注或者器官功能障碍。

3. **脓毒症休克** 脓毒症患者出现组织灌注不足和心血管功能障碍即可诊断为脓毒症休克,表现为:

(1)低血压:血压<该年龄组第5百分位,或收缩压<该年龄组正常值2个标准差以下(表9-1)。

表9-1	不同年龄儿童低血压标准	
年龄	**收缩压/mmHg**
≤1月龄	<60
1月龄~1岁	<70
1~10岁	<70+(2×年龄)
≥10岁	<90

需用血管活性药物始能维持血压在正常范围[多巴胺>5μg/(kg·min)]或任何剂量的多巴酚丁胺、去甲肾上腺素、肾上腺素。

(2)具备下列组织低灌注表现中3条:

1)心率、脉搏变化:外周动脉搏动细弱,心率、脉搏增快。

2)皮肤改变:面色苍白或苍灰,湿冷,大理石样花纹。如暖休克可表现为四肢温暖、皮肤干燥。

3)毛细血管再充盈时间(capillary refill time,CRT)延长>3s(需除外缓解温度影响),暖休克时CRT可以正常。

4)意识改变:早期烦躁不安或萎靡,表情淡漠。晚期意识模糊,甚至昏迷、惊厥。

5)液体复苏后尿量仍<0.5ml/(kg·h),持续至少2小时。

6)乳酸性酸中毒(除外其他缺血缺氧及代谢因素等),动脉血乳酸>2mmol/L。

【分期】

1. **代偿期**　当儿童感染后出现上述3条或以上组织低灌注表现,如果血压正常则诊断为脓毒症休克代偿期。

2. **失代偿期**　代偿期灌注不足表现加重伴血压下降,则进展为失代偿期。

【分型】

1. **冷休克**　低排高阻或低排低阻型休克,除意识改变、尿量减少外,表现为皮肤苍白或花斑纹,四肢凉,外周脉搏快、细弱,CRT延长。休克代偿期血压可正常,失代偿期血压降低。

2. **暖休克**　高排低阻型休克,可有意识改变、尿量减少或代谢性酸中毒等,但四肢温暖,外周脉搏有力,CRT正常,心率快,血压降低。

【治疗】脓毒症休克的早期识别、及时诊断、及早治疗是改善预后、降低死亡率的关键。

1. **初期复苏治疗目标**　一旦诊断脓毒症休克,在第一个6小时内应达到:

(1)CRT ≤ 2s。

(2)血压正常。

(3)脉搏正常且外周和中央搏动无差异。

(4)肢端温暖。

(5)尿量1ml/(kg·h)。

(6)意识状态正常。

(7)初始液体复苏时血乳酸增高者复查血乳酸至正常水平,血糖和离子钙浓度维持正常。

2. **呼吸循环支持**

(1)呼吸支持:

1)开放气道:确保气道畅通。

2)提供氧气:给予高流量鼻导管供氧或面罩给氧,如果鼻导管或者面罩给氧无效,则予无创正压通气或者尽早气管插管机械通气。

(2)循环支持:通过液体复苏到达最佳心脏容量负荷,应用正性肌力药物增强心脏收缩力,或应用血管舒缩药物调节适宜的心脏压力负荷,最终达到改善循环和维持足够的氧输送。

1)液体治疗:

①液体复苏:液体复苏时血管通路的建立极为重要,应在诊断休克后尽早建立静脉通路(2 条静脉)。首剂首选等渗晶体液(常用 0.9% 氯化钠)20ml/kg,5~10 分钟静脉输注,然后评估体循环灌注改善情况(意识、心率、脉搏、CRT、尿量、血压等)。若循环灌注改善不明显,可按 10~20ml/kg 输注,1 小时内液体总量可达40~60ml/kg。如仍无效或存在毛细血管渗漏或低蛋白血症,可给予白蛋白输注。液体复苏期间严密监测患儿对容量的反应,若出现容量负荷过度(肝肿大、肺部啰音),则停止液体复苏并利尿。

②继续和维持输液:继续输液可用 1/2~2/3 张液体,6~8 小时内输液速度 5~10ml/(kg·h);维持输液用 1/3 张液体,24 小时内输液速度 2~4ml/(kg·h);继续及维持输液期间要动态观察循环状态、生化电解质情况,随时调整输液方案。

2)血管活性药物:经液体复苏后仍然存在低血压和低灌注,需考虑应用血管活性药物提高和维持组织灌注压,改善氧输送。

①去甲肾上腺素:首选血管升压药物,剂量 0.05~1μg/(kg·min),当需要增加剂量以维持血压时,建议加用肾上腺素或者肾上腺素替换去甲肾上腺素。

②肾上腺素:小剂量 0.05~0.3μg/(kg·min),正性肌力作用,较大剂量 0.3~0.5μg/(kg·min)用于多巴胺抵抗型休克。

③多巴胺:仅对特定患者(例如快速型心律失常风险较低以及绝对或相对心动过缓的患者),使用多巴胺作为去甲肾上腺素的替代血管升压药物。中剂量 5~9μg/(kg·min)增加心肌收缩

力,用于心输出量降低者;大剂量 10~20μg/(kg·min)使血管收缩压增加,用于休克失代偿期。根据需要调整剂量,最大不宜超过 20μg/(kg·min)。

④多巴酚丁胺:在充分液体复苏及使用血管活性药物之后,如果仍存在持续的低灌注,可加用多巴酚丁胺。正性肌力作用,用于心输出量降低者,剂量 5~20μg/(kg·min)。

⑤米力农:具有增加心肌收缩力和扩血管作用,用于低排高阻型休克。负荷量25~50μg/kg(>10min),维持量0.25~1μg/(kg·min)

3. 积极抗感染治疗　诊断休克后的 1 小时内应静脉使用有效抗生素,需根据流行病学经验性选择覆盖所用疑似病原微生物的抗菌药物治疗。

尽可能在应用抗生素前获取细菌培养,但不应因获取感染源培养困难而延误抗生素治疗。尽快确定和去除感染灶。

4. 肾上腺皮质激素。

5. 控制血糖　脓毒症休克可诱发应激性高血糖,如连续 2 次血糖超过 10mmol/L,可予胰岛素输注,剂量为 0.05~0.1U/(kg·h),血糖控制目标值 ≤ 10mmol/L,密切监测血糖,根据血糖情况调整胰岛素剂量。

6. 连续血液净化　下列情况需行连续血液净化治疗:

(1)急性肾损伤Ⅱ期。

(2)脓毒症至少合并一个器官功能不全。

(3)休克纠正后存在液体负荷过多,经利尿剂治疗无效。

7. 体外膜肺氧合。

8. 其他

(1)血液制品:

1)红细胞悬液:血流动力学不稳定时:输注红细胞悬液,使血红蛋白维持在 100g/L 以上;病情稳定后,血红蛋白目标值 >70g/L 即可。

2)血小板:血小板 <10×10⁹/L(无明显出血)或血小板 <20×10⁹/L(伴明显出血),应预防性输血小板。

(2) 丙种球蛋白。

(3) 镇痛、镇静。

(4) 营养支持。

（姜　锦）

第三节　侵袭性真菌病

侵袭性真菌病（invasive fungal disease,IFD）系指真菌侵入人体,在组织、器官或血液中生长、繁殖,并导致炎症反应及组织损伤的疾病。

中国侵袭性真菌感染工作组经反复讨论,并参照欧洲癌症研究和治疗组织/侵袭性真菌感染协作组（European Organization for Research on Treatment of Cancer/Invasive Fungi Infection Collaboration Group,EORTC/IFICG）和美国真菌病研究组（American Mycotic Study Group,MSG）标准、美国抗感染学会（Infectious Diseases Society of America,IDSA）指南及欧洲白血病抗感染委员会指南对我国原有侵袭性真菌感染的诊断标准与治疗原则进行了再次修订。在 2013 版（第四次修订版）诊治原则中"侵袭性真菌病"的概念代替了此前的"侵袭性真菌感染（invasive fungal infection,IFI）"。"感染"更多描述的是病原菌与宿主的一种共存状态,而"病"则描述的是病原菌在体内侵袭、繁殖造成器官组织损伤的病理现象,更能反映一种病理状态。

【诊断标准】IFD 的诊断分层为确诊 IFD、临床诊断 IFD、拟诊 IFD 以及未确定 IFD,具体诊断标准如下：

1. **确诊 IFD**（表 9-2）

(1) 深部组织真菌感染：

1) 霉菌：相关组织存在损害时（镜下可见或影像学证据确凿）,在针吸或活检取得的组织中,采用组织化学或细胞化学方法检获菌丝或球形体（非酵母菌的丝状真菌）；或在通常无菌而临床表现或放射学检查支持存在感染的部位,在无菌术下取得的标本,其培养结果呈阳性。

2)酵母菌:从非黏膜组织采用针吸或活检取得标本,通过组织化学或细胞化学方法检获酵母菌细胞和 / 或假菌丝;或在通常无菌而临床表现或放射学检查支持存在感染的部位(不包括尿道、鼻窦和黏膜组织),在无菌术下取得的标本,其培养结果呈阳性;或脑脊液经镜检(印度墨汁或黏蛋白卡红染色)发现隐球菌或抗原反应呈阳性。

3)肺孢子菌:肺组织标本染色、支气管肺泡灌洗液或痰液中发现肺孢子菌包囊、滋养体或囊内小体。

(2)真菌血症:血液真菌培养出现或获得霉菌(不包括曲霉菌属和除马尔尼菲青霉的其他青霉属)、念珠菌或其他酵母菌阳性,同时临床症状及体征符合相关致病菌的感染。

表9-2	确诊侵袭性真菌病的诊断标准	
标本	**霉菌**	**酵母菌**
无菌部位标本镜检	针吸标本或活检标本,组织病理学、细胞病理学或直接镜检显示菌丝或黑色酵母样菌,伴随相应组织损害证据	正常无菌部位(非黏膜部位)针吸标本或活检标本,组织病理学、细胞病理学或直接镜检显示酵母细胞,如隐球菌见荚膜芽生酵母,念珠菌见假菌丝或真菌丝
培养		
无菌标本	从临床及影像显示的病灶部位(正常情况下无菌),通过无菌操作取得的标本培养出霉菌或"黑色酵母"(不包括支气管肺泡灌洗液、头颅窦腔、尿液)	无菌标本(包括 24h 内的引流液)培养出酵母菌,并与临床及影像符合
血液	血培养霉菌(曲霉菌除外)	酵母菌或酵母样菌
血清学分析(脑脊液)	不适用	隐球菌抗原阳性

2. 临床诊断 IFD 具有至少 1 项宿主因素、1 项临床标准及 1 项微生物学标准(表 9-3)。

表 9-3	临床诊断侵袭性真菌病的诊断标准
诊断标准	**内容**
宿主因素	1. 近期发生中性粒细胞缺乏(中性粒细胞计数 <500/μl)并持续 10 天以上 2. 接受异基因造血干细胞移植 3. 应用糖皮质激素超过 3 周[0.3mg/(kg·d)以上](变应性支气管肺曲霉菌病除外) 4. 90 天内应用过 T 细胞免疫抑制剂(如环孢素 A、肿瘤坏死因子 α;某些单抗如阿仑单抗)或核苷类似物 5. 侵袭性真菌感染病史 6. 患者同时患有艾滋病或遗传性免疫缺陷(如慢性肉芽肿或联合免疫缺陷病)
临床标准	1. 下呼吸道真菌 CT 检查至少存在以下三项之一: 　a.致密、边界清楚的病变,伴或不伴晕征 　b.空气新月征 　c.空洞 2. 气管支气管炎 支气管镜检发现以下表现: 气管支气管溃疡、结节、假膜、斑块或结痂 3. 鼻窦感染 至少符合以下一项: 　a.局部出现急性疼痛(包括放射至眼部的疼痛) 　b.鼻部溃疡伴黑痂 　c.从鼻窦侵蚀骨质,包括扩散至颅内 4. 中枢神经系统 符合以下至少一项: 　a.影像检查提示局灶性病变 　b.MRI/CT 检查提示脑膜强化 5. 播散性念珠菌病 此前两周内出现念珠菌血症,并伴有以下至少一项: 　a.肝 / 脾牛眼征 　b.眼科检查提示进展性视网膜渗出

续表

诊断标准	内容
微生物标准	1. 直接检查(细胞学、直接镜检或培养)
	(1)在痰、支气管肺泡灌洗液、支气管刷取物、窦吸取物中发现至少以下一项提示霉菌感染
	a. 发现真菌成分显示为霉菌
	b. 培养提示霉菌
	(2)痰或支气管肺泡灌洗液经培养新型隐球菌阳性或经直接镜检/细胞学检查发现隐球菌
	2. 间接检查(检测抗原或细胞壁成分)
	(1)曲霉菌:血浆、血清、支气管肺泡灌洗液或脑脊液检测半乳甘露聚糖抗原阳性
	(2)侵袭性真菌病(隐球菌病、接合菌病除外):血清 1, 3-β-D- 葡聚糖检测阳性
	(3)隐球菌:隐球菌荚膜多糖抗原阳性

3. **拟诊 IFD** 具有至少 1 项宿主因素、1 项临床标准,而缺乏微生物学标准。

4. **未确定 IFD** 具有至少 1 项宿主因素,临床证据及微生物结果不符合确诊、临床诊断及拟诊 IFD 标准。

【治疗原则】抗真菌治疗按照具有 IFD 高危因素的患者在治疗开始时是否伴有临床表现以及获得 IFD 诊断依据的种类及结果,可分为预防治疗、经验治疗、诊断驱动治疗和目标治疗,但不一定与 IFD 的诊断级别相对应,且随着治疗过程中诊断证据的变化,最终诊断也会相应变化。此外,依据使用药物的多少,也可分为单药治疗与联合治疗。治疗药物的选择需要根据患者的病情、当地真菌的流行病学、既往抗真菌治疗情况、药物代谢和药敏结果以及患者的经济状况等综合因素而制订。

1. **预防治疗**

(1)初级预防(primary antifungal prophylaxis):是指在具有发生 IFD 高危因素的患者中,在出现感染症状前预先应用抗真菌药物以预防真菌感染的发生。适合进行预防治疗的患者包括：接受异基因造血干细胞移植的患者、急性白血病（包括 MDS）初次诱导或挽救化疗的患者、预计中性粒细胞减少持续大于 10 天的患者、伴有严重中性粒细胞缺乏或接受抗胸腺球蛋白（ATG）治疗或造血干细胞移植的重症再生障碍性贫血（再障）患者等。预防性治疗的疗程长短不一，主要取决于宿主危险因素的改善，如造血干细胞移植后患者造血重建且停用免疫抑制剂、接受化疗或重型再障患者中性粒细胞恢复（中性粒细胞 $>0.5 \times 10^9$/L），可终止预防。对于预计中性粒细胞缺乏 <7 天的患者不推荐进行抗真菌预防治疗。

（2）再次预防（secondary antifungal prophylaxis，SAP）：是指对既往有确诊或临床诊断 IFD 病史的患者，在真菌感染达到完全或部分缓解后再接受化疗或造血干细胞移植并会导致长期中性粒细胞缺乏或重度免疫抑制时，给予能够覆盖既往感染真菌的广谱抗真菌药物以预防真菌感染的复发或新发 IFD。再次预防的疗程应涵盖患者中性粒细胞缺乏期、移植后至少 3 个月或至停用免疫抑制剂。再次预防推荐的抗真菌药物首选既往抗真菌治疗有效的药物。

2. **经验治疗**　经验治疗是指对于具有 IFD 危险因素的患者在出现广谱抗生素治疗 4~7 天无效的、持续不明原因的中性粒细胞缺乏发热或起初抗细菌有效但 3~7 天后再次出现发热时，给予的抗真菌治疗。经验治疗以发热为起始点，不需要具备任何微生物学或影像学证据，其目的在于早期开始应用抗真菌药物以降低 IFD 的相关病死率，并已成为临床上的标准治疗方案。在进行经验治疗的同时，也应积极寻找感染病灶、进行微生物学和影像学检查，如真菌培养、非培养的微生物学检测、胸部 CT 等，患者情况允许时也应进行纤维支气管镜或活检等检查，以利于 IFD 的诊断及经验治疗的调整。由于近年来氟康唑在预防治疗中的广泛应用，且曲霉和非白念珠菌在血液病患者中感染的比例已超过半数，氟康唑已不推荐用于抗真菌的经验治疗。经验治疗的推荐药物为:伊曲康唑、卡泊芬净、米卡芬净、脂质体两性霉素 B、两性霉素 B、伏立康唑等。

3. **诊断驱动治疗** 由于经验治疗是以缺乏特异性的持续发热作为起始标志,因而会出现过度应用抗真菌药物的可能,从而带来药物相关毒性和花费增加的弊端。随着 IFD 早期诊断技术如血清半乳甘露聚糖检测(GM 试验)、1,3-β-D- 葡聚糖检测(G 试验)、肺部 CT 等在临床上的广泛应用,使得临床医师能够尽早鉴别出患者是否存在 IFD。诊断驱动治疗是指当患者出现广谱抗生素治疗无效的持续中性粒细胞缺乏发热,同时合并有 IFD 的微生物学标志(如 GM/G 试验阳性、非无菌部位或非无菌操作所获得的标本真菌培养或镜检阳性)或影像学标志(如肺部 CT 出现曲霉菌感染的典型改变等),而又不能达到确诊或临床诊断时给予的抗真菌治疗。诊断驱动治疗既能够使患者尽早接受抗真菌治疗以保证疗效,又能够减少抗真菌药物的过度应用,因而受到了多数学者的支持。与经验治疗相比,两种治疗策略各有侧重,诊断驱动治疗更适合于发生 IFD 风险较低的患者。诊断驱动治疗的疗程应根据所获 IFD 的证据而定,至少应用至体温降至正常、中性粒细胞恢复且临床状况稳定,同时 IFD 的微生物学指标转阴。诊断驱动治疗的推荐药物与经验治疗基本相同,但对于真菌感染的病原更具有针对性。

4. **目标治疗** 是指在患者达到临床诊断或确诊 IFD 后进行的抗真菌治疗。由于感染真菌的原菌较明确,可依据真菌种类、药物抗菌谱、性价比及患者的具体情况选择用药。

(1)侵袭性念珠菌病:

1)念珠菌血症:对于非中性粒细胞缺乏患者,氟康唑、卡泊芬净等均为初始治疗的推荐药物;两性霉素 B 和伏立康唑、伊曲康唑可作为备选药物。若病情严重或有唑类预防史,则首选为棘白菌素类药物。对于粒细胞缺乏伴有念珠菌病的患者,棘白菌素类和脂质体两性霉素 B 可作为首选用药;若无唑类预防史,氟康唑、伊曲康唑、伏立康唑也可作为初始治疗的药物;对于光滑念珠菌,棘白菌素类药物推荐为首选,其次为脂质体两性霉素 B;对于近平滑念珠菌,氟康唑和脂质体两性霉素 B 推荐为首选;对于克柔念珠菌,可选择的药物为棘白菌素类、脂质体两性霉素 B、伏立康唑。同时,对于念珠菌血症患者应考虑拔除中心静脉置管。

2)播散性念珠菌病:对临床情况稳定、没有中性粒细胞缺乏的患者使用氟康唑或伊曲康唑静脉注射。治疗无效或临床情况不稳定的患者,可选两性霉素 B 或其脂质体、伏立康唑、卡泊芬净或米卡芬净。

3)念珠菌性脑膜炎/脓肿:首选脂质体两性霉素 B 和伏立康唑。如果患者临床症状稳定,既往无三唑类预防,粒细胞缺乏恢复且对该药物敏感,可推荐氟康唑治疗。对于脓肿患者可手术干预。

4)泌尿生殖系统念珠菌病:氟康唑或伊曲康唑静脉注射治疗 2 周。治疗无效者可使用两性霉素 B 或其脂质体,或卡泊芬净、米卡芬净。对于泌尿系霉菌球建议外科手术切除。

(2)侵袭性曲霉菌病:根据国内外的临床试验及用药经验,对于肺部或播散性曲霉菌感染,首选药物为伏立康唑、两性霉素 B 及其脂质体、伊曲康唑、卡泊芬净。米卡芬净、泊沙康唑也可作为备选药物进行初始或挽救治疗。

(3)接合菌病:接合菌病多为毛霉和根霉菌属感染引起,药物治疗推荐为脂质体两性霉素 B、泊沙康唑或两者联合治疗。若累及皮肤软组织、鼻窦 - 眼眶 - 脑等部位,可考虑手术切除以减少真菌负荷、清除坏死病灶,降低病死率。

(4)肺孢子菌病:免疫功能低下伴肺孢子菌肺炎患者,推荐治疗药物为复方新诺明[磺胺甲基异噁唑(SMZ)/甲氧苄啶(TMP)],疗程常为 2~3 周,疗效评估常至少需要观察 4~8 天才能判断。对于不能口服复方新诺明(如对磺胺过敏)的患者,可口服伯氨喹加克林霉素治疗。目前也有证据表明棘白菌素类药物亦对肺孢子菌有杀菌作用。对于中重度肺孢子菌肺炎伴低氧血症患者可加用糖皮质激素进行辅助治疗。

(5) 隐球菌病：对隐球菌脑膜炎、中重度非中枢神经系统感染或播散性感染、重度隐球菌肺炎建议联合使用脂质体两性霉素 B 和 5- 氟胞嘧啶治疗至少 2 周，症状控制后口服氟康唑治疗 2 个月，再序贯口服氟康唑维持治疗 6~12 个月，或伊曲康唑维持治疗，疗程长短应考虑患者的免疫状态。对于轻度非中枢神经系统的念珠菌感染，建议氟康唑或伊曲康唑治疗 6~12 个月。

(6) 手术干预：下列情况可能需要手术干预：①急性咯血；②为了获得组织学诊断；③预防已有累及血管的真菌病灶出血；④去除残留病灶以防再次化疗或造血干细胞移植后疾病复发。

5. 联合治疗　一般 IFD 的治疗通常采用单药治疗，而近年来由于单药标准治疗失败或不能耐受，多部位、多株耐药真菌感染的增多，以及为扩大经验治疗抗真菌谱的覆盖范围并增强疗效，在三唑类、多烯类和棘白菌素类抗真菌药物中，应用两种药物进行联合治疗的方案也逐渐增多。在侵袭性曲霉菌病初始治疗中，已经发表的研究多为回顾性，所得到的结论并不一致。对于挽救性治疗，目前仍需从临床上根据患者的获益与风险判断是否进行联合治疗。

【疗效评判】

1. 预防治疗有效的评判指标

(1) 开始抗真菌治疗至停药后 7 天内无新发 IFD（突破性真菌感染，breakthrough fungal infection）或原有真菌感染复发。

(2) 治疗期间未因药物副作用或不能耐受而停药。

2. 经验治疗或诊断驱动治疗有效的评判指标

(1) 开始抗真菌治疗至停药后 7 天内无新发真菌感染。

(2) 开始治疗至停药后 7 天内患者存活。

(3) 治疗期间未因药物副作用或缺乏疗效导致停药。

(4) 开始治疗后患者在中性粒细胞缺乏期间退热。

(5) 确诊或临床诊断的 IFD（基线真菌感染，baseline fungal infection）在治疗结束时达到完全或部分有效。

尽管 IFD 的血清学标志（如抗真菌治疗后 6 周的 GM/G 试

验结果)与抗真菌疗效相关,但暂不作为评估的主要指标。

3. **目标治疗的疗效评判标准** 对于侵袭性念珠菌病/念珠菌血症的患者,观察期为治疗开始后至少4周;而侵袭性霉菌病则为初始治疗后6周,若初始治疗无效而换用其他药物进行挽救治疗则应观察至12周。

(1)有效(success):

1)完全缓解(complete response,CR):患者在观察期内存活,IFD相关的症状和体征、影像学异常全部消失,微生物学证据提示真菌清除。对于侵袭性念珠菌病或曲霉菌病患者要求原感染部位再次或反复活检、培养真菌阴性;肺曲霉病患者的胸部CT的异常表现消失或只存在瘢痕的影像学表现;对于隐球菌病患者要求血中或脑脊液中、原感染部位病原菌清除。

2)部分缓解(partial response,PR):患者在观察期内存活,IFD相关的症状和体征、影像学异常有所改善,微生物学证据提示真菌清除。对于侵袭性念珠菌病或念珠菌血症患者需再次或反复活检、培养真菌阴性;对于肝脾念珠菌病患者,需退热且影像学稳定;对于侵袭性肺曲霉病患者需要影像学病灶直径缩小25%以上,若病灶直径缩小<25%,则需全部临床症状和体征缓解或肺活检证实无菌丝且培养阴性。

(2)无效(failure):

1)稳定(stable response,SD):患者在观察期内存活,IFD相关的症状和体征无改善,且临床、影像学和微生物学综合评估未提示疾病进展。对于念珠菌病患者持续可从血液或其他无菌标本中分离出念珠菌;而曲霉菌病患者则可持续从感染部位分离出霉菌或镜检可见菌丝;隐球菌病患者持续脑脊液或其他感染部位标本培养阳性。

2)疾病进展(progression of disease,PD):临床、影像学和微生物学综合评估提示疾病进展,包括临床症状及体征加重或恶化(如感染性休克、播散性真菌病),影像学出现新发病灶或原感染病灶加重或扩大,可持续分离出真菌或活检阳性。

3）死亡（death）：与 IFD 直接或间接相关的各种原因导致的死亡。

（姚佳峰）

参考文献

1. 中华医学会儿科学分会急救学组，中华医学会急诊医学分会儿科学组，中国医师协会儿童重症医师分会．儿童脓毒性休克（感染性休克）诊治专家共识（2015 版）．中华儿科杂志，2015, 8, 53 (8): 576-580.

2. Goldstein B, Giroir B, Randolph A, et al. International pediatric sepsis consensus conference: definitions for sepsis and organ dysfunction in pediatrics. PediatrCrit Care Med, 2005, 6 (1): 2-8.

3. Dellinger RP, Levy MM, Rhodes A, et al. Surviving sepsis campaign: international guidelines for management of severe sepsis and septic shock, 2012. Intensive Care Med, 2013, 39 (2): 165-228.

4. Dohna-Schwake C, Felderhoff-Miiser U. Early recognition of septic shock in Children. Klin Padiatr, 2013, 225 (4): 201-205.

5. Biban P, Gaffuri M, Spaggiari S, eta1. Early recognition and management of septic shock in children. Pediatr Rep, 2012, 4 (1): 13.

6. Zawistowski CA. The management of sepsis. Curr Probl Pediatr Adolesc Health Care, 2013, 43 (10): 285-291.

7. Rhodes A, Evans LE, Alhazzani W, et al. Surviving Sepsis Campaign: International Guidelines for Management of Sepsis and Septic Shock: 2016. Intensive Care Med, 2017, 43 (3): 304-377.

8. 江利冰，李瑞杰，张斌，等．2016 年脓毒症与脓毒性休克处理国际指南．中华急诊医学杂志，2017, 26 (3): 263-266.

9. 中华医学会儿科学分会急救学组，中华医学会急诊医学分会儿科组，《中华儿科杂志》编辑委员会．儿科感染性休克（脓毒性休克）诊疗推荐方案．中华儿科杂志，2006, 44 (8) 596-598.

10. 贡海蓉，喻文亮，陆铸今，等．感染性休克诊疗建议．实用儿科临床杂志，2007, 22 (6): 479-480.

11. 中国侵袭性真菌感染工作组．血液病/恶性肿瘤患者侵袭性真菌病的诊断标准与治疗原则（第四次修订版）．中华内科杂志，2013, 52 (8): 704-709.

12. 中华医学会血液学分会 , 中国医师协会血液科医师分会 . 中国中性粒细胞缺乏伴发热患者抗菌药物应用指南 2016 年版 . 中华血液学杂志 , 2016, 37 (5): 353-359.

13. Freifeld AG, Bow EJ, Sepkowitz KA, et al. Clinical practice guideline for the use of antimicrobial agents in neutropenic patients with cancer: 2010 Update by the Infectious Diseases Society of America. Clin Infect Dis, 2011, 52 (4): 427-431.

14. Averbuch D, Orasch C, Cordonnier C, et al. European guidelines for empirical antibacterial therapy for febrile neutropenic patients in the era of growing resistance: summary of the 2011 4th European Conference on Infections in Leukemia. Haematologica, 2013, 98 (12): 1826-1835.

15. Averbuch D, Cordonnier C, Livermore DM, et al. Targeted therapy against multi-resistant bacteria in leukemic and hematopoietic stem cell transplant recipients: guidelines of the 4th European Conference on Infections in Leukemia (ECIL-4, 2011). Haematologica, 2013, 98 (12): 1836-1847.

16. 吴玉红 . 中性粒细胞缺乏患者并发感染的研究进展 . 国外医学 (输血及血液学分册), 2004, 27 (2) 2: 150-154.

17. 刘代红 . 亚太地区中性粒细胞减少伴不明原因发热治疗指南解读 . 中国实用内科杂志 , 2007, 27 (20): 1573-1575.

第十章

血液肿瘤输血原则

　　输血在临床上作为一种有效的治疗方法是抢救生命、恢复健康的主要手段,近几十年,随着血液成分分离技术的不断发展,经历了从全血输注到成分输血的过程,成分输血在临床广泛应用,提高了输血的安全性和有效性。成分输血是将血液中的各种有效成分分离出来,精制成高纯度和高浓度的制剂,然后根据患者的需要,有针对性地输注。

　　血液肿瘤疾病患者因贫血、出血及合并 DIC 等凝血异常需要输血支持治疗。早在 20 世纪 70 年代,国外已有较多研究表明输血(多为全血)可导致肿瘤复发、转移,增加术后感染,提出了"输血导致免疫抑制"的学说。输血已不是一个单纯的治疗措施,务必引起我们高度重视,因此应该严格掌握输血适应证,大力提倡成分输血,科学合理用血,防范输血风险。

一、成分输血定义及优点

　　成分输血就是指用科学方法将全血分离加工制成各种血液成分制品,根据不同的适应证进行输注。通常采用大容量冷冻离心机,根据全血中红细胞、血小板、白细胞和血浆的比重不同,利用重力离心法将各种成分分离出来,制备成为各种成分制品。全血的细胞成分可制成多种红细胞制品、血小板制品、粒细胞制品;全血的液体成分可制成多种血液制品(如白蛋白、球蛋白等),国外则称之为血浆衍生物(plasma derivatives),血浆包含了百种以上各具生物学功能的血浆蛋白成分,如免疫球蛋白、凝血因子等。

成分输血的核心是以"缺什么,补什么"为原则,成分输血优点多:制剂容量小、浓度和纯度高,治疗效果好;因使用单一血液成分可避免输入不需要的成分而引起反应,使用安全;减少输血疾病传染病的发生;综合利用;节约血源;便于保存、使用方便。

二、常用的血液成分制品、适应证及注意事项

(一) 红细胞制品

1. 红细胞制品的种类

(1)浓集红细胞:血液自然沉降或低速离心后吸取大部分血浆,即仍保留有 20%~35% 血浆,除红细胞外还含有大部分白细胞及血小板。

(2)悬浮红细胞:用三联袋采集全血,离心后尽量从全血中分离出血浆,再加入红细胞保存液,即制成悬浮红细胞。

(3)洗涤红细胞:全血经分离红细胞后,以生理盐水洗涤 3~4 次后,可除去 99% 血浆,80% 白细胞和血小板,但保留 80% 红细胞,多用于自身免疫性溶血性贫血、IgA 缺乏患儿和阵发性睡眠性血红蛋白尿患者。本品应在洗涤后 12 小时内使用。

(4)少白细胞的红细胞制品:去除 80%~95% 白细胞后的红细胞,用于严重反复多次非溶血性发热性输血反应患者。还用于准备进行骨髓移植白血病及再障患儿以避免移植后发生 GVHD。

(5)辐照红细胞:是剂量 25~30Gy 的 γ 射线辐照的红细胞制品。可以灭活有免疫活性的淋巴细胞,而对红细胞和血小板无明显损伤。

2. 适应证

(1)再障伴缺氧症状者:慢性再障患儿对贫血缺氧适应性很强,故仅于出现缺氧症状者或重症再障血红蛋白下降迅速者应

输注红细胞。

(2)重型地中海贫血:患儿长期依赖输血维持生存,为减轻含铁血黄素的沉积,应控制输血频率及红细胞量。

(3)自身免疫性贫血危象:为减轻免疫反应应输注洗涤红细胞。

(4)其他:各种血容量正常的慢性贫血,例如遗传性球形红细胞增多症、白血病及手术用血。

3. 输注红细胞制品注意事项

(1)严格掌握适应证:红细胞输注用于红细胞破坏过多、丢失或生成障碍引起的慢性贫血伴缺氧症状。Hb<60g/L 或血细胞比容 <0.2 时可输血。理论上的指征与临床实际情况并非完全一致。患者贫血的临床表现与疾病种类、贫血程度、贫血发生速度、个体耐受性等方面因素有关,临床医师应当实事求是进行评估。

(2)正确选择红细胞制品:如为提高患者携氧能力和补充循环血量时输注全血。

4. 输血剂量和速度 儿童输注红细胞制品每次 4ml/kg 或全血 6ml/kg 可提高 Hb 10g/L。输血剂量为每次 10ml/kg。输注速度为 0.5~1.5ml/min(新生儿和婴幼儿宜更慢),必要时 24 小时后可再输入。Hb<50g/L 时可诱发心功能不全,输血量每次 5ml/kg,且输注速度减慢。

(二)血小板

1. 剂型 浓缩血小板(platelet concentrates)剂型常有两种:①手工制备浓缩血小板:每 200ml 新鲜血中约可分离出 2.0×10^{10}/L 血小板(为 1U)。因一个治疗量需输注多个供者的浓缩血小板,易输入多种抗原,反复多次输注,约有 30%~70% 的患者出现同种免疫反应。②血细胞分离机单采浓缩血小板:我国规定 1U 机采血小板含血小板数为 2.5×10^{11}/L。1U 机采血小板数相当于 10~12U 手工采血小板。制剂中红细胞、白细胞混入量低,可减少同种免疫反应。而且机采可选择 HLA 及血小板血型相配合的供者的血小板,减少了 GVHD 的发生。

2. **剂量与方法**　通常情况下,患儿体表面积 $1m^2$ 输注机采血小板 1U 可提升外周血血小板$(12.5\sim25)\times10^9$/L。由于正常人外周血血小板数目波动范围大,因此在给患儿输注血小板时可不必机械计算剂量,一般不会发生输注后血小板计数超过正常的情况,应当充分考虑的是机采血小板制品体积约 150~250ml,对于婴幼儿应防止循环负荷过重引发心功能不全。输入的血小板存活期约为 5 天,故应每 2~3 天输一次,直至出血停止。

3. **适应证**

(1)白血病、肿瘤在放疗或化疗引起骨髓抑制;再生障碍性贫血;骨髓移植过程中血小板计数 $<20\times10^9$/L 患儿,有出血倾向,应及时输注。

(2)血小板功能障碍性疾病:如巨大血小板综合征、血小板无力症等。

(3)预防性输注血小板:在大手术或严重创伤时血小板 $<50\times10^9$/L,输注血小板防止出血。血小板减少者拟行手术时,如血小板功能正常,应该使血小板维持在 30×10^9/L 以上,如果是眼科或中枢神经系统手术血小板应该在 50×10^9/L 以上。

4. **血小板输注的疗效评价**

(1)临床止血效果:根据输注后患儿临床出血症状改善的程度和血小板计数结果进行评估。预防性输注需观察输注后血小板计数是否上升,治疗性输注则不将血小板计数增加作为唯一疗效指标(因为止血需要消耗血小板),主要是观察出血状况是否改善。

(2)评价常用指标:校正血小板增加指数(corrected count index,CCI),有效者输注后 1 小时 CCI>10,输注后 1 小时血小板计数可了解血小板数量是否足够以及是否存在无效血小板输注,输注后 24 小时计数血小板可了解血小板存活期,以决定血小板输注的频率;另一指标为血小板回收率(platelet recovery,PR),PR 代表输注后血小板在体内存活情况,有效者输注后 1 小时 PR>60%,24 小时 >40%。纠正计数指数(correct count index,CCI)如下:

$$CCI = \frac{输注后血小板增加数 \times 体表面积}{输入的血小板总数(\times 10^{11})}$$

$$PR = \frac{输注前血小板计数 - 输注后血小板计数}{输入的血小板总数 \times 2/3}$$

5. 输注无效 一般认为血小板输注无效(platelet transfusion refractory,PTR)是指连续 2 次输注 ABO 同型的血小板后 CCI 未达到预期值。引起 PTR 的原因很多,主要原因如下:

(1)输注剂量不足:由于输注剂量小,未能满足临床需要,导致血小板输注无效。

(2)非免疫原因:由于脾大、感染、发热等原因,血小板破坏增加。

(3)免疫原因:长期反复输注血小板患者体内易形成 HLA 抗体,HLA 抗体是血小板输注无效的最主要的抗体,因此最好输注少白细胞的血小板或血小板相配合供者的机采血小板。

(4)血小板制品质量、制备储存、运输过程和患者自身状况等,如血小板未振荡或过分振荡。

(5)供者献血前服用阿司匹林等药物。

(三)血浆成分制品

1. 新鲜冰冻血浆 全血采集后 6~8 小时内在 4℃离心制备,-30℃以上速冻,-18℃以下储存,保存期为 1 年,含有正常血浆活性水平的所有凝血因子(其中 F Ⅷ含量应 >0.7U/ml)、白蛋白及免疫球蛋白,按每小时 10~20ml/kg 输注,可使多种凝血因子水平上升 25%~50% 而获得止血效果,通常首剂按 10ml/kg 计算,维持剂量 5ml/kg。本品应溶解后立即输注,4℃保存不得超过 6 小时。

2. **白蛋白** 白蛋白是维持人体血浆胶体渗透压的重要因素,每克白蛋白可增加循环血容量 20ml 左右,25g 白蛋白大致相当于 500ml 血浆的渗透作用。白蛋白制剂临床用途广泛,可用于新生儿高胆红素血症、大面积烧伤、感染中毒性休克、肾病综合征、营养不良、慢性肾炎、肝硬化等。小儿用量每次 1g/kg。

3. **免疫球蛋白** 目前统称丙种球蛋白,普通制剂只能用于肌内注射。高效价丙种球蛋白多用于免疫性疾病、丙种球蛋白缺乏等,可用于静脉输注,静脉注射免疫球蛋白制品生产源于数千(万)人份血浆制备。含多价抗体 10^7 个,95% 以上为 IgG。IgG 浓度越高,分解代谢越快,因此并非剂量越大效果越好。用量每天 200~400mg/kg,连用 5~7 天,必要时 3~4 周后重复 1 次。

4. **纤维蛋白原** 用于治疗因合成减少或分解消耗增加引起的低纤维蛋白原血症。纤维蛋白原制品从冻鲜血浆分离制备成每瓶 1g 或 2g 的纤维蛋白原浓缩剂。人血浆纤维蛋白原 <500~600mg/L 时可发生出血。用量每次 35~70mg/kg,每 4~6 天输注 1 次。因纤维蛋白原传播肝炎风险率高,近年来用冷沉淀物取代。

5. **冷沉淀物冻鲜血浆** 冻鲜血浆在 4℃融化至剩余不溶解物质时取出,通过离心去除上层血浆,剩下白色沉淀物即为冷沉淀。国内以 400ml 全血(也有 200ml 全血)的血浆制备成 1U。成品每袋含 150~250mg 纤维蛋白原、125~250mg 纤维结合蛋白、100~160uF Ⅷ:C、40%~70%F Ⅷ:VWF 及 20%~400%F Ⅷ。冷沉淀生物半生存期约为 10 小时,本品融化后(30~37℃)尽早使用,室温下保存不得超过 6 小时。用于治疗血友病甲、血管性血友病、低纤维蛋白原血症(<1g/L)、F Ⅷ缺乏、尿毒症出血时间延长者。输注剂量为每 10kg 体重 2~3U。

6. **凝血酶原复合物** 本品含 F Ⅱ、F Ⅶ、F Ⅸ、F Ⅹ凝血因子,活力效价视产品而异。主要用于治疗血友病乙、获得性维生素 K 依赖因子缺乏症等。PCC 每毫升含 IX 因子 25~30U,每千克体重输注 1U 可提高 IX 因子活性 1%,威胁生命的出血,IX 因子水平应提高到 50%~80%。PCC 所含 4 种凝血因子的浓度约是 FFP 的 25 倍,故 PCC 的输注量为冻鲜血浆容量的 4% 即可补充等量的凝血因子,因此使用成分制品既可减少输注容量,降低循环超负荷的风险,也减少了输注所需时间。PCC 不宜与 6- 氨基己酸同用,防止血栓形成。

新生儿和肝病患儿因消除本品中活化的凝血因子功能较差,可能引起血栓性栓塞,应禁用或慎用。

7. FⅧ和 FIX 制剂 用于血友病甲和乙的治疗,Ⅷ在体内中存活期为 12 小时,输入体内存活时间约 4~6 小时,FⅧ不耐储存,在 37℃ 12 小时活性消失 1/2,F IX 在体内中存活期约为 20 小时,耐贮存。目前,随着基因工程技术发展,已有基因重组Ⅷ因子及 IX 因子制品应用于临床。

三、输血的不良反应及传播疾病

输血反应是指在输血过程中或输血后,因输注血液制品或所用输注用具而产生的不良反应。按发生的时间可分为即发反应和迟发反应。按输血反应发生的原因分为免疫反应和非免疫反应。

(一) 输血的不良反应

1. 免疫反应 发热反应:此系多次接受随机供者的全血、红细胞、白细胞或血小板后,受血者逐渐产生同种白细胞或血小板抗体,再输血时,可与供者的白细胞或血小板发生抗原抗体反应,引起发热,主要为 HLA 抗体。应用少白细胞的红细胞可明显减少此反应,应用第三代白细胞过滤器过滤浓集红细胞完全可代替或超过少白细胞的红细胞中白细胞减少程度,可减少白细胞达到 99.9%。近来发现浓缩血小板中的白细胞会释放细胞因子,引起发热反应,发热反应的发生率随血小板贮存的时间而增加,并与血小板中的白细胞浓度有关。出现轻度发热反应时,先减慢输血速度,肌内注射异丙嗪,每次 1m/kg。如症状继续加重应立即停止输血,皮下注 1:1 000 肾上腺素 0.01ml/kg 或静脉注射地塞米松。并可对症处理高热及使用退热剂。如疑为感染性中毒所致发热时,则应将未输完的血沉淀后送血培养,及早使用抗菌药物。

2. **过敏反应**　受者多次接受输血后可产生抗血清免疫球蛋白,再次输血浆时出现皮肤潮红、皮疹,甚至会厌水肿、支气管水肿、过敏性休克等严重症状。一般在输血较久后才出现,而越早出现症状则越严重。发现皮疹立刻选用苯海拉明、异丙嗪、阿司咪唑或肾上腺皮质激素。出现哮喘、呼吸急促可皮下注射肾上腺素或静脉给予地塞米松。如喉头水肿严重、呼吸困难需适时做气管插管。出现过敏性休克时,除用抗过敏治疗外同时还需抢救休克。

3. **急性溶血性输血反应**　主要为 A、B、O 血型不合所致,其次可见 Jka、K、Fya 及某些 Rh 血型不合引起。虽发生率不高,然而危险性大,死亡率高。此种反应发生较早较快,于输注后 24 小时内发生,多于输入 50~100ml 时即出现(亦有输入血 10ml 即发生者)。轻者与发热反应难以区别,重者可有急性肾衰竭、DIC 血压下降、青紫、休克,甚至死亡。由于溶血,血中游离血红蛋白迅速增加,故可出现血红蛋白尿,黄疸则常较轻,被破坏的红细胞释放出凝血物质及抗原抗体复合物激活凝血系统;低血压以及组织缺氧等因素,均可引起 DIC,而致全身组织及器官广泛出血及伤口渗血不止。溶血后游离的血红蛋白可沉淀于肾小管上皮细胞表面引起肾小管堵塞,临床上有尿少、无尿或急性肾衰竭。当患者有休克及尿呈酸性时,则这种情况更易发生,故有溶血反应时必须及早碱化尿液,即静脉滴注碳酸氢钠。

疑有溶血反应时,应立即完全停止输血,取库血的血样复查血型、重做交叉配血,有条件时对有关亚型及 Rh 因子亦应予以检查。用受血者的红细胞做直接抗人球蛋白实验,如阳性则说明输入的红细胞已被抗体致敏,此时应立即静脉滴注肾上腺皮质激素。在情况未明时应先输入右旋糖酐或血浆以维持血压,如患者仍急需输血,待溶血情况查明,症状已控制后,在极严格重新配血及严密观察下,方可缓慢输入正确的血液,且以输新鲜血为宜。如疑有血钾过高,可做血钾测定及心电图检查,并根据高血钾的程度采用适量的 10% 葡萄糖酸钙溶液,或 10% 葡萄糖溶液加胰岛素静脉滴注。

如血压已稳定而尿量仍不足时宜及早予以呋塞米或利尿酸钠静脉注射,以改善肾血流量。亦可试用 20% 甘露醇溶液利尿,若症状仍无改善,即应按急性肾功衰竭及早处理。有出血倾向时,可输入新鲜血补充各种凝血物质。对已出现 DIC 者,除可用肝素治疗外,还可考虑早期换血。

4. 迟发性溶血性输血反应　是贫血患者尤其是长期依赖输血患者多见的一种输血反应,输血可引起同种免疫的危害。因为人的血型是复杂的,所谓同型输血,实际上输的是异型血(同卵双生除外)。从理论上推算,人类各种血型的表型可达数十亿种。这就意味着异体血液作为免疫原输入在受血者体内产生相应抗体,导致输血不良反应。ABO 以外的异型血型抗原产生相应抗体,再输入针对这类血型血,因"回忆反应",体内抗体滴度迅速升高,若此时输入体内的异型红细胞尚存在,两者相遇,在补体的参与下,发生溶血反应。临床表现为输血后 2~10 天,患者出现发热、黄疸,输血无效甚至血红蛋白比输血前降低,网织红细胞计数增高,血涂片中可见破碎红细胞(Coombs 试验呈阳性)。遇以上情况,不要急于输血,应当查明原因,短期内多次输血者,应每隔 2~3 天重复抗体筛查试验,一旦筛选到 ABO 以外的不完全抗体,绝不能单纯用盐水介质配血。迟发溶血反应大多无须处理,少数反应严重者应补液,必要时可输交叉配血相合的血液。

5. 输血后血小板减少性紫癜　反复多次输入浓集红细胞

也带了异型血小板,会产生血小板抗体(PL-AI 抗体),这种抗体不仅能与外来血小板发生抗原抗体反应,并可累及自身血小板,从而发生输血后血小板减少性紫癜。这类情况不多见,其临床表现往往可多样,从无症状之血小板减少到严重贫血,常发生于输血后 5~10 天,治疗可用大剂量静脉注射 IgG,患者多于 3~4 天后恢复。如无效可行血浆置换。不用正常人的血小板治疗,因一般供血员中 95% 属血小板 PI-AI 阳性,这种血小板在体内同样受到破坏,不仅无治疗效果,反而会在血中产生较大血小板凝块。

6. **输血引起的移植物抗宿主病**　本病是一种免疫反应,输入供血员的免疫活性 T 淋巴细胞随血液进入受血者,并植入与增殖,将受血者不同的 HLA 抗原认作异体,对受者(宿主)组织细胞进行攻击,破坏其免疫功能,称为移植物抗宿主病(GVHD)。其症状比骨髓移植所致 GVHD 更严重、迅速,往往在输血后 3~30 天,出现发热、皮肤潮红,或呈红斑、皮疹、恶心、呕吐、黄疸、腹痛、腹泻、肝脾大、全血细胞下降、肝功能异常等。往往死于败血症、出血及肝功衰竭,死亡率达 95%。但发生此病者多为先天性免疫缺陷症、骨髓移植受者、宫内输血及接受直系亲属血制品者,为避免此病发生只有将要输入之血液通过 25Gy 照射。

(二) 输血传播疾病

1. **病毒**　输血是许多病毒传播的重要途径。输血后肝炎病毒、人类免疫缺陷病毒(HIV)和巨细胞病毒(CMV)感染是最重要的输血相关疾病。目前,对献血者进行 HBSAg、HIV 抗体和 HCV 抗体的筛查,以及在血液制品中加入病毒灭活步骤大大减少经输血传染病毒的发生概率。但由于献血员窗口期的问题(献血者体内已感染病毒但未产生抗体)使得经血液传播病毒的风险依然存在。在发达国家已试图通过核酸扩增技术像 PCR 技术对献血员进行检测,可大大减少经血液传播导致病毒感染的危险性。但用此方法筛查每份血有资金和技术困难。微小病毒 B19 可经输入血制品或破损皮肤(如纹身)等传播,最常见于接受浓缩凝血因子治疗的患者。虽然此病毒在人群中感染率低,一般情况下,患者症状轻微,容易忽视,但该病毒抵抗力强,在造血功能障碍和免疫缺陷个体,B19 病毒感染则常表现为严重疾病或慢性过程,因此已引起大家的重视。

2. **细菌**　在采血、分离、保存、输血时均采用密闭容器,细菌污染概率就大大减少;但采血皮肤或献血者处于菌血症状态,特别是血小板制品需室温保存,细菌污染的机会相对较高。

3. **寄生虫及其他**　除疟原虫外,丝虫病、锥虫病、弓形虫病、包虫病等均可经输血传播。疟疾于输血后 1~60 天发病,A 型受血者发病较多(95.6%),供血员献血后发病者占 86%。螺旋体主要是梅毒螺旋体。疟疾及弓形虫病等也应提高警惕,注意预防。

(张瑞东)

参考文献

1. 田兆嵩. 临床输血进展. 成都:四川科学技术出版社,2010
2. 陈小伍,于新发,田兆嵩. 输血治疗学. 北京:科学出版社,2012
3. Szczepiorkowski ZM, Dunbar NM. Transfusion guidelines: when to transfuse. Hematology Am Soc Hematol Educ Program, 2013, 2013: 638-644
4. Murphy M, Vassallo R. Preservation and clinical use of platelets// Kaushansky K, Lichtman M, Beutler E, et al. Williams Hematology. 8th ed. New York: McGraw-Hill, 2010: 2301-2315
5. Hoffbrand AV. Blood transfusion//Hoffbrand V, Moss P, Wiley J, et al. Essential haemtology. 6th ed. New York: Wiley-Blackwell, 2011: 397-412
6. McCullough J. Blood procurement and screening//Kaushansky K, Lichtman M, Beutler E, et al. Williams Hematology. 8th ed. New York: McGraw-Hill, 2010: 2279-2286

7. 郭永建, 马春会. 英国小儿输血指南主要推荐及其启示. 中国输血杂志, 2017, 30 (10): 1213-1220.

8. 丁梅, 王刚. 小儿围手术期液体和输血管理指南 (2014). 实用器官移植电子杂志, 2015 (6): 328-332.

9. New HV, Berryman J, Bolton-Maggs PH. B, et al. Guidelines on transfusion for fetuses neonates and older children. Br J Haematol, 2016. 175 (5): 784-828

10. Parker RI. Transfusion in critically ill children: indications, risks, and challenges. Crit Care Med, 2014, 42 (3): 675-690

第十一章

血液疾病实验室检查

第一节　骨髓细胞形态检查

一、白血病的形态学分型

根据世界卫生组织 2008 年造血及淋巴组织肿瘤分类及其 2016 年对髓系肿瘤及急性白血病分类的有关修订,将不伴有重现性遗传学异常、与治疗无关及没有骨髓异常增生综合征(myelodysplastic syndromes,MDS)相关改变的"非特定型"急性髓系白血病(acute myeloid leukemia not otherwise specified,AML,NOS)进行如下形态学分类。

急性髓系白血病的诊断需满足骨髓或外周血的原始髓细胞在 20% 或以上,幼稚单核细胞、颗粒增多且形态异常的早幼粒细胞可以看做"原始等同细胞"计入其中。

1. **急性髓细胞白血病微分化型**　通过光学显微镜(形态学及细胞化学)找不到细胞向髓系分化的证据,但通过免疫学标记和 / 或超微结构细胞化学的检查可以确定是向髓系分化。此型对应于 FAB 分类的 M_0(图 11-1)。

2. **急性髓细胞白血病不伴成熟型**　原始细胞 ≥ 90%(非红计数),MPO 或 SBB 阳性(原始细胞 ≥ 3%)和 / 或见到 Auer 小体。此型对应于 FAB 分类的 M_1(图 11-2)。

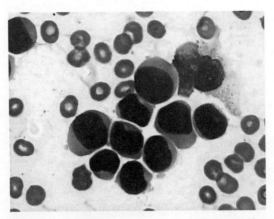

图 11-1 M₀ 骨髓象
原始细胞缺乏各系细胞的形态特征

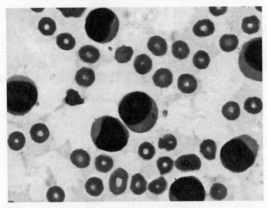

图 11-2 M₁ 骨髓象
原始细胞中可见 Auer 小体,几乎看不到其他阶段细
胞的粒细胞

3. **急性髓细胞白血病伴成熟型** 骨髓或外周原始细胞
≥ 20%,其以下阶段细胞 ≥ 10%,单核系细胞 <20%。此型对应
FAB 分类的 M₂(图 11-3)。

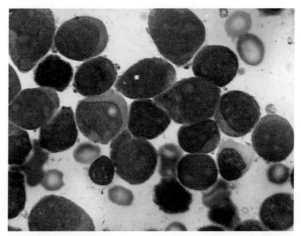

图 11-3　M₂ 骨髓象
原始粒细胞显著增多,早幼粒及其以下阶段细胞占 10% 以上

4. **急性早幼粒细胞白血病**(APL)　形态异常、颗粒增多的早幼粒细胞占 20% 以上,绝大部分病例可以检测到 *PML/Rara* 融合基因。在 2016 修订版中不再强调染色体的异常。此型对应于 FAB 分类的 M_3(图 11-4)。

5. **急性髓 - 单核细胞白血病**　骨髓或外周原始细胞 ≥ 20%(包括幼稚单核细胞),骨髓中的粒系及单核系细胞均需超过 20%。外周血单核细胞可以增多,通常 ≥ 5×10^9/L。此型对应于 FAB 分类的 M_4(图 11-5)。

6. **急性原始单核 / 单核细胞白血病**　单核系细胞 ≥ 80%,包括原始、幼稚及成熟单核细胞,粒细胞 <20%。前者以原始单核细胞为主,通常 ≥ 80%;后者以幼稚单核细胞为主。此型分别对应于 FAB 分类的 M_{5a} 和 M_{5b}(图 11-6)。

7. **纯红系白血病**　骨髓中异常增殖的红系细胞 ≥ 80%,且原始红细胞 ≥ 30%(主要是未分化或红系祖细胞)。此型对应于 FAB 分类的 M_{6b}。

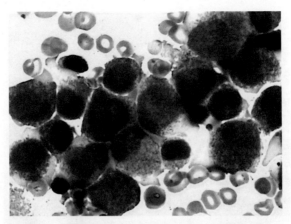

图 11-4 M₃骨髓象
颗粒增多的异常早幼粒细胞显著增生

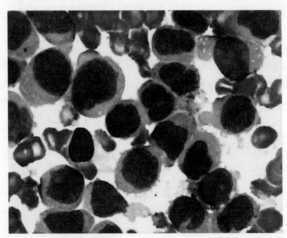

图 11-5 M₄骨髓象
原始粒及原始单核细胞显著增多,各占 20% 以上

M_{6a} 在 2016 年的修订版中划归到 MDS-EB2 中。有核红细胞构成比超过骨髓有核细胞 50% 时的髓系肿瘤分类详见 2016 年 WHO 修订的相关文献。

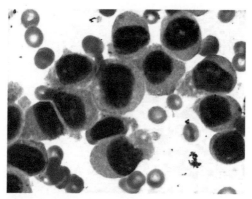

图 11-6 M₅ 骨髓象
原始幼稚单核细胞显著增生

8. **急性巨核细胞白血病**　原始细胞 ≥ 20%，其中原始巨核细胞占 50% 或以上。此型对应于 FAB 分类的 M₇。此型不包括伴 MDS 相关改变的 AML、AML 伴 t(1；22)(p13；q13)、inv(3)(q21q26.2)、t(3；3)(q21；q26.2) 及唐氏综合征相关的 AML。此型对应于 FAB 分类的 M₇(图 11-7)。

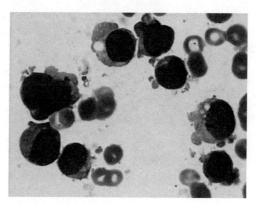

图 11-7 M₇ 骨髓象
形态异常的病态原始巨核细胞显著增生

（巩文玉　刘 怡）

二、白血病的细胞化学染色

在对原始细胞熟练识别的基础上,通过观察原始细胞某些酶促反应、糖原染色的结果,可以有效帮助判定原始细胞的系别起源,对白血病亚型的鉴别具有重要意义。

(一) 过氧化物酶染色

1. **原理** 骨髓或血细胞中过氧化物酶可分解 H_2O_2,产生新生态氧,将无色的联苯胺氧化为联苯胺蓝,后者与亚硝基铁氰化钠结合形成棕黑色化合物,沉淀于胞质内。

2. **操作步骤**

(1)联苯胺染色液若干覆盖已干的血膜固定 60~120 秒。

(2)滴加过氧化氢溶液,迅速混匀。

(3)4~8 分钟后流水冲洗后瑞氏染液复染。

3. **结果** 胞质中无棕色颗粒者为阴性;细小、色淡者为弱阳性;粗大、色浓者为强阳性(图 11-8)。

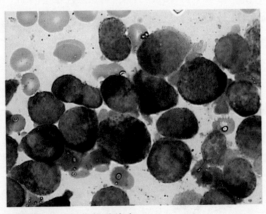

图 11-8 过氧化物酶染色
粒细胞内可见棕色颗粒

过氧化物酶主要存在于粒细胞和单核细胞中。原始粒多呈阴性,部分呈弱阳性。早幼粒阶段以下细胞强度逐渐增强。嗜酸性粒细胞最强;嗜碱性粒细胞阴性。单核细胞呈弱阳或阴性。淋巴细胞、有核红细胞、巨核细胞均呈阴性。

4. **临床意义** 主要用于急性白血病亚型的鉴别:粒细胞白血病多呈强阳性;单核细胞白血病呈弱阳性或阴性;淋巴细胞白血病呈阴性,但要注意,M_0 也呈阴性。所以,过氧化酶阳性不是急性髓系白血病的必要条件,而是充分条件。

(二)中性粒细胞碱性磷酸酶染色

1. **原理** 骨髓或血细胞中过氧化物酶可分解 H_2O_2,产生新生态氧,将无色的联苯胺氧化为联苯胺蓝,后者与亚硝基铁氰化钠结合形成棕黑色化合物,沉淀于胞质内。

2. **操作步骤**

(1)标本放入 95% 酒精中固定 10 分钟,蒸馏水冲洗后晾干。

(2)放入基质液,37℃保温孵育 6~8 小时后蒸馏水冲洗晾干。

(3)放入 2% 硝酸钴溶液反应 5 分钟,蒸馏水冲洗后晾干。

(4)放入 1% 硫化氨溶液反应 5 分钟,蒸馏水冲洗后晾干。

(5)将伊红染液滴于血膜上,用毛细滴管使之均匀覆盖于血膜,2 分钟后自来水冲洗晾干。

3. **结果** 阳性反应为中性粒细胞胞质中出现黑色或灰黑色沉淀。依中性粒细胞阳性反应强弱将中性粒细胞分为 5 度(图 11-9):

0 度:阴性反应胞质中无黑色或灰黑色物质沉淀,积 0 分。

1 度:弱阳性,胞质面积的 1/4 呈黑色或灰黑色颗粒沉淀;或是全部胞质染成均匀浅灰色,无颗粒,积 1 分。

2 度:反应较强,胞质面积的 1/2 呈黑色或灰黑色颗粒沉淀;或是全部胞质染成均匀灰色,无颗粒,积 2 分。

3 度:反应强,胞质内充满黑色或灰黑色颗粒沉淀,但颗粒之间有空隙,或胞质内 3/4 的面积充满了致密的黑色颗粒沉淀,积 3 分。

4 度:反应最强,全部胞质充满黑色或灰黑色物质沉淀,呈团块状,甚至覆盖于细胞核上,积 4 分。

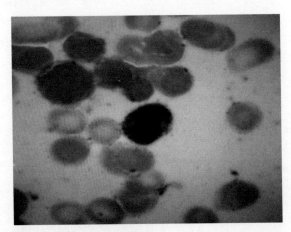

图 11-9　碱性磷酸酶染色
中性粒细胞内可见黑色颗粒

4. **参考值**　NAP 阳性率 10%~40%;积分值 40~80 分。

5. **临床意义**　NAP 活性可因年龄、性别、应激状态、月经周期、妊娠及分娩等因素有一定的生理变化。在病理情况下,NAP 活性的变化常有助于某些疾病的诊断和鉴别诊断。

感染性疾病:急性化脓菌感染时 NAP 活性明显升高,病毒性感染时其活性在正常范围或略减低。因此,NAP 染色有时可帮助细菌性感染与病毒性感染的鉴别。

慢性粒细胞白血病的 NAP 活性明显减低,积分值常为 0;类白血病反应的 NAP 活性极度增高,故可作为与慢性粒细胞白血病鉴别的一个重要指征。

急性粒细胞白血病时 NAP 积分值减低;急性淋巴细胞白血病的 NAP 积分值多增高;急性单核细胞白血病时一般正常或减低,故可作为急性白血病类型的鉴别方法之一。

再生障碍性贫血时 NAP 活性增高;阵发性睡眠性血红蛋白

尿时活性减低,因此也可作为两者鉴别的参考。

其他血液病:恶性淋巴瘤、慢性淋巴细胞白血病、骨髓增殖性疾病如真性红细胞增多症、原发性血小板增多、骨髓纤维化症等时 NAP 活性中度增多。恶性组织细胞病时 NAP 活性减低。

腺垂体或肾上腺皮质功能亢进、应用肾上腺皮质激素、ACTH、雌激素等 NAP 积分值可增高。

(三)糖原染色

1. **原理** 高碘酸能将细胞内的糖原(包括其他多糖类,如黏多糖、黏蛋白和糖蛋白等)的乙二醇的羟基打开,氧化成二醛基,后者与雪夫试剂作用,使无色品红变成紫红色燃料而沉积下来。

2. **操作步骤**

(1)酒精(95%)固定骨髓片 10 分钟。

(2)高碘酸溶液(1%)浸泡 15 分钟,蒸馏水冲洗,沥干。

(3)雪夫试剂避光染色 1 小时,取出后流水冲 5 分钟。

(4)苏木精复染 10~20 分钟,流水冲 5 分钟,沥干镜检。

3. **结果** "0"为胞质内无红色颗粒;"+"为胞质中有一圈 PAS 阳性颗粒;"++"为胞质中有两圈 PAS 阳性颗粒;"+++"为胞质中有三圈 PAS 阳性颗粒;"++++"为胞质中有红色大团块形成。

在油镜下连续计数 100 个幼稚细胞,记录其阳性反应细胞所占的百分率即为阳性率。同时按上述标准将每一个幼稚细胞计入相应的等级中,得出各等级中的幼稚细胞频数,之后,用频数乘以各自的积分,再相加求和即为积分值(图 11-10)。

正常血细胞的染色反应:

(1)粒细胞系统:分化差的原始粒细胞呈阴性,分化好的原始粒细胞至中性分叶核粒细胞均呈阳性,且随着细胞的成熟,阳性反应程度逐渐增强,阳性呈细颗粒、均匀红色;嗜酸性粒细胞中的嗜酸性颗粒本身不着色,而颗粒之间的胞质呈红色;嗜碱性粒细胞中的嗜碱性颗粒呈阳性,而颗粒之间的胞质不着色。

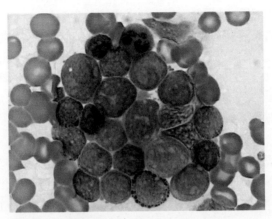

图 11-10 糖原染色
淋巴细胞内可见红色颗粒

(2)红细胞系统:幼红细胞及红细胞均呈阴性。

(3)单核细胞系统:分化差的原始单核细胞呈阴性,其他为阳性,绝大多数阳性呈细颗粒状,有时分布于细胞边缘的阳性颗粒较粗大。

(4)淋巴细胞系统:大多数淋巴细胞系统的细胞呈阴性,少数淋巴细胞呈阳性(阳性率常 <0.20),阳性呈粗颗粒状或块状。

(5)巨核细胞系统:巨核细胞系统的细胞(包括血小板)呈阳性,阳性呈颗粒状或块状。

(6)其他细胞:浆细胞一般呈阴性,少数呈阳性,呈细颗粒状;巨噬细胞可为阳性,呈细颗粒状。

4. 临床意义 有助于鉴别急性白血病的类型:①急性淋巴细胞白血病时原淋及幼淋细胞的阳性率升高,糖原反应呈粗颗粒或块状;②急性粒细胞白血病时少数原始粒细胞呈阳性,阳性呈细颗粒状或均匀红色;③急性单核细胞白血病时原始及幼稚单核细胞可呈阳性,阳性呈细颗粒状、弥散分布,有时分布于细胞边缘的阳性颗粒较粗大。

（四）骨髓氯醋酸 AS-D 萘酚酯酶（特异性酯酶）染色

1. **原理** 血细胞中氯醋酸 AS-D 萘酚酯酶（特异性酯酶）能水解底物萘酚酯而释放出萘酚,并迅速与重氮盐偶联,结果在酶活性部位有明亮色彩的沉淀物出现。

2. **操作步骤**

(1)甲醛 37℃熏蒸 4 分钟,用水冲,待干。

(2)放入基质液中 37℃ 1~1.5 小时,取出用水冲,沥干。

(3)苏木精复染 20~40 分钟,用水冲,沥干镜检。

3. **结果** 胞质内有蓝色颗粒为阳性反应。以中性分叶粒细胞(呈阳性)、早幼粒细胞(呈强阳性)作为判断依据,将染色结果分为强阳性、阳性、弱阳性、阴性。

正常血细胞的染色反应:

(1)粒细胞系:分化差的原始粒细胞呈阴性,分化好的原始粒细胞呈阳性,自早幼粒细胞至成熟中性粒细胞均呈阳性,但酶活性并不随细胞的成熟而增强。嗜酸性粒细胞呈阴性或弱阳性,嗜碱性粒细胞呈阳性。单核细胞系:绝大多数为阴性,仅个别单核细胞系统的细胞呈弱阳性(图 11-11)。

(2)肥大细胞呈阳性。

(3)其他细胞:淋巴细胞、浆细胞、巨核细胞、幼红细胞、血小板等均呈阴性。

4. **临床意义** 辅助鉴别急性白血病细胞类型:①急性粒细胞白血病,原始粒细胞呈阳性或阴性,故阴性者不能排除急性粒细胞白血病的可能;②急性早幼粒细胞白血病,颗粒异常增多的早幼粒细胞呈强阳性;③急性单核细胞白血病,原始及幼稚单核细胞几乎均呈阴性,个别细胞呈弱阳性;④急性粒单细胞白血病,部分白血病细胞呈阳性,原始粒及早幼粒细胞呈阳性,原始及幼稚单核细胞呈阴性;⑤急性淋巴细胞白血病和急性巨核细胞白血病:白血病细胞均呈阴性。

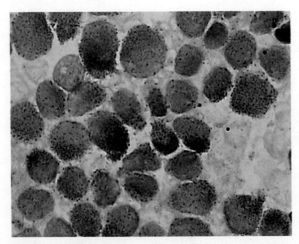

图 11-11　氯醋酸萘酚 AS-D 酯酶染色
粒细胞内可见蓝色颗粒

(五) 骨髓醋酸 AS-D 萘酚酯酶(非特异性酯酶)染色

1. 原理　血细胞中醋酸 AS-D 萘酚酯酶(非特异性酯酶)能水解底物萘酚酯而释放出萘酚,并迅速与重氮盐偶联,结果在酶活性部位有明亮色彩的沉淀物出现。

2. 操作步骤

(1)甲醛 37℃熏蒸 4 分钟,用水冲,待干。

(2)将基质液分别平均过滤至 2 个染缸中,其中 1 个染缸加入 75mg NaF(且注明)。

(3)将已固定干燥的涂片分别放入上述两个染缸中,37℃孵育 1 小时,取出水冲沥干。

(4)苏木精复染 10 分钟,用水冲,沥干,镜检。

3. 结果　胞质可见蓝绿色颗粒为阳性反应。以中性分叶粒细胞(呈阳性)作为判断依据,将染色结果分为强阳性、阳性、弱阳性、阴性。

正常血细胞的染色反应:

(1)粒细胞系统:原始粒细胞呈阴性或阳性,自早幼粒细胞至成熟中性粒细胞均呈阳性,此反应不被 NaF 抑制。

(2)单核细胞系统:原始单核细胞呈阴性或阳性,幼稚单核细胞和单核细胞均呈阳性,此反应能被 NaF 抑制。

(3)淋巴细胞:呈阴性或弱阳性,此反应不被 NaF 抑制。

(4)红细胞系统:早期幼红细胞可呈阳性,随着细胞的成熟阳性反应程度逐渐减弱,此反应不被 NaF 抑制。

(5)巨核细胞系统:巨核细胞和血小板等均呈阳性。

4. **临床意义**　辅助鉴别急性白血病的细胞类型:①急性粒细胞白血病,原始粒细胞呈弱阳性或阳性,活性不被 NaF 抑制;②急性单核细胞白血病,单核系细胞常呈较强阳性,活性可被 NaF 抑制;③急性粒单细胞白血病,部分白血病细胞呈阳性,其中部分阳性反应能被 NaF 抑制而部分阳性反应不能被 NaF 抑制;④急性淋巴细胞白血病,原始及幼稚淋巴细胞呈弱阳性或阳性,此反应不被 NaF 抑制(图 11-12、11-13)。

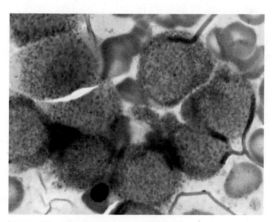

图 11-12　醋酸萘酚 AS-D 酯酶染色
粒细胞及单核细胞内可见蓝绿色颗粒

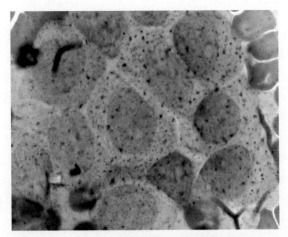

图 11-13　醋酸萘酚 AS-D 酯酶氟化钠抑制反应

单核细胞内蓝绿色颗粒被抑制

（六）骨髓铁染色

1. **原理**　含铁血黄素的铁离子在盐酸环境中与亚铁氰化钾作用,生成蓝色的亚铁氰化铁溶液,此即普鲁士蓝反应。

2. **操作步骤**

（1）将骨髓片用甲醇完全覆盖、固定。

（2）待甲醇完全挥发、干燥后,加新鲜配制的染液染色 30 分钟,并注意防止染液蒸发,骨髓膜干燥。

（3）倒去多余染液,滴加 1g/L 沙黄溶液若干,充分混匀,复染 30 分钟。最后用热水冲去沙黄,干后镜检。

3. **结果**

（1）幼红细胞核染成鲜红色,胞质呈淡黄色。铁颗粒呈蓝绿色。

（2）外铁:用低倍镜观察未完全展开的骨髓碎粒,再用油镜判断阳性程度,分五级:"–"无铁颗粒可见;"+"有少数铁颗粒或仅仅偶然见到少数铁小珠;"++"有许多铁颗粒和小珠;"+++"有许多铁颗粒或有小珠和少数铁小块;"++++"极多铁颗粒、小珠,并有许多小块。

(3)内铁:计数 100 个有核红细胞,记录阳性(胞质中可见蓝色颗粒)细胞的百分率。同时注意细胞内铁颗粒数目、大小、染色深浅,注意有无环形铁粒幼红细胞(图 11-14)。

(4)环形铁粒幼细胞:≥ 5 个铁颗粒且环绕核 1/3 或以上(WHO 标准)。

4. 参考值 细胞外铁:+~++。

细胞内铁:阳性率 25%~90%,铁颗粒 ≤ 5 粒。

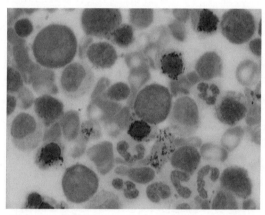

图 11-14 铁染色
有核红细胞内可见蓝绿色颗粒——环形铁粒幼颗粒

5. 临床意义

(1)减少:见于缺铁性贫血,外铁消失,内铁减少。

(2)增加:见于铁利用障碍性贫血(SA、AA、MA、MDS、红血病),内、外铁都增加。

(巩文玉 刘 怡)

第二节 骨髓病理检查

骨髓活体组织检查技术也被简称为骨髓活检,是采用一个特制的穿刺针通过穿刺获取一块大概 0.5~1cm 长的圆柱形的患者的骨髓组织,将获取的该骨髓组织用于活体病理学的检查。骨髓活检与骨髓穿刺在血液病诊断中是互相补充、相辅相成的。两种检查同时应用可显著提高血液病诊断的准确性。在 WHO 淋巴与髓系肿瘤分类中,骨髓活检病理学检查已经成为重要的诊断指标。

一、常用的骨髓病理检查技术

(一) 常规石蜡包埋制片

1. **固定** 骨髓活检组织离体后立即固定于 10% 中性甲醛溶液(pH 7.0)固定液中,固定 4 小时以上。

2. **脱钙** 从固定液中取出骨髓活检组织,用蒸馏水洗 1 遍。置于甲酸 - 浓盐酸脱钙液中 4 小时,蒸馏水洗 1 遍,进入脱水步骤。

3. **脱水透明** 骨髓标本脱水采用梯度乙醇由低到高浓度进行:80% 乙醇 40 分钟→95% 乙醇 40 分钟,2 次→无水乙醇 40 分钟,2 次→二甲苯 5 分钟,2 次,进入浸蜡步骤。

4. **浸蜡** 骨髓组织标本经过脱水透明后进入融化的石蜡,分两步浸蜡,每步 15 分钟,蜡温控制在 63~64℃。

5. **包埋** 将浸过蜡的骨髓组织放入包埋框内居中,倒入融化的蜡液后立即在框内放入标签(病理编号字面向外),待凝固后取出。

6. **切片** 采用轮转式普通切片机,切片厚度 3~4μm,将石蜡切片在 40℃的水中展开,平铺于涂过 APES 的载玻片上,在 70℃烤箱内烤片 2 小时。HE 染色可缩短为 45 分钟。

7. 苏木素 - 伊红染色

(1)烤好的石蜡白片脱蜡至水,即二甲苯 10 分钟,2 次,无水乙醇 5 分钟,2 次,95% 乙醇 5 分钟,80% 乙醇 5 分钟。

(2)入苏木素染液 5 分钟,流水充分洗涤。

(3)1% 盐酸乙醇分化,流水充分洗涤。

(4)2% 氨水返蓝,流水充分洗涤。

(5)0.5% 伊红染液 2 分钟,流水充分洗涤。

(6)95% 乙醇 5 分钟,无水乙醇 5 分钟,2 次脱水,二甲苯透明 5 分钟,2 次。

(7)封片:于二甲苯挥发完全之前,滴 1 滴中性树脂胶于组织切片上,盖片。

(8)结果:细胞核呈深蓝色,细胞质呈红色。

(二) 免疫组织化学染色步骤

1. 石蜡切片脱蜡至水。

2. 组织切片抗原修复。高压热修复,将切片放入抗原修复液中,置于高压锅内,加锅盖及压力阀。当高压锅压力阀喷气时,开始计时 2 分 30 秒。冷却至室温,PBS 洗 3 分钟,3 次。

3. 加 3% H_2O_2 室温孵育 10 分钟,PBS 洗 3 次。

4. 加一抗,4℃过夜。PBS 洗 3 次。

5. 加二抗 - 酶复合物,室温孵育 20 分钟,PBS 洗 3 次。

6. 加 DAB 显色,显微镜下控制时间,有阳性表达(黄褐色)自来水冲洗中止反应。反应不超过 20 分钟。

7. 苏木素复染细胞核。

8. 脱水、透明、中性树脂胶封片。

二、儿童常见血液疾病的骨髓病理学特征

1. **骨髓增生异常综合征**(MDS) 儿童 MDS 非常少见,在年龄小于 14 岁的患儿中约占造血组织肿瘤的 <5%。外周血中原始细胞 2%~19%,骨髓中原始细胞 5%~19% 的 MDS 患儿与成人 RAEB 的诊断标准相同。MDS 的骨髓改变通常是有核细

胞数量增多或正常,血细胞减少是由于无效造血所致。侵袭性 MDS 的特征可以是骨髓活检组织中有原始细胞集聚(3~5 个细胞)或集簇(>5 个细胞),常位于远离血管和骨小梁的中央区。原始细胞可以用 CD34 抗体免疫组化染色确认。

儿童难治性血细胞减少(refractory cytopenia of children, RCC)是儿童 MDS 最常见的亚型,约占儿童 MDS 的 50%。其特征为持续性血细胞减少,骨髓中原始细胞 <5%,外周血原始细胞 <2%。约 75% 的儿童 RCC 骨髓有核细胞明显减少,少部分有核细胞数量正常或增多,可见红系造血轻度或中度增多,伴有不成熟前体细胞,主要是原始红细胞,核分裂象增多。粒系造血轻至中度减少,松散分布。原始细胞小于骨髓细胞的 5%,CD34 染色有助于证实骨髓原始细胞百分率。巨核细胞数量可正常、减少或增多,可见发育异常,核不分叶、过分叶和特征性的小巨核细胞。网状纤维不增多。小巨核细胞可通过 CD61、VWF 进行免疫组化染色。如 CD34、MPO、溶菌酶和 CD117 阳性的细胞 ≥ 5%,表明高恶度 MDS 进展。RCC 中无原始粒细胞簇。

2. 急性髓系白血病(acute myeloid Leukemia, AML) 绝大多数的病例骨髓增生极度活跃,少数病例增生正常或低下。白血病细胞可单一性增生,完全取代正常造血细胞,也可呈片状或灶状分布,残留少部分正常造血细胞。粒、红、巨核三系细胞增生显著受抑制,少部分病例可见纤维化(多见于急性巨核细胞白血病)。骨髓活检示对骨髓穿刺细胞学诊断的补充,在白血病诊断中,骨髓活检对于以下情况更有意义:①因骨髓纤维化或骨髓细胞密集、彼此黏附所致骨髓穿刺"干抽";②低增生性 AML;③急性全髓增殖伴骨髓纤维化;④免疫组织分型。根据免疫标记协助诊断 AML 的各亚型。造血前体细胞:CD34、HLA-DR、TdT。粒系:MPO、CD117、CD13、CD15、CD68(KP-1)。单核系:CD163、CD11c、CD68(PGM1)、溶菌酶(lysozyme)。红系:GPA、血红蛋白 A(Hemoglobin A, HA)。巨核细胞:CD42b、CD61、FⅧ、VWF。

3. 骨髓增殖性疾病

(1)慢性粒细胞白血病(chronic myeloid leukemia,CML):临床可分为三期,即慢性期、加速期和急变期。

1)慢性期:骨髓增生明显至极度活跃,骨小梁间区造血组织容量明显增加,脂肪组织少见或几乎消失。以粒细胞增生为主,其中中性中幼粒、晚幼粒及杆状粒细胞明显增多。原始粒细胞常 <5%。部分病例小梁旁幼稚中性粒细胞带增宽至 5~10 层(正常者为 2~3 层)。粒细胞形态发育可异常,表现为核浆发育不平衡,颗粒多少不一。红系细胞相对减少。尽管巨核细胞数量可正常或轻度降低,但 40%~50% 病例可见中度甚至显著增生,巨核细胞胞体小、核分叶少,以单圆核巨核细胞为主,无胞体大、分叶多为其特征。嗜酸、嗜碱性粒细胞增多。常见类戈谢细胞。30%~40% 病例中可见到与巨核细胞数量相关的中度甚至显著的网状纤维增生。慢性期脾大是由于不成熟阶段的粒细胞浸润红髓脾索所致,肝窦和门脉区也可见到细胞浸润。

2)加速期:骨髓中原始和早幼粒细胞数量增加,异常聚集。原始细胞 ≥ 10%,可借助骨髓活检切片的 CD34、CD117 免疫组化染色检测原始细胞增生情况。可见幼稚细胞异常定位,部分区域可见原始粒细胞小片状分布。簇状和小片状分布的异常巨核细胞伴有明显纤维化,常提示存在加速期可能。

3)急变期:骨髓增生极度活跃,有大的原始细胞簇和集簇,原始细胞可累及整个组织切片或一部分区域。约 70% 急变细胞类型为髓系细胞,可包括粒系、单核、巨核、嗜酸性粒细胞、嗜碱性粒细胞、红系细胞。20%~30% 为急性淋系变,罕见粒系和淋系同时急性变。免疫表型分析有助于确定急性变细胞类型。髓外急性变在皮肤、淋巴结、骨、中枢神经系统最常见,但可发生于任何地方。

免疫组化在 CML 慢性期诊断价值有限,对于急变期原始细胞的类型确定很有必要。CD34、TdT、CD117、MPO、溶菌酶、血型糖蛋白 A、血红蛋白 A、CD42b、CD61、CD20、cCD79a、CD3

等抗体组合可以明确急性变的原始细胞类型。大部分急髓性变的病例可表达一个或多个淋系抗原。急性淋系变时，大多数原始淋巴细胞可共表达一个或多个髓系抗原。约25%的急性变病例具有混合型白血病表型。

(2)原发性血小板增多症(primary thrombocythemia,ET)：是一种主要累及巨核细胞系的慢性MPN。其特征是血小板水平显著增多($\geqslant 450 \times 10^9$/L)，骨髓中大而成熟的巨核细胞过度增殖，伴有出血及血栓形成，脾常肿大。儿童ET罕见，发病率为成人的1%。中国儿童ET中位发病年龄为11岁，男孩居多。骨髓活检示增生正常或中度活跃，粒系、红系、巨核系均明显增生。最显著的异常为大量胞体大至巨大，胞质丰富成熟，核分叶多(鹿角样)的巨核细胞明显增生(可达13个/HPF以上)，呈散在或成簇分布，具有特征性。不见胞核固缩或裸核巨核细胞。ET中看不到形态怪异、高度不典型的巨核细胞。粒系、红系细胞各阶段比例及形态无明显异常，原粒细胞很少见。无胶原纤维增生，网状纤维正常或轻微增多(少于++)。如果网状纤维显著增生或胶原纤维增生则不能诊断为ET。确诊ET经治疗后的病例可继发骨髓纤维化。40%~70%骨髓活检可染铁阳性。无异常免疫表型的报道。

(3)慢性嗜酸性粒细胞白血病(CEL)：是一组前体嗜酸性粒细胞自主性、克隆性增殖，以外周血、骨髓和周围组织中嗜酸性粒细胞持续增高的一种骨髓增殖性肿瘤。外周血嗜酸性粒细胞计数$\geqslant 1.5 \times 10^9$/L，外周血和骨髓幼稚嗜酸性粒细胞<20%。要诊断CEL，NOS需要有嗜酸细胞克隆的证据或外周血(骨髓)原始细胞增多，然而在许多病例中很难证明克隆性。在一些病例中，没有原始细胞增多可诊断为特发性嗜酸细胞增多症(HES)。临床区分CEL，NOS和HES非常重要，HES是嗜酸性粒细胞绝对计数>1.5 × 10^9/L持续$\geqslant$ 6个月，且必须有组织受损，无嗜酸细胞克隆的证据，它是一个排他性诊断。由于既往很难从HES中区分CEL，NOS，且本身罕见，因此真正的CEL，NOS发病率并不清楚。骨髓活检示嗜酸性粒细胞增生占绝对优势,均匀弥漫分布,早幼以下各阶段嗜酸性粒细胞均可见,其他各系如红系及巨核细胞增生正常。原始粒细胞比例 5%~19% 支持 CEL 的诊断,但不超过 20%。其他系细胞以及嗜酸性粒细胞有发育异常表现则支持肿瘤性的变化。有些病例可见骨髓纤维化。没有特异性的免疫表型报道。

(4)骨髓增殖性肿瘤,不能分类(myeloproliferative neoplasms unclassified,MPN-U):MPN-U 指符合 MPN 的临床、实验室检查、分子和形态学特征,但不能满足任何一种特异的 MPN 类型疾病或者具有 2 种或以上的 MPN 重叠的表现。大多数病例可以归为以下 3 组之一:① PV、ET、PMF 的早期表现,特征性改变没有充分体现;② 晚期 MPN,明显的骨髓纤维化,骨硬化或转化为更具侵袭性阶段(原始细胞增多和 / 或骨髓发育异常)掩盖了基础疾病;③ MPN 证据确切,但同时肿瘤性疾病和炎性疾病共存,掩盖了某些常用的诊断性临床和形态学特点。确切发病率尚不知晓,一些报告提示 MPN-U 约占所有 MPN 的 10%~15%。早期骨髓增生极度活跃,巨核细胞增生明显,粒系和红系不同程度增生。晚期阶段可见到致密纤维化和 / 或骨髓硬化,提示骨髓衰竭期。如果没有既往病史或组织学,很难区分是 PV 晚期、罕见的 ET 纤维化晚期还是 PMF 的纤维化 / 骨髓硬化重叠。外周血或骨髓原始细胞超过 10% 和 / 或骨髓明显发育异常提示向更侵袭性转化,常为疾病的终末期。大多数病例中由于骨髓纤维化导致骨髓穿刺稀释,因此骨髓切片免疫组化 CD34 染色对于原始细胞数量增多和 / 或原始细胞簇状分布具有诊断意义。免疫组化没有特异性的免疫标记改变。

对于 MPN 初始阶段不能分类的病例,间隔 6~12 个月进行随访常常能提供足够信息以更加精确的分类。早期病例的预后与后来发展为明确疾病类型的预后类似。由于骨髓纤维化或原始细胞浸润而不能识别类型的晚期病例预后差。

慢性中性粒细胞白血病、真性红细胞增多症及骨髓纤维化在儿童中罕见,在此不做描述。

4. **幼年型粒 - 单核细胞白血病** 骨髓增生极度活跃,粒系增生明显,各阶段细胞均可见,无明显发育异常。原单核细胞、幼单核细胞占骨髓细胞的 <20%。成熟单核细胞较多。红系前体细胞可增大。巨核细胞数量常减少,显著的巨核细胞发育异常不常见。部分病例可见网状纤维增生。骨髓中多数为成熟粒细胞标记 CD117、CD33、CD15、MPO、CD68 阳性,部分为单核细胞,呈 CD68、CD11c、CD163、CD14、Lyso 阳性。原始细胞 CD34 阳性。

5. **儿童淋巴组织肿瘤**

(1)B- 淋巴母细胞淋巴瘤 / 急性淋巴细胞白血病(B-lymphoblastic lymphoma/acute lymphoblastic leukaemia,B-LBL/ALL):B-ALL 主要累及儿童,75% 的 ALL 发生在 6 岁以下。骨髓增生极度活跃,由小至中等大的淋巴母细胞增生,胞质少,胞核呈圆形、椭圆形、带凹陷,有时呈曲核,核仁不明显,染色质稀疏、核分裂数变化较大。B-ALL 与 T-ALL 的形态学特征相似,不易鉴别。B-LBL/ALL 的淋巴细胞呈 CD20、TdT、HLA-DR、CD19、PAX-5 阳性,多数病例呈 CD10 和 CD24 阳性。

(2)T- 淋巴母细胞淋巴瘤 / 急性淋巴细胞白血病(T-lymphoblastic lymphoma/acute lymphoblastic leukaemia,T-LBL/ALL):T-ALL 占儿童 ALL 的 15%。骨髓增生极度活跃,弥漫均一性淋巴母细胞增生,细胞体积变化大、胞质少、染色质稀疏、核仁不明显,核分裂数较 B-ALL 高。T-LBL 的骨髓淋巴细胞少,呈散在或间质性分布在正常造血组织间,不呈结节状分布。少部分 T-LBL 病例可以有嗜酸性粒细胞增多。T-LBL/ALL 的淋巴细胞呈 TdT 阳性,CD1a、CD2、CD3、CD4、CD5、CD7、CD8 也可以阳性。

(3)伯基特淋巴瘤(Burkitt lymphoma,BL):骨髓侵犯的瘤细胞呈单一、中等大小的细胞弥漫性浸润(组织学缺乏特异性)。胞核中等大小、圆形、染色质粗。可见由巨噬细胞吞噬凋亡细胞而成的"星空"样改变。瘤细胞表达 CD19、CD20、CD22、CD10 和 Bcl-6,但 CD5、CD23、Bcl-2、CD34 和 TDT 阴性。

6. 再生障碍性贫血

(1)重型再生障碍性贫血:骨髓增生极度低下(<20%),骨髓间质高度水肿,血窦扩张,脂肪细胞增生不明显。造血细胞几乎消失,散在少数形态正常的中晚幼阶段粒、红系细胞及淋巴细胞、浆细胞等非造血细胞。不见巨核细胞。骨内膜细胞不见增生。仅少数病例铁染色阳性。

(2)非重型再生障碍性贫血:骨髓增生较低下或极度低下(<40%),脂肪细胞增多,散在少数中、晚幼阶段红系细胞,偶见红系造血岛。粒系细胞多为中晚幼及其以下阶段细胞。淋巴细胞、浆细胞等非造血细胞常增多。大多数病例无巨核细胞,每张切片最多不会超过 3 个巨核细胞。骨内膜细胞可见增生活跃。88% 病例铁染色阳性。

(3)纯红细胞再生障碍性贫血:骨髓增生程度正常或较低下。以粒系细胞增生占优势,偶见散在分布的中晚幼红细胞,粒系和巨核细胞形态无明显异常。红系细胞显著减少,间质中可见大量含铁血黄素沉着是其特征性改变。

7. 营养性贫血

(1)缺铁性贫血:骨髓增生较活跃,粒、红系细胞比例减低,中、晚幼红细胞显著增多。铁染色阴性。血象和骨髓象中红细胞改变较明显。

(2)巨幼细胞性贫血:骨髓活检示增生极度活跃。幼稚细胞胞体大,胞质嗜碱性,胞核大,核染色苍白,染色质颗粒细、稀疏,核仁小。幼稚红系细胞比粒系细胞多。呈片状及散在分布,常误诊为 MDS。少量晚幼红及分叶核粒细胞散在分布。缺乏中幼粒细胞和中幼红细胞的"断代"现象是其特征。巨核细胞形态正常。铁染色阳性。

8. 溶血性贫血

(1)自身免疫性溶血性贫血:骨髓活检示骨髓增生极度活跃

或较活跃,粒、红系细胞比例减低,红系中、晚幼红阶段细胞增多。急性溶血时,粒、红系偏幼稚的细胞增多。巨核细胞无明显异常。铁染色多阴性。

(2)阵发性睡眠性血红蛋白尿:骨髓增生程度变化较大,从极度低下至极度活跃均可见。大多数患者的粒、红系细胞比例减低,少数大致正常,红系以中晚幼红阶段细胞多见。巨核细胞数量多减少,形态多正常。大多数无含铁血黄素沉着,少数可铁染色阳性。

9. 免疫性血小板减少症 骨髓增生程度多在正常范围。粒、红系细胞比例大致正常,各阶段细胞比例大致正常,大多数病例分叶核和杆状核粒细胞多见,可见核碎片呈簇状分布。巨核细胞数量无明显增多。无含铁血黄素沉着,铁染色阴性。

10. 单核巨噬细胞系统疾病

(1)噬血细胞综合征:骨髓活检中可呈现数量不等的组织细胞增生,伴有明显的失血现象,特别是吞噬红细胞现象。在感染有关或肿瘤相关的噬血细胞综合征中可见小淋巴细胞浸润或者肿瘤细胞增生。噬血细胞表达CD68、溶菌酶等抗原。

(2)朗格汉斯细胞组织细胞增生症:朗格汉斯细胞呈现局灶性浸润,骨髓检查诊断价值有限。但由于19%的患者可累及骨髓,且骨髓活检组织中可见朗格汉斯细胞呈片状或簇状分布,细胞椭圆形、胞质中等量、弱嗜酸性,胞核多不规则、有核沟、折叠、凹陷或呈分叶状。染色质细腻、核仁不太清楚、核膜薄。可见纤维化。瘤细胞表达CD1a、langerin、S-100以及波形蛋白、CD68、HLA-DR。但CD45和溶菌酶的表达低。缺乏B细胞和T细胞的标记,CD30和滤泡性树突状细胞标记。Ki-67表达不一。

11. 神经母细胞瘤 神经母细胞瘤骨髓侵犯的骨髓活检示瘤细胞呈灶状分布,多为小圆细胞型。胞质少或胞界不清,部分呈裸核样,核圆形、梭形或不规则形。核膜厚,染色细致,深染,有核仁或核仁不明显。瘤细胞由纤细的纤维血管间质分割呈小巢状、结节样或团片样,有的集聚分布或呈菊花团状分布,胞质界限不清。在成团的瘤细胞间为无或有少到中量红染的纤维细丝背景是其特征。瘤细胞也可散在分布,细胞疏密不均,但在周围的造血组织分界一般较清楚。随着浸润程度增加,骨髓组织结构破坏加重。晚期弥漫性浸润时,骨髓组织大部分由肿瘤细胞替代,造血细胞可缺乏。SYN、NSE、S-100 及 CgA 在神经母细胞瘤的诊断和鉴别诊断中具有重要意义。

(陈振萍 邢天禹 陈 慧)

第三节 免疫学检查

一、淋巴细胞功能检测

1. **原理** 根据表面分化抗原的不同,可将淋巴细胞分成若干亚群。利用抗分化抗原的单克隆抗体(McAb),对外周血单个核细胞进行检测。此方法原理与间接免疫荧光法相同。先将带有荧光标记的小鼠抗人分化抗原(McAb)与外周血单个核细胞反应,经反应并洗涤后,应用流式细胞仪(FCM)进行自动计数。

2. **标本要求** 2ml EDTA 抗凝血(早晨空腹)。

3. **试剂** CD3/CD8/CD45/CD4/CD19/CD16+CD56、红细胞裂解液。

4. **操作步骤**

(1)抗凝血 2ml。

(2)取流式测定管加入对应的抗体及标本,混匀。

(3)室温避光静置 1 小时孵育。

(4)裂解液红细胞。避光静置,离心。

(5)PBS 洗涤,离心。弃去上清液,加入多聚甲醛,上机检测。

5. **参考值** CD3/CD19:2.4%~21.1%。CD3/CD4:26.5%~49.9%。CD3/CD8:14.9%~37.0%。CD3/CD16+CD56:0.8%~36.2%。CD4/CD8:0.7%~2.8%。

6. **临床意义** 患有影响免疫系统的疾病,如艾滋病、系统性红斑狼疮、肾病、免疫功能异常、病毒感染等,均可出现异常。另外,在骨髓移植、其他器官移植后检测免疫功能时也具有临床意义。

(刘 怡)

二、双阴性 T 细胞检测

1. **原理** 调节性 T 细胞在机体免疫系统中发挥重要的免疫耐受作用,它既能抑制不恰当的免疫反应,又能限定免疫应答的范围、程度及作用时间,对效应细胞的增殖、免疫活性的发挥起抑制作用。到目前为止已经发现了多种表型的调节性 T 细胞存在,除了我们经常关注的 $CD4^+CD25^+$ 调节性 T 细胞外,还有一群新的免疫调节性 T 细胞。它表达 $TCR\alpha\beta$,不表达 CD4 和 CD8,被定义为双阴性 T 细胞(double negative T cells,DNT)。DNT 是一种新的免疫调节性 T 细胞,能够抑制具有相同 T 细胞受者特异性的 $CD8^+$ 和 $CD4^+$ T 细胞。

2. **标本要求** EDTA 抗凝外周血 2ml,当天检测或 4℃保存 24 小时。

3. **试剂** CD45-PerCP、CD3-FITC、CD4-PE-Vio770、CD8-APC-Vio770、$TCR\alpha\beta$-APC、$TCR\gamma\delta$PE、Lysing Solution(红细胞裂解液)。

4. **操作步骤**

(1)准备 2 支流式管,标记"Isotype"及"Test"。每管中加入 100μl 全血。

(2)于"Isotype"管中加入阴性对照,于"Test"管中加入 CD45/CD3/CD4/CD8/$TCR\alpha\beta$/$TCR\gamma\delta$ 抗体。震荡混匀,避光孵育 15 分钟。

(3)加入 2ml 溶血素,震荡混匀,室温避光孵育 10 分钟,1 500r/min 离心 5 分钟,弃上清液。

(4)加入 2ml PBS 洗涤,1 500r/min 离心 5 分钟,弃上清液。重复洗涤样本一遍。

(5)加适量 PBS 重悬液,上机检测。

5. **结果分析**

(1) 在 FSC-SSC 图中，选取有核细胞，去除左下角的碎片，用 CD45 设门，选定淋巴细胞。

(2) 用 CD3 设门，选定 T 细胞。

(3) 用 CD4 和 CD8 建立双参数直方图，选定 CD4 和 CD8 双阴的 T 细胞，进而选取 TCRαβ 阳性的细胞群（$CD3^+$ $TCRαβ^+CD4^-CD8^-$）为 DNT 细胞。

6. **临床意义** DNT 在自身免疫、肿瘤免疫、炎症及器官移植等多领域中均发挥作用。在自身免疫性淋巴增生综合征（autoimmune lymphoproliferative syndrome，ALPS）中，DNT 细胞明显增高。ALPS 的诊断标准其中之一是：淋巴细胞计数正常或略增高，但 DNT 细胞比例增高（≥总淋巴细胞的 1.5%，或 ≥ $CD3^+$淋巴细胞的 2.5%）。

（陈振萍 赵晓曦）

三、CD34 阳性细胞相对计数

1. **原理** 白细胞表面的特异性抗原在一定外界条件下可与相应抗体发生特异性结合，当此抗体人为包被了荧光标记物后，即可应用流式细胞仪检测。

2. **标本要求** 肝素抗凝血或骨髓 2ml。

3. **试剂** 抗 CD34 PE、抗 CD45-FITC、兔抗小鼠 IgG PE。

4. **操作步骤**

(1) 抗凝血 2ml 混匀。

(2) 调节 WBC 浓度。

(3) 取流式管分别加入兔抗小鼠 IgG PE 和抗 CD45-FITC，CD34-PE 和抗 CD45-FITC。

(4) 混匀，室温避光孵育。

(5) 裂解红细胞，孵育。

(6) 离心，弃上清液，PBS 缓冲液洗涤，弃上清液。

(7) 加多聚甲醛，上机检测。

5. **结果分析** 本室采用 ISHAGE 逻辑门设门策略计数 CD34⁺ 细胞百分率。

6. **参考值** $\geq 2 \times 10^8/kg$。

7. **临床意义** 在骨髓移植手术时,供者应用 G-CSF 动员 7 天以后,检测外周血 CD34 阳性细胞数目,用于观察判断是否可以顺利植入受者体内。

(刘 怡)

四、红细胞 CD55/59 和中性粒细胞及单核细胞 FLAER 检测

1. **原理** 阵发性睡眠血红蛋白尿(PNH)是造血干细胞基因突变的克隆性疾病,其异常血细胞膜上 GPI 连接蛋白如分化群(CD)55、CD59 等的表达明显减低和缺乏,利用 FLAER 检测微小 PNH 克隆,因而对正常血清中的补体特别敏感而发生溶血,因此,利用免疫荧光染色标记针对 CD55、CD59 的单克隆抗体,采用流式细胞术检测 PNH 患者细胞 CD55、CD59 及 FLAER 表达的数量,对 PNH 的诊断有重要意义。

2. **标本要求** EDTA 抗凝静脉血 2ml。

3. **试剂** PE 标记小鼠 IgG2a,K 同型对照,PE 标记 CD55,FITC 标记小鼠 IgG2a,K 同型对照,FITC 标记 CD59,PE 标记 CD24,PerCP 标记 CD45,APC 标记 CD14,FLAER。

4. **操作步骤**

(1)EDTA 抗凝静脉血 2ml。

(2)取流式测定管 5 支,分别标号:H1~H4,F1。

(3)取一支流式测定管加入 PBS 及混匀的样本,混匀备用 H1~H4 中加入相应抗体,每管加入备用的标本用振荡器振荡,混匀,避光孵育。H1~H4 加 PBS 清洗 1 次,离心,弃掉上清液,加 PBS 上机检测。

(4)F 管加 CD24 20μl、CD45 20μl、CD14 10μl、Flear2μl,加入 50μl 标本振荡器振荡,混匀,避光孵育。离心,清洗两次,加

PBS,上机检测。

5. **参考值**　正常值:≥ 95%。

6. **临床意义**　PNH 患者红细胞的 CD55、CD59,中性粒细胞及单核细胞上的 FLAER 表达率较正常人明显降低且与疾病的严重程度相关。用流式细胞术检测 CD55、CD59 表型及 FLAER 是目前诊断 PNH 的较直接而又特异、敏感的方法。

(刘　怡)

五、Th1/Th2 细胞相关因子检测

1. **原理**　由于炎症、肿瘤等因素的刺激可引起大量细胞因子的产生,这些细胞因子可直接导致机体免疫系统的失调,造成组织的损伤和坏死。应用流式细胞仪可检测患者血清中的细胞因子以辅助临床诊断。

2. **标本要求**　不抗凝静脉血 2ml。

3. **试剂**　CBA 检测试剂盒。

4. **操作步骤**

(1)制备人细胞因子标准品:用标准品小球制备成原液,依次进行倍比稀释,作为标准曲线。

(2)混合人细胞因子捕获微球:确定实验管数,按量将 6 种捕获微球混在一起。

(3)标本染色孵育:所有实验管每管各加入混合好的捕获微球及检测试剂。

(4)标准曲线管中加入倍比稀释好的标准品,样本管中加入待测样本。所有实验管室温避光孵育 3 小时后,每管加入洗液离心,上机检测。

5. **临床意义**　快速鉴别感染细菌为革兰氏阳性或阴性,噬血细胞综合征与其他疾病的鉴别,骨髓移植后的移植物抗宿主病的判断,自身免疫病的免疫检测,为临床诊疗提供快速、准确的实验室依据。

(刘　怡)

六、儿童白血病免疫分型

1. **原理** 白细胞表面的特异性抗原在一定外界条件下可与相应抗体发生特异性结合,当此抗体人为包被了荧光标记物后,即可应用流式细胞仪检测。

2. **标本要求** 肝素抗凝骨髓液 2ml。

3. **试剂** 抗 CD22、CD10、CD34、CD33、CD4、CD117、CD5、HLA-DR、CD10、CD19、Ig Kappa、Ig Lambda、CD20、CD11b、CD13、CD14、CD64、CD15、CD79a、cyCD3、MPO、IgG1-FITC、IgG1-PE、CD45 单克隆抗体、溶血素、1% 多聚甲醛。

4. **操作步骤**

(1)抗凝骨髓 2ml 混匀,调整白细胞数目($2 \times 10^6/L$)。

(2)胞膜染色:每管加标本及一抗,混匀。

(3)每管加二抗(抗 CD45),混匀,室温避光孵育。离心,弃上清液。

(4)裂解红细胞,混匀,避光孵育,离心,弃上清液,加多聚甲醛,上机检测。

(5)胞质染色:每管加标本及一抗(CD45),混匀,室温避光孵育。

(6)每管加渗透剂,混匀,室温避光孵育,离心,弃上清液。

(7)每管加二抗,混匀,每管加固定剂,混匀,室温避光孵育,离心,弃上清液。

(8)加多聚甲醛,上机检测。

(9)阳性判断:阳性细胞大于阴性对照 20%。

5. **临床意义**

(1)B 系白血病:CD10、CD19、CD20、CD22、CD79a 阳性。

(2)T 系白血病:CD2、CD5、CD7、cyCD3 阳性。

(3)髓系白血病:CD13、CD33、CD117、CD11b、CD15、CD14、CD64、MPO 阳性。

(4)干、祖细胞:HLA-DR、CD34 阳性。

(5)巨核细胞:CD41、CD61 阳性。

(6)红细胞:血型糖蛋白 A 阳性。

(刘 怡)

七、儿童 B-ALL 微小残留病检测

1. **原理** 白细胞表面的特异性抗原在一定外界条件下可与相应抗体发生特异性结合,当此抗体人为包被了荧光标记物后,即可应用流式细胞仪检测。

2. **标本要求** 肝素抗凝骨髓液 2ml。

3. **试剂** 抗体 IgG1-FITC、IgG1-PE、IgG1-PerCP、IgG1-APC、CD38、CD45、CD58、CD13、CD33、CD66c、CD15、IgM、CD10、CD34、CD19、CD56、TdT、CD133、NG2 单克隆抗体、淋巴细胞分离液、$1 \times PBS$、PBSA、多聚甲醛、破膜剂。

4. **操作步骤**

(1)稀释标本。

(2)离心分离单个核细胞。

(3)用 PBSA 液洗涤。

(4)计数有核细胞并调整单个细胞数为 1×10^5。

(5)标记染色:

1)初诊 B-ALL 直标法细胞膜表面染色,复诊四色荧光标记染色。

2)加入 PBSA 到试管中。

3)加入适量的直标单抗或对照,应该以同样的顺序。

4)轻轻混匀,室温避光孵育。

5)PBSA 洗涤,离心,洗涤 2 遍,去除上清液。

6)多聚甲醛固定,立即上机分析。

5. **临床意义**

(1)定量筛查儿童 B-ALL 初诊时段的肿瘤细胞特异性表达。

(2)定量监测儿童 B-ALL 缓解期不同时段的肿瘤细胞特异性表达。

(刘 怡)

八、骨髓 DNA 指数检测

1. **原理** 细胞分裂过程按 DNA 含量不同大致可分为 G_0/G_1 期、S 期、G_2/M 期。正常细胞 G_0/G_1 期通常为 2N(46 条染色体)。G_2/M 期完成 DNA 复制,含量增加 1 倍,为 4N(92 条染色体)。两期之间 DNA 含量介于 2N 与 4N 之间,为 S 期。白血病细胞 G_0/G_1 期 DNA 含量有可能不是 2N,称为异倍体。碘化吡啶(PI)可特异结合到核酸双螺旋结构中,其荧光强度可反映 DNA 含量。白血病细胞 G_0/G_1 期 DNA 含量与正常细胞 G_0/G_1 期 DNA 含量的比值称为 DNA 指数,即 DI。

2. **标本要求** 白血病骨髓液,肝素抗凝。

3. **试剂** 包括 A 液,B 液:RNA 酶。C 液:PI 染料。

4. **操作步骤**

(1)细胞冻存:

1)骨髓液离心,弃血浆。

2)加裂解液,静置。离心后弃上清液。

3)计数细胞浓度。

4)调节细胞浓度。离心,吸净上清液。

5)二甲基亚砜细胞保存液至微量离心管,封口,-18℃冷冻保存。

(2)染色:

1)检测每批临床标本均需要对照管。

2)37℃水浴快速复溶,离心,弃上清液。

3)加 A 液,混匀,室温孵育;加 B 液,混匀,室温孵育;加 C 液,混匀。1 小时内上机检测。

5. **参考值** 二倍体(2N)。

6. **临床意义** 超二倍体(染色体 >50)患者预后好于其他异倍体患者。

(刘 怡)

九、红细胞抗体检测

1. **原理** 红细胞表面的特异性抗体在一定外界条件下,可与相应抗体发生特异性结合,当抗体人为包被了荧光标记物后,即可用流式细胞仪检测。

2. **标本要求** EDTA 抗凝血 2ml,空腹,勿凝血及溶血。

3. **试剂** FITC 标记羊 F(ab')2 抗人 IgA(α),FITC 标记羊 F(ab')2 抗人 IgG(Fc Sp),FITC 标记羊 F(ab')2 抗人 IgM(μ),FITC 标记羊 F(ab')2 抗人 C3d,FITC 标记羊 F(ab')2 IgG。

4. **操作步骤**

(1)取红细胞于流式标准管中,缓冲液洗 4 次。

(2)调整细胞浓度。

(3)取流式标准管,分别加入:同型对照、IgG、IgM、IgA、C3d。加入标本及试剂,混匀,室温,避光孵育。

(4)PBS 缓冲液洗 1 次,离心。

(5)多聚甲醛固定,上机测定。

5. **参考值** IgG<2%,IgM<2%,IgA<2%,C3d<2%。

6. **临床意义** 红细胞抗体检测是免疫性溶血诊断、疗效评价的重要指标。在自身免疫性溶血、冷凝集素综合征、阵发性睡眠性血红蛋白尿、Even 综合征及新生儿同种免疫性溶血中,红细胞抗体增高。其他自身免疫性疾病,如系统性红斑狼疮、类风湿性关节炎、淋巴细胞增殖疾病(淋巴瘤、白血病等)、肿瘤在无溶血表现时也可增高。红细胞抗体对低、高敏状态都可做出检测,但较抗人球蛋白实验特异性并未增加。

(刘 怡)

十、血小板抗体检测

1. **原理** 血小板表面的特异性抗体在一定外界条件下,可与相应抗体发生特异性结合,当抗体人为包被了荧光标记物后,即可用流式细胞仪检测。

2. **标本要求** EDTA 抗凝血 5ml,空腹。勿凝血及溶血。

3. **试剂** FITC 标记羊 F(ab')2 抗人 IgA(α),FITC 标记羊 F(ab')2 抗人 IgG(Fc Sp),FITC 标记羊 F(ab')2 抗人 IgM(μ),FITC 标记羊 F(ab')2 抗人 C3d,FITC 标记羊 F(ab')2 IgG,PE 标记的抗人 CD41。

4. **操作步骤**

(1)标本混匀,离心,将上清液(富血小板血浆)转移到流式标准管中。

(2)离心,弃血浆,PBS 洗血小板 3 次。

(3)调整血小板浓度。

(4)流式管:①空白;②IgG;③IgA;④IgM;⑤C3d。分别加入标本及空白管加入对照,每管均加入抗 CD41 单抗,混匀,室温,避光孵育。

(5)PBS 洗涤。

(6)多聚甲醛固定,上机检测。

5. **参考值** IgG<2%;IgM<2%;IgA<2%;C3d<2%。

6. **临床意义** 血小板抗体检测是免疫性血小板减少性紫癜诊断、治疗及疗效评价的有用指标。在免疫性血小板减少性紫癜、胶原性疾病中,血小板相关抗体增高。也有助于对其他疾病的免疫机制的研究,如系统性红斑狼疮、多发性骨髓瘤、伊文思综合征(Evans' syndrome)。应用流式细胞仪可快速准确地检测血小板相关抗体,包括 IgG、IgA、IgM、IgD 及 C3d,及时为血小板减少患儿提供诊断依据。

(刘 怡)

第四节 血液肿瘤细胞遗传学

21 世纪以来,形态学、免疫学、细胞遗传学和分子生物学(MICM)广泛应用于恶性血液病的诊断分型,它们对血液系统恶性肿瘤具有极大的诊断价值。其中,细胞遗传学的作用至关重要。它从细胞水平和分子水平对恶性血液病的诊断、发病机制、危险度分层、预后判断及治疗指导等进行多层次的研究,同时还能指导新药研发。近年来,该领域新的发现和研究成果层出不穷,极大丰富和深化了人们对恶性血液病的认识,因此越来越为人们所重视。

一、骨髓染色体核型的制备与分析

1. **标本来源** 肿瘤染色体研究的标本须选取肿瘤细胞本身。白血病患者通常采用骨髓细胞,标本需新鲜且无菌采集,骨髓采集量为 2~4ml,肝素抗凝,采集后立即混匀,动作轻柔,避免骨髓凝集或溶血。尽快接种,避免温度高低变化影响细胞活力。在骨髓干抽或者不能获取骨髓的情况下,如果外周血幼稚细胞>20%,也可采用外周血进行短期培养。除 CLL 以外,一般不加入刺激因子以免干扰核型分析的结果。

2. **染色体制备**

(1)细胞培养:目前推荐骨髓细胞短期培养法。短期培养可以促进白血病细胞的生长和有丝分裂,正常细胞增殖率降低,异常核型检出率增加。骨髓接种量根据有核细胞计数高低决定,接种细胞数控制在$(1\sim3)\times10^6$/ml 培养液。如接种量过大,抑制细胞生长,减少有丝分裂象。培养液由 RPMI1640 和胎牛血清混合而成,比例一般为 4:1。经验表明,增加胎牛血清比例可以获得较多的中期分裂相细胞。培养时间一般为 24 小时,若标本有核细胞数过少,可以延长培养时间至 48 小时以增加分裂象,但需加入双抗抑制细菌生长。

(2)收获:收获是染色体制备的关键环节,对操作人员的要求非常高,需要尽量做到统一稳定。

1)阻留中期分裂相:终止培养前 2 小时加入秋水仙碱,终浓度为 0.1μg/ml,轻轻混匀,放回 37℃、5%CO_2 培养箱。

2)离心:将培养物移至尖底离心管中,2 000r/min 离心 10 分钟,弃上清液。

3) 低渗:弃上清液,吸管先吹匀底层细胞后再缓缓加入 37℃预温的 0.075mol/L KCl 溶液至 8ml,继续用吸管吹匀后置于 37℃水浴箱 35 分钟,中间用吸管轻轻吹打 1~2 次。

4) 预固定:在终止低渗前 1~2 分钟每管加入固定液 1ml(甲醇和乙酸 3:1 混合),混匀后 2 000r/min 离心 10 分钟。

5) 固定:弃去上清液,轻轻吹匀底层细胞,缓缓加入固定液至 10ml,边加边混匀,室温下静置 20 分钟,2 000r/min 离心 10 分钟,重复此步骤一次,弃上清液。

6) 细胞悬液的制备和保存:底层细胞用漩涡混合器充分混匀后,再加入新鲜固定液至 10ml,加盖后置 4℃冰箱保存。

(3) 制片:制片环节是染色体制备中受操作者经验影响最大的环节。实验室的相对湿度、环境温度、空气流动速度等均可影响固定液挥发的速率,影响制片质量。一般相对湿度在 40%~60%,温度在 20℃左右。

1) 滴片:对号找到保存在 4℃冰箱的细胞悬液,2 000r/min 离心 10 分钟。弃上清液,加入适当新鲜固定液,制成浓度合适的细胞悬液,于 1 米高度向下滴至一端倾斜 30° 左右的洁净无脂的玻片上,使铺满整片,置于预热的 40℃湿热烤片机上,待玻片表面的水雾散尽后即可取下,自然干燥。

2) 烤片:80℃烤片机 4 小时。

3) 显带:胰酶消化液组成为 60ml Hank 液 +0.5ml 胰酶母液(胰酶母液浓度 2.5%)。将胰酶消化液及两瓶生理盐水染缸置于 37℃水浴箱。据玻片老化程度不同,将玻片置入胰酶消化液中轻轻晃动 10s 左右,取出,依次在两瓶生理盐水中迅速洗片。

4) 染色:染液组成为 50ml 磷酸盐缓冲液 +4ml Giemsa 染液 + 1ml Wright 染液。平铺 2ml 染液于玻片上,10 分钟左右,清水迅速冲洗,吹干。

5) 显微镜下观察:在油镜下分别观察染色体显带及染色是否达到要求,根据镜下观察所见,调整显带和染色时间。

3. 染色体核型分析

(1)基本原则:先在低倍镜下挑选分散好、大小适中、无重叠交叉的中期分裂相,然后在油镜下进行分析,每例标本分析 20 个中期分裂相。根据人类细胞遗传学国际命名体制规定,要诊断 1 个异常克隆至少有 2 个细胞有相同的染色体增加或结构异常或至少有 3 个细胞有相同的染色体丢失。

(2)命名原则:首先记录全部染色体数目,逗号后列出性染色体组成。在描述染色体异常时,首先写出异常性染色体(X 染色体在 Y 染色体之前),常染色体异常依照编号顺序依次列出。对同一染色体,数目异常先于结构畸变列出。同源染色体如涉及多种结构异常,按照表示这些异常的简写术语的字母顺序列出。

二、骨髓细胞荧光原位杂交检测

近年来,以荧光原位杂交(FISH)为代表的分子细胞遗传学技术广泛应用于血液肿瘤的临床检测中。FISH 采用荧光标记的 DNA 探针,根据探针与被检测样本中 DNA 序列的互补性,探针与样本 DNA 杂交后,在荧光显微镜下检测荧光信号而得出结果。技术本身操作相对简单,重复性好、稳定,可同时观察分裂间期和中期的细胞,并具有较高的灵敏性及特异性,能检测普通显带不易发现的微小异常,是染色体核型分析的有效补充。但其异常的检测取决于能否获得相应的探针,并且 1 次杂交只能检测 1 至数个异常,而不能像常规核型分析那样对全部染色体进行数目和结构异常的整体分析。

1. 标本来源

(1)同染色体核型分析,储存于 4℃冰箱的细胞悬液可以直接使用。

(2)原则上用于 FISH 检测的标本可以不经培养,直接收获。但一般建议按照染色体核型分析的方法获取细胞标本,便于镜下观察分裂中期细胞的荧光信号,利于异常信号分析。

2. 杂交处理

(1) 制片：对号找到保存在 4℃冰箱的细胞悬液，2 000r/min 离心 10 分钟。弃上清液，加入适当新鲜固定液，制成浓度合适的细胞悬液，于 1 米高度向下滴至洁净无脂的玻片上，使细胞铺满已做好标记的玻片中央，自然干燥。

(2) 预处理：将玻片放入已 37℃预温的 2×SSC 中（pH 7.0）15 分钟；2×SSC 中室温下洗 5 分钟；分别置于 70%、85%、100% 乙醇中脱水各 1 分钟，室温下晾干玻片。

(3) 探针杂交：按说明书准备探针混合物，将 10μl 探针工作液加在杂交区域内，用盖玻片盖好，注意避免气泡产生，用封片胶封好四周，放入荧光原位杂交仪内，73℃变性 5 分钟，37℃恒温杂交 16 小时。

(4) 探针洗涤：将 0.4×SSC/0.3%NP-40（pH 7.5）洗液提前预热于 73℃，去除封片胶及玻片，迅速置于该洗液中，务必短于 2 分钟，取出置于 2×SSC/0.1%NP-40 中 1 分钟，取出玻片，垂直置于黑暗环境中，自然干燥。

(5) 细胞核复染：加 10μl DAPI 于杂交区，上面盖上盖玻片，避免气泡。于 −20℃暗中保存至少 30 分钟后再观察。

3. 荧光信号分析

(1) 基本原则：在荧光显微镜下选用合适的滤光片组观察玻片，分析 400 个细胞，计数不同信号类型的数目，根据阈值，进行结果判断。

(2) 探针阈值建立方法：采集 20 份正常人或者与疾病无关人的骨髓，使用以上方法步骤制备玻片及 FISH 检测。观察 400 个细胞，统计出现不同类型异常情况的百分比。阈值 = 平均值 + 3 × 标准差。

(3) 结果判读：如果检测值大于阈值，判定结果为阳性；如果检测值小于阈值，判定结果为阴性；如果检测值等于阈值，加大观测样本细胞数目。

三、儿童常见疾病的染色体核型特征

(一) 急性髓系白血病

1. 概述　急性髓系白血病(acute myeloid leukemia, AML)是成人急性白血病最常见的类型,在儿童急性白血病中占 20% 左右。目前,细胞遗传学异常仍然是 AML 危险度分层的重要依据,多数 AML 患者有非随机性染色体改变,包括易位、倒位、插入、缺失、扩增、等臂染色体等。尽管在临床中 FAB 分型依然被广泛使用,但 WHO 髓系肿瘤分型标准已被越来越多的临床工作者接受,一些特殊的遗传学异常在 WHO 分型建议中已被列为特殊亚型。

2. 特征性染色体重排及意义

(1) t(8 ;21)(q22 ;q22):是急性髓系白血病(AML)最常见的染色体异常,见于 20% 的儿童 AML,FAB 分型主要见于 M2,M1 和 M4 少见。分子遗传学研究显示该易位导致定位于 21q22 的 *RUNX1* 基因易位至 8q22 上,与 8 号染色体的 *RUNX1T1* 基因融合,形成 *RUNX1/RUNX1T1* 融合基因(又称 *AML1/ETO* 融合基因)。目前认为,伴 t(8 ;21) 的成人 AML 对治疗反应好,完全缓解率高,但在儿童患者长期生存较差,如果同时合并 *KIT* 基因突变,预后变差。

40% 的 t(8 ;21) 为单独异常,最常见的附加异常是性染色体的丢失,X 染色体丢失没有临床意义,而 Y 染色体丢失则是预后不好的指标。常见的附加异常依次为 del(9q)、del(7q)、+der(21)t(8 ;21)、+4、+15。t(8 ;21)骨髓有特征性的形态学表现以及免疫表型特点,因此,当患儿临床表现、骨髓形态学和免疫分型强烈提示可能存在 t(8 ;21),而染色体核型分析不支持的病例需行 FISH 检测 *AML1/ETO* 融合基因,以排除复杂和隐匿性易位。

(2) t(15 ;17)(q22 ;q21):t(15 ;17)是急性早幼粒细胞白血病(AML-M3,APL)特征性的细胞遗传学标志,儿童发生率约

12%。该易位导致定位于 17q21 的 *RARA* 基因易位至 15q22 上和位于该位置的 *PML* 基因融合，形成 *PML/RARA* 融合基因。几乎所有 APL 患者均有 *PML/RARA* 融合基因，仅有少数为变异异位，常见的变异异位有 t(5；17)、t(11；17)、t(17；17)。具有单纯 t(15；17) 的 APL 患者对全反式维甲酸(ATRA)治疗反应好，完全缓解率高，5 年生存率达 80% 以上。但变异异位，如 t(11；17) 则对维甲酸治疗不敏感。

75% 的患者表现为单独的 t(15；17) 改变，附加异常依次为 +8、del(7q)、del(9q)、ider(17)(q10)t(15；17)、+21。FISH 检测 *PML/RARA* 融合基因是染色体核型分析阴性患儿的有效补充。

(3) inv(16)(p13q22)/t(16；16)(p13；q22)：inv(16) 或 t(16；16) 是 AML 特征性染色体异常，通常见于 AML-M4Eo 亚型，约占儿童 AML 的 8%。主要以倒位为主，约占 95%，易位仅占 5%。分子遗传学研究发现定位于 16p13 上的 *MYH11* 基因与 16q22 上的 *CBFB* 基因发生融合，产生 *CBFB/MYH11* 融合基因。异常的基因产物影响 *CBF* 基因功能。目前，至少有 8 种不同的 *CBFB/MYH11* 融合转录本被发现，其中转录本 A 见于约 90% 的患儿。伴 inv(16) 或 t(16；16) 的 AML 患儿通常化疗反应较好，完全缓解率高，生存期长。如患者伴有 *KIT* 突变，则预后变差。

约 70% 的患儿仅表现为单独的染色体异常，常见的附加异常为 +22、+8、del(7q) 和 +21。由于 inv(16) 难以发现，容易漏诊，因此，在临床疑诊而核型分析又不支持的情况下，应行 FISH 检测 *CBFB/MYH11* 融合基因以明确诊断。

(4) 涉及 11q23(*MLL* 基因)的重排：混合谱系白血病(mixed lineage leukemia，*MLL*)基因定位于 11 号染色体长臂 2 区 3 带 (11q23)。11q23 重排与急性单核细胞白血病密切相关，常见于 M4 或 M5。其表现出特殊的年龄分布，约 20% 的儿童 AML 存在各种 *MLL* 易位，在婴儿白血病中，*MLL* 重排发生率则高达 70%。*MLL* 基因的伙伴染色体众多，其中 t(9；11)(p21；q23)/

MLL-MLLT3 最常见,预后相对较好。t(1；11)(q21；q23)也是预后较好的指标,而 t(6；11)(q27；q23)、t(10；11)(p12；q23)和 t(11；19)(q23；p13)治疗失败的风险则明显提高。

3. **复杂核型**　AML ≥ 3 个无相关的核型异常为复杂核型(部分文献认为 ≥ 4 个为复杂核型),但是 t(15；17)、t(8；21)、inv(16)除外。其中,相互易位为一个异常,如 t(1；9；22)涉及 3 条染色体为一个异常。另外,在 AML 中数目和结构异常都算异常核型。

(二)急性淋巴细胞白血病

1. **概述**　急性淋巴细胞白血病(acute lymphoblastic leukemia,ALL)是儿童最常见的恶性肿瘤,占儿童白血病的75%~80%,主要起源于 B 系或 T 系淋巴祖细胞。约 60% 以上的 ALL 患儿存在非随机性的染色体异常,随着 FISH、aCGH 等分子遗传学技术的广泛应用,许多常规核型分析难以发现的隐匿性异常被检出,如 t(12；21)、21 号染色体内部扩增等。这些新的染色体异常的发现,极大提高了我们对儿童 ALL 的认识,有助于改善儿童 ALL 的治疗效果。

2. **特征性染色体重排及意义**

(1)染色体数量异常:

1)高超二倍体(51~65):此异常约占儿童 ALL 的 30%,是儿童最常见的细胞遗传学亚型,预后普遍较好,并表现出一定的异质性。染色体获得为非随机性,其中 X、4、6、10、17 和 18 号染色体常表现为三体,14 和 21 号染色体常为四体。伴有高超二倍体的儿童 ALL 治疗反应较好,5 年生存率超过 80%,其中染色体众数在 56~61 的患儿预后好于众数在 51~55 的患儿。具有4、10 和 17 号染色体三体的高超二倍体预后好,并被应用于治疗的危险度分层中。18 号染色体三体也是预后较好的有价值的标志。

2)近单倍体(<30):此异常仅见于约 1% 的儿童 ALL,染色体众数为 25~29 条,预后极差。染色体丢失为非随机性,性染

色体及 10、14、18、21 号染色体一般不丢失。近单倍体常发生克隆演变,新的亚克隆为初始克隆的叠加,易导致细胞遗传学上的错误诊断,即近单倍体误判为高超二倍体,这对临床判断预后极其重要,因为两者的预后截然相反,对可疑病例可通过着丝粒FISH 探针以及 DNA 指数测定的方法加以鉴别。

3) 高亚二倍体(42~45):高亚二倍体常累及 7、9 和 12 号染色体,更多表现为复杂核型,可以为整条染色体丢失,也可由非平衡易位造成染色体数量减少。整条染色体丢失最常见于 X、Y、7、9 和 13 号染色体;7、9、12 号染色体常发生染色体短臂缺失;dic(9;20)(p13;q11)形成双着丝粒染色体为最常见的不平衡异位。单纯高亚二倍体核型患者预后较好,若同时伴有预后意义明确的结构异常,则应归入相应的预后组。

4) 低亚二倍体(30~39)/ 近三倍体(60~78):儿童罕见,见于3%~5% 的青少年及成人 ALL,预后差。染色体丢失同样为非随机性,典型的低亚二倍体核型为 3、7、15、16 和 17 号染色体单体,1、6、11 和 18 号染色体正常。克隆演变常导致近三倍体(60~78)亚克隆的形成。临床特征表现为白细胞计数低、预后差、缓解持续时间短。

(2) 染色体结构异常:

1) t(12;21)(p13;q22):此异常见于 25% 的儿童 ALL,分子遗传学研究发现定位于 12p13 上的 *ETV6* 基因与 21q22 的 *RUNX1* 基因发生融合,产生 *ETV6/RUNX1* 融合基因(又称 *TEL/AML1* 融合基因)。此异常为隐匿性异位,常规核型分析难以发现,需采用 FISH 或 PCR 技术检出。常见的附加异常为 del(12p)、+21。在儿童 ALL 中预后良好,5 年无事件生存率和总生存率分别为 89% 和 97%。然而,也有研究发现,t(12;21)儿童 ALL 的预后并不比其他儿童 ALL 好,这一方面与各个研究所采用的治疗方案不同有关,另一方面可能与 t(12;21)ALL 是一个异质性群体,存在多种分子、细胞遗传学异常有关。

2) t(1;19)(q23;p13):此异常见于 5% 的 ALL 患儿,是少

数几个与年龄不相关的染色体异常之一。分子遗传学研究发现定位于 19p13 上的 *TCF3* 基因与 1q23 的 *PBX1* 基因发生融合,形成 *TCF3/PBX1*(又称 *E2A/PBX1* 融合基因)。此异常一度被认为是高危因子,但后来发现,如果给予合适的治疗方案,t(1;19)阳性患儿的预后会很好,5 年无事件生存率为 84%,虽然具有较高的神经系统复发风险,但血液学复发风险很低。

3)t(9;22)(q34;q11):该异常是儿童 ALL 中研究最多的异常之一,位于 9q34 上的 *ABL* 基因与 22q11 上的 *BCR* 基因发生融合,形成 *BCR-ABL* 融合基因,融合基因编码酪氨酸激酶。研究表明,大约 20% 的成人和 50% 的老年 ALL 患者存在 t(9;22)易位,而在儿童发生率则较低,只有 3% 左右。目前,在大多数 ALL 治疗方案中,具有此异常的患者都被划分为高危组,而且是比较明确的预后不良因素。对成人 ALL 使用酪氨酸激酶抑制剂可使 Ph⁺ALL 完全缓解率达到 95%~100%,为造血干细胞移植创造了有利条件。有学者观察了 82 例 Ph⁺ALL 患儿,其中 62 例经异基因造血干细胞移植后接受伊马替尼治疗,伊马替尼治疗组和对照组的 5 年复发率分别为 10.2% 和 33.1%,两组 5 年无事件生存率分别为 81.5% 和 33.5%。由此证实,异基因造血干细胞移植后伊马替尼的使用,可以有效减少 Ph⁺ALL 患儿血液学复发率,改善患儿无事件生存率。

约 60% 以上的 t(9;22)存在附加染色体异常,依次为 +Ph、-7、del(7p)、9p 异常、+21、+8 和 +X。近年研究发现,超过 80% 的 Ph⁺ALL 患者存在 *IKZF* 基因缺失,该基因定位于 7p12,缺失或突变导致 Ikaros 转录因子异常表达,并与不良预后相关。

4)t(8;14)(q24;q32):该异位相对多见于青春期及年轻成人,异位导致位于 8q24 上的 *MYC* 基因与 14q32 上的 *IGH* 基因发生融合,形成 *MYC/IGH* 融合基因。变异型包括 t(2;8)(p11;q24)、t(8;22)(q24;q11)。患者中枢神经系统侵犯发生率高,病程进展快,预后不良。

5)涉及 11q23 的易位:位于染色体 11q23 的 *MLL* 基因重

排涉及染色体易位、部分串联重复、染色体 11q 的缺失或倒位以及 *MLL* 基因的插入。*MLL* 基因重排在儿童发生率约是成人的 4 倍,6 个月以内婴儿 ALL 的发生率将近 90%,6~12 个月婴儿发生率为 30%~50%,儿童发生率为 8% 左右。患儿通常为前 B 细胞表型(CD19$^+$,CD10$^-$),白血病细胞常浸润中枢神经系统。*MLL* 重排的伙伴染色体众多,其中 t(4;11)(q21;q23)(MLL/AF4)是最常见的易位,预后极差,常需进行造血干细胞移植。不同年龄段 *MLL* 重排 ALL 患儿的预后不同,婴儿预后极差,长期无事件生存率为 10%~30%,5 年总生存率为 40%~50%。

6)21 号染色体内部扩增(iAMP21):这是近年来新发现的具有预后意义的遗传学异常,见于 2% 的儿童 ALL。此异常由 21 号染色体长臂倒位、缺失、重复和扩增引起,最常见的扩增区域包含 *RUNX1* 基因,目前只能用 FISH 方法检测。FISH 图像显示,异常的 21 号染色体上具有 3 个或 3 个以上拷贝的 *RUNX1* 基因,在分裂间期细胞中,除了一个代表正常 21 号染色体的信号外,其他信号通常成簇聚集。研究表明,*RUNX1* 基因并不是 21 号染色体内部扩增的异常靶点,因为并没有发现 *RUNX1* 基因的突变或结构重排。此异常最常见于 7~13 岁儿童,中位年龄 10 岁,具有初诊白细胞数低、复发风险高的特点,10 年无事件生存率 <15%,临床治疗需加大化疗强度。

(3)复杂核型:与 AML 不同,ALL ≥ 5 个无相关的核型异常为复杂核型(部分文献认为 ≥ 3 个)。但是在儿童 ALL 高超二倍体中数目异常不算异常核型,一般认为高超二倍体患者中结构异常并不影响预后。

(三) 淋巴瘤

1. **概述**　细胞遗传学在淋巴瘤发病机制的研究中发挥了重要作用,某些重现性染色体异常与淋巴瘤的分型密切相关。随着 FISH 等分子遗传学技术的发展和广泛应用,淋巴瘤相关染色体异常的检出率明显增高,对淋巴系统恶性肿瘤的诊断和个体化治疗提供了重要依据。

2. 特征性染色体重排及意义

(1) t(11;14)(q13;q32)：是套细胞淋巴瘤(MCL)特征性的染色体改变，96%~100% 的 MCL 患者。有 t(11;14)(q13;q32)。该易位断裂点将染色体 11q13 上的 *BCL-1*(*CCND1*)基因位点与染色体 14q32 上的免疫球蛋白重链连接区拼接在一起，导致细胞周期蛋白 CyclinD1 过度表达，引起细胞增殖调控紊乱。

伴 t(11;14)(q13;q32)的 MCL 患者可出现多种非随机性的继发染色体异常。仅有 10% 的病例只含有一种染色体异常，约 2/3 的病例含有复杂核型。常见的染色体数目异常包括 –Y、–13、–9、–18、+3、+12，结构异常包括 +3q、+12q、del(6q)、del(9p)、del(1p)、del(13q)、del(11q)、del(10q)、del(11p)。目前认为 +3q、del(9p)、+12、复杂核型、del(13q14)以及 *TP53* 突变均与临床进展相关，提示预后不良。

尽管 t(11;14)(q13;q32)是 MCL 的特征性染色体改变，但实际上 t(11;14)出现的频率：50%~70% 为 MCL，10%~20% 为 B 细胞幼淋细胞白血病(B-PLL)、浆细胞白血病(PCL)和绒毛淋巴细胞淋巴瘤(SLVL)，2%~5% 出现在慢性淋巴细胞白血病(CLL)和多发性骨髓瘤(MM)中。由于 11q13 断裂点变异大，必要时需利用 FISH 检测 *CCND1/IGH* 融合基因以及免疫组化检测 CyclinD1 的表达。

(2) t(14;18)(q32;q21)：是非霍奇金淋巴瘤(NHL)中最常见的染色体易位，可出现于 85% 的滤泡型淋巴瘤(FL)以及 1/3 弥漫型大细胞淋巴瘤(DLCL)和黏膜相关淋巴组织淋巴瘤(MALT)中。该易位使得染色体 14q32 上的免疫球蛋白重链(*IGH*)基因与染色体 18q21 上的 *BCL2* 原癌基因融合，导致 BCL2 蛋白的过度表达，抑制细胞凋亡。在 MALT 中，该易位累及的基因并非 *BCL2*，而是 *MALT1* 基因。此外有部分病例可出现变异型易位如 t(2;18)(p11;q21)和 t(18;22)(q21;q11)。*BCL2* 基因在原始造血组织包括前 B 细胞呈高水平表达，在一些成熟细胞特别是 B 细胞系为低水平表达,而有 t(14 ;18)(q32 ;q21)的 B 细胞有高水平 *BCL2/IGH* 融合基因表达。

具有 t(14 ;18)的 FL 患者常伴随重现性的继发染色体异常,常见的为:+7、del(6q)、+12q、+X、+18、+21、add(1)(p36)、del(17p)以及多倍体,涉及 TP53(17p13)、CDKN2A(9p21)、MYC(8q24)的继发异常提示 FL 患者病情发生演变,出现侵袭性临床表现,预后不良。

(3) t(8 ;14)(q24 ;q32):是 Burkitt 淋巴瘤(BL)特征性的染色体异常,75%~85% 的 BL 病例表现为 t(8 ;14)(q24 ;q32),此外 15%~25% 的病例也可表现为 t(8 ;22)(q24 ;q11)和 t(2 ;8)(p12 ;q24)。这些易位使染色体 8q24 上的 *MYC* 原癌基因与染色体 14q32 上的 *IGH*、染色体 2p12 上的 *IGK* 或染色体 22q11 上的 *IGL* 基因融合,导致 *MYC* 基因的异常表达,*MYC* 激活靶基因,特别是与凋亡相关的基因,使得细胞增殖活性明显增加。

约 60% 的 BL 患者出现继发性染色体异常,复杂核型提示 BL 进展,预后不良。常见的继发异常包括 1q 部分三体、+7、+12 以及 del(13q)。值得注意的是,*MYC* 基因易位并非完全是 BL 所特有,几乎所有 B 细胞淋巴瘤亚型中都可出现。

(4) t(2 ;5)(p23 ;q35):是间变大细胞淋巴瘤(ALCL)特征性的染色体改变。30%~50% 的 ALCL 病例可见 t(2 ;5)(p23 ;q35)易位,该易位导致染色体 2p23 上的间变淋巴瘤激酶(ALK)基因与染色体 5q35 上的核仁磷酸蛋白 B23(NPM)基因发生融合,形成 *NPM/ALK* 融合基因,其蛋白产物具有酪氨酸激酶活性。此外,由于 *NPM* 基因中存在启动子,使融合基因转录表达数量明显增加,从而导致调控细胞生长的信号异常,其结果使得细胞异常增生和分化障碍。

伴 t(2 ;5)(p23 ;q35)的 ALCL 患者可出现多种非随机性的继发染色体异常。仅有不到 20% 的病例只含有一种染色体异常,通常都含有复杂核型以及结构 / 数目异常。常见的继发异常包括:+7、+9、+X、-6q、-17p 以及 -Y。除了 t(2 ;5)异常外,

ALK 重排还可涉及多个伙伴基因,包括 t(1；2)(q25；p23)、t(X；2)(q11；p23)、inv(2)(p23q35)、t(2；3)(p23；q12)、t(2；17)(p23；q23) 和 t(2；22)(p23；q11) 等。应用 ALK 分离 FISH 探针,可以显著提高此异常的检出率。

(四) 骨髓增生异常综合征

骨髓增生异常综合征(myelodysplastic syndromes,MDS)是一组克隆性造血干细胞疾病,患者主要表现为不同程度的血细胞减少、出血、感染等,部分可伴有轻度肝脾大。由于 MDS 诊断需要排除其他疾病引起的血细胞减少,对于疑诊 MDS 的病例,特别是骨髓原始细胞比例不高、无明显病态造血的情况下,细胞遗传学检测能够发现 MDS 患者骨髓造血细胞的克隆性改变,可作为诊断的客观依据。在 2008 年 WHO 血液系统恶性肿瘤的分型标准中已经将骨髓细胞染色体异常作为 MDS 诊断、分型不可缺少的依据之一。核型异常的发生率越高,提示转化为 AML 的风险越大,疾病严重程度越高。

原发性 MDS 患者核型异常的概率为 40%~70%,继发性者可达 90% 左右。核型异常分为简单异常和复杂异常(≥ 3 种核型异常)。复杂核型更多见于继发性 MDS,主要表现为非平衡异常,整条染色体或部分区段缺失造成的遗传物质丢失很常见,其次为染色体三体或部分三体造成的遗传物质获得,可表现为非平衡异位或者更复杂的衍生染色体。

根据 IPSS 积分系统,将 MDS 异常核型的预后分为五级,其中 –Y、11q– 预后极好;正常核型、5q–、12p–、20q–、5q– 伴随附加异常,预后良好;7q–、+8、+19、i(17q)、其他 2 个独立克隆的异常,预后中等;–7、inv(3)/t(3q)/del(3q)、–7/7q– 附加另一种异常,复杂异常(3 个),预后差;复杂异常(>3 个),预后极差。

良好核型包括正常核型,–Y,5q–,20q–;预后不良核型包括复杂核型,–7,7q–;预后中间型包括除外前两种核型之外的其他核型。MDS 患者定期进行核型检测是非常有价值的,特别是那些临床表现发生改变的病例,出现了新的染色体异常通常提示疾病进展,预示 AML 转化可能。核型进展可表现为正常细胞而后出现异常克隆或者原来单个的异常克隆发展为数个相关或者无关的异常克隆。异常克隆随着疾病进展可能会出现新的染色体异常,治疗后随着病情缓解而消失。

对部分低增生性 MDS,由于骨髓增生差,常规核型分析难以获得足够的中期分裂象进行分析。FISH 检测可观察间期细胞,不需中期分裂象,操作简便、敏感,可以有效补充核型分析的不足,但探针覆盖范围有限。目前针对 5、7、8、20 以及 Y 染色体的成套 FISH 探针已经在临床上广泛应用,可以显著提高MDS 染色体异常的检出率。

(岳志霞　邢天禹　王营　陈慧　田硕)

第五节　基因学检查

近年来,随着检测技术的进步,特别是高通量测序技术的推广和应用,基因检测在血液肿瘤疾病诊断、分型及疗效评估中发挥了越来越重要的作用,本节主要介绍血液病中常见的基因异常、常用的化疗药物基因型的检测方法及其在临床诊治中的意义。

一、标本制备

1. **单个核细胞提取**　取新鲜 EDTA 抗凝骨髓 2ml,经细胞裂解液去除红细胞后,离心获得单个核细胞。观察红细胞是否完全裂解,若裂解不完全则再重复裂解离心一次。裂解后,用生理盐水重悬单个核细胞以达到洗涤裂解液的目的,最后离心获得单个核细胞。计数单个核细胞,并以 $10^6 \sim 10^7$ 个 / 管分装至1.5ml Eppendorf 管中于 $-80\,℃$ 保存备用。

2. **RNA 提取及逆转录**　取出冻存细胞,利用 Trizol 试剂溶解单个核细胞,并通过氯仿和离心分离出 RNA;经 4℃ 预冷的异丙醇沉淀和离心,获得 RNA;用 75% 酒精洗涤 RNA,离心晾干后根据 RNA 量的大小用 DEPC 水溶解,放冰上准备进行逆转录(RNA 于 -20℃可保存 1 个月,-80℃可长期保存,但不可反复冻融)。利用分光光度计或 NanoDrop 测 RNA 浓度,通过 OD260/OD280 比值评估 RNA 纯度和质量,比值在 1.8~2.0 之间提示 RNA 质量好。根据 OD260 的值计算 RNA 浓度,取总 RNA 2μg 进行逆转录反应,反应体系中可选用随机逆转录引物,同时添加 RNA 酶抑制剂防止 RNA 的降解。逆转录完成后 -20℃保存备用。

3. DNA 提取　取出装有单个核细胞的 1.5ml Eppendorf 管,于 56℃金属浴中利用加入含 Proteinase K 的裂解液进行裂解细胞并消化蛋白,裂解完成后,加入无水乙醇提取 DNA,并转移至装有 DNA 吸附柱的收集管中,离心后洗涤 2 次,再利用洗脱液洗脱吸附柱中 DNA,离心后测 DNA 浓度和质量,稀释至 200ng/μl 后转移至密封冻存管中于 4℃保存。DNA 质量评价同 RNA。

4. PCR 检测　利用提取的 DNA 或逆转录获得的 cDNA 进行后续 PCR 定性或者定量检测。PCR 方法可检测基因的表达量、融合基因、基因插入或缺失等。其中定量 PCR 是通过荧光标记的方法,利用针对目的基因或者内参基因的引物、探针,分别对基因表达进行检测,包括相对定量和绝对定量的方法。临床上,常采用内参基因对目的基因进行归一化处理,如目的基因拷贝数 / 内参基因拷贝数。而定性 PCR 可在扩增目的基因后通过琼脂糖凝胶电泳等方法鉴定有无目的基因扩增及扩增片段长度等。

5. DNA 序列测定　利用 SAPMIX 进行酶解,去除待测 PCR 产物中的单链 DNA 和 dNTPs,酶解后加入醋酸钠 - 乙醇混合物(3M 醋酸钠:无水乙醇 =1:15)剧烈振荡后避光静置,离心去上清液。利用 75% 预冷乙醇洗涤 DNA,而后让乙醇在室温挥发干净,加入 HiDi Formamide 溶解 DNA,高温变性,上机电泳(若不能当日测序,可置 -20℃保存)。

二、融合基因、基因突变及基因异常表达的临床意义

1. **MLL基因重排** *MLL* 基因是造血调控的一个关键基因,该基因异常与血液系统多种恶性疾病的发生、发展密切相关,携带 *MLL* 基因重排的白血病大多恶性程度高,对化疗不敏感,缓解率低,预后较差。*MLL* 基因重排白血病患者中,基因的突变率明显低于其他融合基因阳性者,因此提示 *MLL* 基因的直接致白血病作用;此外,婴儿白血病中的检出率超过 80%,提示该基因异常起源于宫内。

(1) *MLL-AF4*:*MLL-AF4* 融合基因是 ALL 中最常见的 *MLL* 基因重排,可见于 50%~70% 婴儿 ALL 和 2%~8% 儿童 ALL。*MLL-AF4* 阳性患者,白血病细胞 CD10 表达阴性,预后差,需应用高危化疗方案或进行骨髓移植。

(2) *MLL-AF9*:*MLL-AF9* 融合基因在 AML、ALL 和非霍奇金淋巴瘤(NHL)患者中均可检出。见于 2%~5% 的 AML 患儿,但在 AML-M5 型中检出率可高达 25%。*MLL-AF9* 阳性的 ALL 和 NHL 患者预后较差,但 AML-M5 中,阳性患者预后比阴性患者好,且不是高危因素。

(3) 其他 *MLL* 基因重排:*MLL-ENL* 常见于 ALL 患者,特别是 T-ALL,但罕见于 AML。伴有 *MLL-ENL* 的 T-ALL 患者预后较好,而 B-ALL 则提示预后不良。*MLL-AF6* 融合基因常发生于 AML-M4 和 M5 中,在 T-ALL 中也有报道,阳性患者通常预后较差,生存期较短。*MLL-AF10* 在 ALL、AML 和 NHL 中均有检出,但 AML-M5 患者多见,80% 的患者小于 3 岁,缓解率低,提示预后极差。*MLL-ELL* 为 AML 特征性异常,见于 M4 或 M5 型,阳性患者预后不良。*MLL-AF1p* 融合基因在 ALL、AML、MDS 和双表型急性白血病(BAL)均有发现,预后与性别、疾病类型及分型相关。*MLL-AF1q* 多发于 AML,对预后的判断意义尚不明确。

2. **ALL/LBL**

(1) *ETV6-RUNX1*:*ETV6-RUNX1* 在 2~12 岁的儿童 B 前体

细胞 ALL 中的发生率为 20%~25%，高峰发病年龄为 2~5 岁，是儿童 ALL 最常见的染色体重排。有证据显示，该基因融合发生于宫内。*ETV6-RUNX1* 阳性初诊 ALL 患者外周血白细胞计数常 $<50 \times 10^9/L$，免疫表型中 CD10 表达阳性，对左旋门冬酰胺酶敏感，且预后非常好，5 年 EFS 超过 90%。但患者远期复发可见，多在化疗后 2 年，复发后化疗仍可获得再次缓解。该融合基因可作为 MRD 监测的标志，但监测过程中，不同治疗时间点融合基因表达水平与疾病的预后关系仍需进一步的研究来明确。

(2) *BCR-ABL*：*BCR-ABL* 最先在 CML 中发现，之后在 ALL 患者中也发现了该融合基因。在儿童 B-ALL 中的检出率大约为 5%，在 AML、淋巴瘤和 T 细胞免疫表型的 ALL 中也可见。根据 *BCR* 基因的断裂点不同，可分为 *m-BCR*（p190）、*M-BCR*（p210）、*u-BCR*（p230）三种。在儿童 *BCR-ABL*⁺ 的 ALL 病例中，p190 大约为 60%~80%、p210 为 20%~30%、p230 非常罕见。p190 刺激细胞增殖的能力比 p210 要强，同时可有 Src 激酶通路的激活，病情发展快、恶性程度更高。在 ALL 中，随着在化疗中联合应用伊马替尼，该型患者的 5 年 EFS 从 20%~30% 提升至70% 以上。此外，对伊马替尼耐药者，还可改用达沙替尼，后者可同时抑制 Src 激酶通路。

(3) *E2A-PBX1*：*E2A-PBX1* 几乎全部出现在 B 前体细胞 ALL/LSL 病例中，其中 pre-B 免疫表型多见，在儿童 ALL 中的发生率为 5%~6%。该型患者白细胞计数较高，易发生中枢神经系统侵犯。随着联合化疗的应用，目前患者预后普遍较好。

(4) *SIL-TAL1*：*SIL-TAL1* 仅见于 T 细胞免疫表型患者，发生率约为 25%，携带该融合基因的患者初诊外周血白细胞计数非常高，常 $>100 \times 10^9/L$，不同研究组对其预后的报道并不一致，但近期儿童 T-ALL 的国内外研究均显示，该融合基因阳性与阴性患者的生存率基本相同。

(5) *MEF2D* 基因重排：近期高通量测序发现一组具有独特基因表达谱的一组患者，具有涉及 *MEF2D* 基因的多种融合基因。包括 *MEF2D-BCL9*、*MEF2D-HNRNPUL1*、*MEF2D-SS18*、*MEF2D-DAZAP1*、*MEF2D-CSF1R*。该组患者预后较差,其中 *MEF2D-BCL9* 阳性者常发生于青少年,中位发病年龄为 14 岁左右,4 岁以下儿童很少见,几乎全部出现在 B 前体细胞 ALL 病例中,患者复发风险很高,且对化疗反应不敏感,是一个预后不良的标志。

(6)*ZNF384* 基因重排:最新发现涉及 *ZNF384* 的 8 种融合基因,常见的有 *TCF3-ZNF384*、*EP300-ZNF384*、*CREBBP-ZNF384*、*TAF15-ZNF384*。*ZNF384* 易位患者通常表现为 CD10 不表达或低表达、CD13 和 / 或 CD33 异常表达的 B-ALL。但不同的 *ZNF384* 伙伴基因表现出不同的临床特征。*TCF3-ZNF384* 融合基因患者半数以上白细胞计数较高且化疗不敏感,是 *ZNF384* 融合者中复发率最高的亚型,预后较差。其他 *ZNF384* 融合基因患者一般疗效较好。

(7)费城染色体样 ALL:基因表达谱与费阳患者相似,但无 *BCR-ABL* 融合基因,在 NCI 标危患者中的检出率为 10%,而高危组约为 15%。该组中大概有 47% 的患者可检测到 *CRLF2* 基因重排或者突变,如 *IGH-CRLF2*、*P2RY8-CRLF2*、*CRLF2* F232C。该重排在 Down 综合征 ALL 常见,亦可伴有 *JAK2* R863G 突变。基因组关联研究显示:西班牙裔 *CRLF2* 易位常见,并与 *GATA3*(rs3824662)关联;另有 13% 的患者涉及 ABL 激酶家族类基因重排,如 *ABL1*、*ABL2*、*PDGFRB*、*CSF1R*,该类患者可应用达沙替尼进行靶向治疗;11% 的患者具有 *JAK2* 和 *EPOR* 基因重排,这类易位激活 JAK-STAT 信号通路;还有一类激活 JAK-STAT 和 MAPK 信号通路的缺失或突变,大约占 17%,如 *IL7R*、*FLT3*、*IL2RB*、*JAK1*、*JAK3*、*NRAS*、*KRAS*、*PTPN11*、*NF1*、*SH2B3*。

(8)*IKZF1* 基因缺失:*IKZF1* 突变主要见于 ALL,约 20% 的儿童 B-ALL,30% 的成人 B-ALL 和 5% 的 T-ALL 患者有 *IKZF1* 突变。在 *BCR-ABL1* 阳性、*MLL* 基因重排患者、费阳

ALL 中,较阴性患者更易检出 *IKZF1* 基因缺失。*IKZF1* 突变发生于基因组水平,是 ALL 发病的一个重要促进因素,也是 ALL 患者独立的预后不良因素。*IKZF1* 突变很少发生于髓性白血病,但近 90% 的慢性粒细胞白血病(CML)患者急淋变时可检测到发生 *IKZF1* 突变,是 CML 患者急变的重要促进因素。

(9) *NOTCH1* 基因突变:*NOTCH1* 激活性突变见于约 40% 的 T-ALL/LBL。*FBXW7* 为 *NOTCH1* 的调节基因,如果发生功能丢失性突变也可导致 *NOTCH1* 激活。伴有该基因突变患者的预后,不同协作组的研究结果并不一致。荷兰儿童肿瘤研究组(Dutch Childhood Cancer Oncology Group,DCOG)认为突变是不良的预后因素,而基于 BFM 样治疗方案的研究组均得出是预后良好的标志,并且是独立的预后因素。英国医学研究理事会(Medical Research Council,MRC)协作组报道,该基因突变者的 OS 可达 100%。

3. AML

(1) *RUNX1-RUNX1T1*:*RUNX1-RUNX1T1* 在初发 AML 患者中阳性率为 6%~8%,在 M2 中阳性率为 20%~40%,M2b 中阳性率约为 90%。*RUNX1-RUNX1T1*⁺ 白血病细胞有一定程度的分化能力,能分化为较成熟的中性粒细胞和嗜酸性粒细胞。既往曾经认为 *RUNX1-RUNX1T1*⁺ 预后较其他 AML 亚型好(M3 除外),但近年研究显示,该型患者预后情况与是否伴有其他基因突变有关,如伴有 *c-KIT* 基因突变者预后不良,需要进行干细胞移植。监测 *RUNX1-RUNX1T1* 转录本水平变化在预测患者预后中具有重要意义,有报道显示在第一次诱导结束后,转录本水平下降达到 3 个 log 者,5 年生存率可达 85%,1~3 个 log 者为 79%,而低于 1 个 log 者则仅为 50%。

(2) *CBFβ-MYH11*:*CBFβ-MYH11* 融合基因主要见于 AML-M4Eo 亚型,少见于 M2 和 M5。根据 *MYH11* 基因的断裂点,*CBFβ-MYH11* 可分为多种亚型,其中最常见的为 A 型,占 80%。CBFβ-MYH11 融合蛋白通过干扰核心结合因子的转录激活作用而致病。*CBFβ-MYH11* 阳性的患者对化疗敏感,预后较好。

(3) *PML-RARA*:*PML-RARA* 融合基因见于 95% 以上的 APL,是 APL 的一个特异的标志。根据 *PML* 基因断裂点的不同,可分为 L 型、S 型、V 型三种异构体;L 型约占 55%,S 型约占 40%,V 型约占 5%。形态学上 S 型白血病细胞常为低分化的并且这些患者可见继发细胞遗传学异常,V 型 APL 患者的白血病细胞体外对 ATRA 的敏感度低。全反式维甲酸和砷剂的应用,使得目前 APL 的总生存率超过了 90%,研究显示第一次诱导结束后,*PML-RARA* 转录本归一化后的拷贝数低于 1,提示预后较好。

(4) 基因突变:AML 发病中认为存在两种突变,Ⅱ型突变影响细胞的分化,常见的基因异常如 *PML/RARa*、*AML1/ETO*、*CBFB/MYH11*、*AML1*、*CEBPA*、*NPM1*、*MLL-PTD*;Ⅰ型突变存在于细胞亚克隆中,是疾病演化中晚期的克隆性事件。使得细胞的凋亡受抑,常见的基因异常包括 *FLT3*、*KIT*、*N-RAS*、*TP53*。>95% 的 AML 患者中存在至少一个体细胞突变,平均存在 3 个启动突变,突变涉及信号和激酶通路,如 *FLT3*、*KRAS*、*NRAS*、*KIT*、*PTPN11*、*NF1*;表观遗传学修饰基因,如 *DNMT3A*、*IDH1*、*IDH2*、*TET2*、*ASXL1*、*EZH2*、*MLL*;转录因子,如 *CEBPA*、*RUNX1*、*GATA2*;剪切因子复合体,如 *SRSF2*、*U2AF1*、*SF3B1*、*ZRSR2*;黏附复合体,如 *RAD21*、*STAG1*、*STAG2*、*SMC1A*、*SMC3*;以及 *NPM1* 和 *TP53*。

FLT3-ITD/TKD 在 1/3 的患者中可检出,可激活 RAS/RAF/MEK、PI3K/AKT 信号通路,具有该基因突变被认为是预后不良的标志,但是 FLT3-ITD 的突变负荷 <0.5 并伴有 *NPM1* 基因突变者,预后较好。RAS 信号通路的基因突变大约在 10%~15% 的患者中存在,同时具有 NRAS G12/13 和 NPM1/DNMT3A 的患者预后较好。*KIT* D816V 在 20%CBF-AML 中可见,是预后不良的标志,可应用达沙替尼进行靶向治疗。约有 5%~10% 核

型正常的 AML 存在 *CEBPA* 基因突变,在没有其他预后不良的基因突变存在时,AML 伴 *CEBPA* 双等位基因突变提示预后良好。*NPM1* 基因突变者预后良好,但在儿童中存在该基因突变者少见。

4. 淋巴瘤

(1) *NPM-ALK*:*NPM-ALK* 融合基因大多数发生在儿童和年轻人中,其中男性居多,与间变性大细胞淋巴瘤(ALCL)患者高度相关,易位导致 ALK 激酶的持续性激活,阳性患者五年总生存率明显优于阴性的患者。研究显示,根据患者初诊时 *NPM-ALK* 的拷贝数 > 或 <10 拷贝 /10^4 *ABL* 基因,将其分为两组,两组患者的无进展生存率存在显著差异。近年来,ALK 抑制剂克唑替尼已用来治疗复发 / 难治性的 ALCL,并取得了不错的疗效。

(2) *cMYC-IGH*:该基因重排在 2/3 的 Burkitt 淋巴瘤和 2% 的 DLBCL 中可检出,可引起 *C-MYC* 基因过表达,形态学上表现为 FAB-L3,常伴有其他额外的染色体异常,如复杂核型、1q、7- 三体和 12- 三体等。成人患者预后不如儿童,伴有复杂核型者预后较差。

5. MDS/MPN 及 MPN

(1) MDS:成人 MDS 中常见的基因突变是涉及 RNA 剪切和表观遗传学修饰的基因,如 *SF3B1*、*SRSF2*、*U2AF1*、*ZRSR2*、*TET2*、*ASXL1*、*DNMT3A*,但儿童中罕见这些突变。常见 *GATA2* 基因突变,15% 进展及 7% 儿童原发 MDS 患者有胚系 *GATA2* 突变,但在治疗继发 MDS 或者获得性再障中无此突变。具有 *GATA2* 基因突变的患者年龄偏大,4 岁以下者无。易伴有 7 单体及进展性疾病,常见有单核细胞增高,对预后和表型没有影响,需在低细胞阶段时进行 HSCT。*RAS*、*TP53*、*WT1* 基因突变及 7 单体可能与疾病进展有关。

(2) MPN:几乎全部的 PV 患者、50% 的 ET 患者中存在 *JAK2* V617F。该基因突变阳性 PV 患者表现为红系、粒系、巨核系均异常增殖。可以应用 JAK2 抑制剂进行靶向治疗。*JAK2* V617F 阴性的 PV 患者可能会检测到 *JAK2* 12 外显子的突变。尚有部分 ET 患者可检测到 *MPL* W515L、*CALR* 基因突变。CNL 患者中可见 *CSF3R* T618I 或其他 *CSF3R* 激活突变。

(3) JMML：JMML 的发病与 RAS 通路异常有关，25% 的患者具有 *NRAS*、*KRAS* 体细胞突变，35% 具有 *PTPN11* 体细胞突变；还可见到 *NF1*、*CBL*、*PTPN11* 的胚系突变，约占 15%、10%~15%、2%~5%。*CBL*、*PTPN11* 胚系突变和一些 *NRAS* 体细胞突变者可自发缓解，而 *NF1*、*PTPN11*、*KRAS* 和大部分 *NRAS* 体细胞突变者则会出现病情进展，因此需要进行异基因造血干细胞移植。*PTPN11* 基因突变类型在疾病鉴别中具有重要作用，如非 NS-JMML：35% 体细胞突变，SHP2 激活；NS-MPD：无体细胞突变，SHP2 活性中等；NS：50% 存在胚系突变，SHP2 不激活。

(4) 其他 MDS/MPN 疾病：CMML 仅有遗传性异常不能诊断，成人患者 >80% 具有 *SRSF2*、*TET2*、*ASXL1* 突变，且预后不良，还可见到 *SETBP1*、*NRAS/KRAS*、*RUNX1*、*CBL*、*EZH2*、*NPM1* 基因突变。aCML 中 <10% 的患者具有 *CSF3R* 基因突变，具有 *SETBP1*、*ETNK1* 基因突变者占 1/3，但该病患者无 *JAK2*、*CALR*、*MPL* 突变。MDS/MPN-RS-T 中可见 *SF3B1*、*JAK2V617F*、*CALR*、*MPL* 基因突变。

6. 其他血液病

(1) 再生障碍性贫血(AA)：通过高通量测序的方法，发现 AA 患者中存在 *BCOR*、*BCORL1*、*PIGA*、*DNMT3A*、*ASXL1*、*JAKs*、*TP53*、*RUNX1* 等基因突变，具有 *BCOR*、*BCORL1* 和 *PIGA* 突变的患者预后最好，10 年总生存率可达到 80%，而具有 *DNMT3A*、*ASXL1*、*JAKs*、*TP53*、*RUNX1*、*CSMD1* 的患者预后差于无基因突变者，10 年总生存率前者约为 50%，后者约为 70%。

(2) 阵发性睡眠性血红蛋白尿症(PNH)：几乎所有 PNH 患者都有 *pig/a* 基因异常，导致 N- 乙酰葡萄糖胺不能加到磷脂酰肌醇上，最终不能形成完整的糖肌醇磷脂(GPI)锚蛋白。可继发于锚蛋白合成异常,多种GPI连接蛋白缺陷,如CD55、CD59、CD16a、CD58、CD14、CDw52、乙酰胆碱酯酶、白细胞碱性磷酸酶、尿激酶受体、叶酸受体等。

(3)噬血细胞性淋巴组织细胞增生症(HLH)相关基因突变:基因学检测是诊断原发性HLH的金标准。*PRF1*、*UNC13D*、*STX11*、*STXBP1*分别与原发性HLH 2型-5型相关;男孩需加测*SH2D1A*和*BIRC4/XIAP*基因。如果发现基因异常,需同时检测父母基因。伴有白化症状者,还需检测*Rab27a*和*LYST*基因。

(4)地中海贫血相关基因突变:临床上以α和β地中海贫血较常见。α地中海贫血者大多(60%)由α珠蛋白缺失所致,少数(40%)是由于基因点突变;常见的基因缺失有 $-\alpha^{3.7}$、$-\alpha^{4.2}$、$-(\alpha)^{20.5}$、$--^{MED}$、$--^{SEA}$、$--^{FIL}$、$--^{THAI}$,常见的基因突变有 $\alpha^{HphI}\alpha$、$\alpha^{NcoI}\alpha$、$\alpha\alpha^{NcoI}$、$\alpha^{TSaudi}\alpha$。β地中海贫血者99%以上为基因的点突变,少数为基因缺失;基因突变类型具有高度异质性,其中CD41/42(-TCTT)、IVS-2-654(C → T)、CD17(A → T)、TATAbox28(A → G)和CD71/72(+A)5种热点突变占90%以上。染色体上的两个等位基因突变点相同者称为纯合子;同源染色体上只有一个突变点者称为杂合子;等位基因的点突变不同者称为双重杂合子。α地中海贫血静止型为α1杂合子;轻型为α2杂合子;中间型为α2/α1双重杂合子;重型为--/--(纯合子)。β地中海贫血重型为纯合子或双重杂合子;轻型为杂合子;中间型为双重杂合子或模型变异型纯合子或双重杂合子。

(5)血友病:X连锁的先天隐性遗传出血性疾病,可分为A和B两种。血友病A是凝血因子Ⅷ(Xq28)缺乏,最常见基因缺陷是内含子22倒位,还有基因缺失、基因重排、点突变等。血友病B是凝血因子Ⅸ(Xq27)缺乏,常见基因缺陷是点突变、框架移位、缺失和插入。

(6)红细胞葡萄糖-6-磷酸脱氢酶缺乏(G-6-PD):*G-6-PD*基因位于Xq28,男性半合子和女性纯合子表现为G-6-PD显著缺乏;女性杂合子发病则与G-6-PD缺乏的细胞数量和比例有关,为不完全显性。目前，中国人 *G-6-PD* 基因突变型有 17 种，常见的有 nt1376G → T（占 57.6%）及 nt1388G → A（14.9%）。同一地区不同民族基因突变型相似，但分布在不同地区的同一民族基因突变差异很大。

(7) 遗传性骨髓衰竭综合征：主要包括：范科尼贫血（Fanconi anemia，FA）、先天性角化不良（dyskeratosis congenital，DC）、施瓦赫曼 - 戴蒙德综合征（Shwachman-Diamond sysdrome，SDS）、戴蒙德 - 布莱克凡贫血（Diamond-Blackfan anemia，DBA）、先天性无巨核细胞性血小板减少症（congenital amegakaryocytic thrombotytopenia，CAMT）及重症先天性中性粒细胞减少症等（表 11-1）。

表 11-1 遗传性骨髓衰竭综合征基因突变	
综合征	涉及基因
FA	*FANC* 等
DC	*DKC1*、*TERC*
DBA	*RPS19*、*RPS17*、*RPS24*、*RPL5*、*RPL11*、*RPL35* 等
SDS	*SBDS*
CAMT	*MPL*
重症先天性中性粒细胞减少症	*ELA-2*、*GFI-1*、*GCSFR*、*HAX-1*

(8) 粒细胞功能异常疾病：包括儿童慢性肉芽肿病（chronic granulomatous disease，CGD）、先天性白细胞颗粒异常综合征（Chédiak-Higashi syndrome，CHS）、髓过氧化物酶缺乏症（myeloperoxidase deficiency，MPD）、高 IgE 综合征（hyperimmunoglobulin E syndrome，HIES）等（表 11-2）。

表 11-2	粒细胞功能异常疾病基因突变
疾病	**涉及基因**
CGD	*CYBB、NCF1、NCF2、CYBA*
CHS	*LYST*
MPD	*MPO*
HIES	*STAT3、DOCK8、TYK2*
LAD	*CD18*

三、药物基因组学在血液学中的应用

由于遗传背景的差异,患者接受相同药物治疗后的反应存在个体差异。药物基因组学旨在发现这种个体差异的遗传基础,分辨出具有高风险等位基因型的患者,指导药物的精准使用,从而降低药物毒副作用及提高疗效。儿童血液肿瘤性疾病的治疗多为多药化疗,近年来药物基因组学在其化疗过程中的作用越来越受到重视。

1. 6- 巯基嘌呤 6- 巯基嘌呤(6-mercaptopurine,6-MP)是儿童血液肿瘤患者化疗常用药物,其使用剂量与无事件生存率显著相关。但是患儿对 6-MP 的耐受性存在个体差异,某些患儿治疗后会发生骨髓抑制、严重感染等副作用,进而导致治疗中断及不良预后。在化疗过程中根据 6-MP 毒副作用相关的基因标志物进行精准用药,将有助于进一步提高治愈率。

(1)TPMT:巯嘌呤甲基转移酶(thiopurine methyltransferase,TPMT)是 6-MP 的代谢酶之一,其等位基因突变能够降低酶活性,从而导致患者对 6-MP 不耐受,发生严重毒副作用。目前 TPMT 基因分型已经广泛用于 6-MP 的个体化用药,其分型方法为收集患儿外周血 5ml,提取 DNA 或逆转录 cDNA,检测 238、460 和 719 三个多态性位点(它们覆盖了该基因超过90% 的等位基因突变)。TPMT 基因发生杂合型突变后 TPMT

的酶活性发生部分降低,发生纯合型突变后酶活性将丧失绝大部分,提示患儿对 6-MP 耐受性差,发生严重骨髓抑制的风险高。临床药物基因组学实施联盟(Clinical Pharmacogenetics Implementation Consortium,CPIC)的指南建议 TPMT 等位基因野生型患者 6-MP 起始剂量为正常剂量,对于存在杂合型突变、酶活性部分降低的患者起始药物剂量降低 30%~70%,对于存在纯合型突变、酶活性几乎全部丧失的患者起始药物剂量降低 90%,并减少用药次数,从而避免毒副作用(表 11-3)。并同时结合患儿白细胞、中性粒细胞、毒副作用程度等,进一步对 6-MP 的剂量进行调整。TPMT 基因在欧洲及非洲裔人群中突变率较高,是该人群 6-MP 耐受剂量的主要决定因素。而东亚人中 TPMT 突变频率非常低,仅为 3%。并且绝大多数东亚人对 6-MP 耐受性差,大部分 TPMT 基因野生型的患者仍会发生毒副作用。因此 TPMT 在中国人群 6-MP 个体化用药的应用价值非常有限。

表 11-3 根据 TPMT 表型 / 基因型进行 6-MP 剂量调整	
TPMT 表型 / 基因型	建议剂量
正常代谢(两个正常功能的等位基因,野生型)	起始剂量为正常剂量
中等代谢(具有一个正常功能的等位基因,杂合型突变)	起始剂量降低 30%~70%
不良代谢(没有正常功能的等位基因,纯合型突变)	起始剂量降低 90%,一周两次

(2)NUDT15:新近多项研究发现 *NUDT15*(nudix hydrolase 15)基因 rs116855232 多态性位点与 6-MP 治疗后的骨髓抑制发生显著相关,TPMT rs1142345 和 NUDT15 rs116855232 均与 6-MP 耐受显著相关,并且它们具有协同作用,两个位点均为纯合型突变的患者只能耐受 8% 的 6-MP 标准剂量。*NUDT15* 基因多态性位点杂合或纯合突变亦能导致酶活性部分或大部分降低,该基因在东亚人中的突变频率显著高于西方人,提示

NUDT15 基因可能是亚洲人 6-MP 耐受剂量的主要决定因素，特别是对于 *TPMT* 基因野生型的 6-MP 不耐受患者的指导意义更加重大。但目前它在临床中如何指导 6-MP 剂量还需进一步的研究结果来支持。

2. 其他化疗药物　其他血液病化疗药物在治疗过程中也会导致严重毒副作用，例如糖皮质激素导致骨破坏、长春新碱导致神经毒性、门冬酰胺酶导致过敏及胰腺炎、氨甲蝶呤导致黏膜炎及神经毒性等。针对这些药物也有许多药物基因组学的研究，但是目前还没有能够真正用到临床上的基因标志物，它们对这些化疗药物的个体化用药中的指导意义需要更多大宗的重复实验支持。接下来仅对目前的研究进展进行简单介绍。研究发现 *PAI-1*、*TYMS*、*VDR*、*ACP1* 等基因多态性与糖皮质激素骨破坏相关。*CYP3A5*、*CEP72*、*ABCB1* 基因多态性与长春新碱神经毒性相关。*GRIA1* 基因与门冬酰胺酶的过敏相关。HLA-B07∶01 多态性与门冬酰胺酶过敏及抗体有关，该多态性能够改变 HLA 蛋白与门冬酰胺酶表位的结合。另外 *ASNS* 基因多态性与门冬酰胺酶的过敏、胰腺炎发生、血栓形成相关。目前研究显示 *MTHFR*、*SLC19A1*、*TYMS*、*DHFR* 等基因多态性与氨甲蝶呤的毒副作用发生相关，但是许多研究结果存在争议、可重复性差。近年发现 *SLCO1B1* 基因多个多态性位点与氨甲蝶呤的清除率及毒副作用发生相关，并在不同中心进行了重复，该基因可能在氨甲蝶呤的个体化用药中起到一定作用，其临床应用需要进一步的实验结果佐证。

（高　超　刘曙光　李　君）

第六节　出凝血疾病相关检查

一、抗凝血酶Ⅲ活性(antithrombin Ⅲ activity，AT-Ⅲ)测定

1. 原理　发色底物法：将待测的血浆中加入含有肝素的

过量的 X a 因子,在 37℃ 条件下孵育一定时间,使血浆中的 AT 与肝素结合,形成 AT- 肝素复合物,后者灭活 X a 因子。然后加入显色底物并继续孵育,剩余的 X a 因子作用于显色底物,裂解出显色基团对硝基苯胺。反应体系的显色强度与剩余 X a 因子的活性呈正相关,与待测血浆中的 AT 活性呈负相关。

2. **标本要求** 1:9 枸橼酸钠抗凝 2ml。

3. **试剂要求** 液体抗凝血酶(液体 AT- Ⅲ)试剂盒、因子稀释液、1:7 稀释的 Clean B 清洗液。

4. **参考值** 83%~128%。

5. **临床意义**

(1)增高:见于血友病、白血病和再生障碍性贫血等急性出血期以及口服抗凝药物治疗过程中。

(2)减低:见于先天性和获得性 AT- Ⅲ 缺乏症,后者见于血栓前状态、血栓性疾病和肝脏疾病、肾病综合征。

(李 刚)

二、血浆 D- 二聚体(D-dimer,D-D)测定

1. **原理** D-D 存在于因子 X Ⅲ a 交联纤维蛋白纤溶酶降解过程中形成的可溶性衍生物中。这些可溶性纤维蛋白降解产物包括一种原纤维蛋白原分子中没有的新抗原(D-D 结构),以及它的降解产物和可溶性纤维蛋白。D-D 胶乳试剂是一种大小均一的聚苯乙烯乳胶颗粒悬浊液,这些乳胶颗粒上包被有对纤维蛋白可溶性衍生物中的 D-D 结构具有高度特异性的单克隆抗体。当含有 D-D 的血浆与 D-D 试剂盒中的乳胶试剂和反应缓冲液反应时,包被的乳胶颗粒会发生凝集。凝集的程度与样本中 D-D 浓度成正比,仪器通过检测 671nm 波长处,由凝集引起的透射光的减少进行测定(透射免疫比浊法)。

2. **标本要求** 1:9 枸橼酸钠抗凝 2ml。

3. **试剂要求**　D-二聚体试剂盒。

4. **参考值**　0~0.24g/L。

5. **临床意义**　在 DIC 时,为阳性或增高,是诊断 DIC 的重要依据。高凝状态和血栓性疾病时,血浆 D-二聚体含量也增高。D-二聚体在继发性纤溶症为阳性或增高,而原发性纤溶症为阴性或不升高,此是两者鉴别的重要指标。

(李　刚)

三、血浆纤维蛋白原(fibrinogen,FIB)含量测定

1. **原理**　Clauss 法将试剂加入稀释的样本中,试剂中过量的牛凝血酶可直接作用血浆中的纤维蛋白原转化为纤维蛋白,反应过程的速率和纤维蛋白原的浓度呈函数关系。

2. **标本要求**　1∶9 枸橼酸钠抗凝 2ml。

3. **试剂**　纤维蛋白原试剂盒(Fib-C)、因子稀释液、1∶7 稀释的 Clean B 清洗液。

4. **参考值**　2~4g/L。

5. **临床意义**

(1)增高:见于高凝状态,如糖尿病酸中毒、急性心肌梗死、动脉粥样硬化、高脂血症等;亦见于急性感染、恶性肿瘤、放疗、烧伤、外科大手术后。

(2)降低:见于先天性低或无 FIB 血症、遗传性 FIB 异常、DIC 消耗性低凝期及纤溶期、重症肝炎、肝硬化、原发性纤溶症等。也见于蛇毒治疗和溶栓治疗,故是其监测指标之一。

(李　刚)

四、血浆因子Ⅱ、Ⅴ、Ⅶ和Ⅹ的促凝活性测定

1. **原理**　患者血浆中的因子Ⅱ、Ⅴ、Ⅶ或者Ⅹ活性决定了改良的凝血酶原时间。稀释的患者血浆中加入相应的乏因子血浆,纠正的乏因子血浆凝固时间与因子的浓度(活性%)呈正比,并可通过定标曲线获得结果。

2. **标本要求** 1:9枸橼酸钠抗凝2ml。

3. **试剂** 凝血酶原时间试剂盒,乏Ⅱ、Ⅴ、Ⅶ和Ⅹ因子血浆,因子稀释液,定标血浆,正常质控血浆,特殊水平质控血浆。

4. **参考值** FⅡ:C为79%~131%;FⅤ:C为62%~139%;FⅦ:C为50%~129%;FⅩ:C为77%~131%。

5. **临床意义**

(1)增高:见于血栓前状态和血栓性疾病。

(2)减低:见于维生素K缺乏症(FV除外)、肝脏疾病、DIC、口服抗凝剂和血中存在相应的抑制物,先天性因子Ⅱ、Ⅴ、Ⅶ和Ⅹ缺乏症较少见。FⅡ:C、FⅤ:C、FⅦ:C和FⅩ:C的测定主要用于肝脏受损的检查,因子Ⅶ在肝脏早期可下降,因子Ⅴ的测定在肝损伤和肝移植中应用较多。

(李 刚)

五、血浆因子Ⅷ、Ⅸ、Ⅺ和Ⅻ的促凝活性测定

1. **原理** 一期法:患者血浆中的凝血因子Ⅷ、Ⅸ、Ⅺ或Ⅻ活性决定了活化部分凝血活酶时间。稀释的患者血浆中加入相应的乏因子血浆,纠正的乏因子血浆凝固时间与因子的浓度(活性%)呈正比,并可通过定标曲线获得结果。

2. **标本要求** 1:9枸橼酸钠抗凝2ml。

3. **试剂要求** HemosIL SynthASil,0.020mol/L氯化钙,乏Ⅷ、Ⅸ、Ⅺ或Ⅻ因子血浆,因子稀释液,定标血浆,正常质控血浆,特殊水平质控血浆。

4. **参考值** FⅧ:C为50%~150%;FⅨ:C为65%~150%;FⅪ:C为65%~150%;FⅫ:C为50%~150%。

5. **临床意义**

(1)增高:主要见于血栓前状态和血栓性疾病,如静脉血栓形成、肺栓塞、肾病综合征、恶性肿瘤等。

(2)减低:FⅧ:C减低见于血友病A、血管性血友病、血中存在因子抗体、DIC;FⅨ:C减低见于血友病B、肝脏病、维生素

K 缺乏症、DIC、口服抗凝药物;FⅨ:C 减低见于因子缺乏症、肝脏疾病、DIC 等;FXI:C 减低见于先天性因子缺乏症、肝脏疾病、DIC 和某些血栓性疾病等。

（李 刚）

六、凝血因子Ⅷ、Ⅸ抑制物检测

1. **原理** 通过活化部分凝血活酶时间实验,检测Ⅷ因子的浓度水平。患者血浆被稀释后加入乏 FⅧ因子血浆,乏因子血浆凝血时间的校正与患者血浆中凝血因子的浓度(活性 %)呈正比,通过定标曲线得出检测结果。抑制物滴度:即受检血浆灭活正常血浆中 FⅧ的能力。能使正常血浆 FⅧ:C 减少 50% 时,则定义为 FⅧ抑制物的含量为 1 个 Bethesda 单位(BU)。抑制物滴度 >5BU 为高滴度抑制物;抑制物滴度 ≤ 5BU 为低滴度抑制物。

2. **标本要求** 1:9 枸橼酸钠抗凝 2ml。

3. **试剂要求** HemosIL SynthASil,0.020mol/L 氯化钙,乏Ⅷ、Ⅸ因子血浆,因子稀释液,定标血浆。

4. **参考值** <0.6BU。

5. **临床意义**

(1)凝血因子Ⅷ抑制物阳性见于反复输注血源性或重组凝血因子Ⅷ的血友病 A 患者、SLE、类风湿性关节炎、溃疡性结肠炎、恶性肿瘤、结节病等。

(2)凝血因子Ⅸ抑制物阳性见于反复输注血源性或重组凝血因子Ⅸ的血友病 B 患者、SLE、抗磷脂综合征等自身免疫性疾病。

6. **临床评价** Bethesda 法还可用于其他因子等抑制物的评价。本法对同种免疫引起的因子抑制物测定较为敏感,对自身免疫、药物免疫、肿瘤免疫和自发性凝血因子抑制物则不敏感。抑制物的确定最终还需进行狼疮抗凝物检测以进行排除。

凝血因子Ⅸ抑制物不具有时间、温度和 pH 依赖性,反应体系水浴 15 分钟即可。

（李 刚）

七、血小板聚集试验(platelet aggregation test, PAgT)

1. **原理** 体内血小板通过黏附、聚集在血管损伤的部位参与初级血栓的形成。血小板的聚集过程可以在体外进行模拟，即加入诱导剂二磷酸腺苷（ADP）、胶原、花生四烯酸和瑞斯托霉素等诱导剂到磁棒搅拌的富血小板血浆。透光度增加程度代表血小板聚集的强度。吸光度的变化被测量记录代表着聚集度。

2. **标本要求** 1:9 枸橼酸钠抗凝全血 4ml。

3. **试剂要求** 二磷酸腺苷、胶原、花生四烯酸、瑞斯托霉素。

4. **参考值** ADP（5mol/L）为 55%~90%；胶原（2.5g/ml）为 55%~90%；花生四烯酸（0.5mg/ml）为 55%~90%；瑞斯托霉素（1.5mg/ml）为 55%~90%。

5. **临床意义**

(1) PAgT 增高：反映血小板聚集功能增强。见于高凝状态、血栓前状态和血栓性疾病，如心肌梗死、糖尿病、肺梗死、高脂血症、人工心脏和瓣膜移植术等。

(2) PAgT 减低：反映血小板聚集功能减低。见于获得性血小板功能减低，如尿毒症、肝硬化、MDS、ITP、服用抗血小板药物、低(无)纤维蛋白原血症等。还见于遗传性血小板功能缺陷，不同的血小板功能缺陷病对各种诱导剂的反应不同。血小板无力症：ADP、胶原和花生四烯酸诱导的血小板聚集减低和不聚集；巨大血小板综合征：ADP、胶原和花生四烯酸诱导的血小板聚集正常，但瑞斯托霉素诱导的血小板不聚集；贮存池病：致密颗粒缺陷时，ADP 诱导的聚集常减低，无二相聚集，胶原和花生四烯酸诱导的血小板聚集正常；α 颗粒缺陷时，血小板凝集和聚集均正常；血小板花生四烯酸代谢缺陷：ADP 诱导的聚集常减低,无二相聚集,胶原和花生四烯酸诱导的血小板聚集均低下。

6. **注意事项** 采血前一周禁用影响血小板聚集的药物如阿司匹林、潘生丁(双嘧达莫)、肝素、华法林等药物。测定应在采血后 3 小时内完成,时间过长会导致聚集强度和速度降低。血浆中脂类过多或红细胞混入等因素可使血浆透光度下降,影响血小板聚集强度,脂血或黄胆的标本不建议使用。血小板数量过少无法形成反应体系,建议血小板数量 $>100 \times 10^9/L$ 再行检测。

(李 刚)

第七节 血液病相关其他实验室检查

一、红细胞渗透脆性试验

1. **原理** 本试验是测定红细胞对不同低渗浓度盐水溶液的抵抗力,这种抵抗力与红细胞表面积和体积有密切关系,表面积大而体积小者对低渗盐水抵抗力较大(脆性减低);反之,则抵抗力较小(脆性增加)。球形红细胞表面积/体积比值减少,脆性显著增加。

2. **样本要求**

(1)用肝素抗凝管取患者血 2ml,如患者溶血,须先用等渗盐水将红细胞洗涤后配成 50.0% 红细胞悬液,再进行试验。如患者已输血影响本试验结果,试验应注明。

(2)每次试验均应同时做正常人对照。

3. **操作步骤** 取 20 个玻璃试管,将上述 NaCl 溶液 0.25ml(表 11-4)室温静置 2 小时或 24 小时后,观察结果,从高浓度管开始观察,上层溶液开始出现透明红色且管底有红细胞者为开始溶血管,溶液透明红色,管底完全无红细胞者为完全溶血管。

表 11-4	红细胞渗透脆性试验 NaCl 溶液浓度表								
试管号	1	2	3	4	5	6	7	8	9	10
NaCl(%)	0.66	0.64	0.62	0.60	0.58	0.56	0.54	0.52	0.50	0.48
试管号	11	12	13	14	15	16	17	18	19	20
NaCl(%)	0.46	0.44	0.42	0.40	0.38	0.36	0.34	0.32	0.30	0.28

4. 质量控制　本试验每月做 1~2 次正常人对照,保证相关试剂的可靠性。

5. 参考值　开始溶血:0.42~0.46%(71.8~78.6mmol/L);完全溶血:0.32~0.34%(54.7~58.1mmol/L)。患者与正常对照溶血浓度相差 0.04% 具有诊断价值。

6. 临床意义

(1)渗透脆性增加:见于遗传性球形红细胞增多症,也可见于自身免疫性溶血性贫血伴球形红细胞增多者。此类患者开始溶血在 0.52%,甚至达到 0.66% 以上。

(2)渗透脆性减低:见于各型地中海贫血,Hb-C、D、E 病,缺铁性贫血,脾切除术后,阻塞性黄疸等。

(张　雪)

二、直接抗人球蛋白(Coombs)试验

Coombs 于 1945 年在临床医学中引入了抗球蛋白试验,此即是其被称为 Coombs 试验的原因。本试验基于运用多特异性抗人球蛋白(AHG),AHG 可检测包被免疫球蛋白或补体成分的红细胞。含抗 IgG 及抗 C3d 试剂的直接 Coombs 试验可以检出并区分在体内由 IgG 型免疫球蛋白或补体 C3d 片段致敏的红细胞。

1. 原理　本检验的原理基于由 Y. Lapierre 所描述的用于检测红细胞凝集反应的凝胶技术。当红细胞抗原接触到试剂中或者血清或血浆样本中存在的相应抗体时就会发生凝集。每个微孔管由一个微柱和一个分配/孵育室组成。每个微柱中含有混悬于缓冲介质中的聚合右旋糖酐微球,这种微球起到过滤器

的作用。右旋糖酐与含有特异性抗体、抗人球蛋白或缓冲液的试剂混合。微孔管含有特异性抗体的凝胶溶液,凝胶溶液作为反应介质,红细胞接触抗体后凝集。微孔管包含抗人球蛋白,通过在"体内"或"体外"与被 IgG 抗体或补体片段致敏的红细胞凝集而发挥作用。无抗体的微孔管作为对照孔。离心过程中,依据其大小,红细胞凝集物沿凝胶柱截留或截留在凝胶柱表面。非凝集红细胞沉降到微孔管底部。

2. **样本要求** 使用常用抗凝剂采集的血液样本,不要使用溶血、浑浊、受污染或含有凝块的样本,血液抽取、采集及处理的操作过程应由具有资质的技术人员按照现行标准及指令进行。

3. **结果判读** 见表 11-5 及图 11-15。

表11-5	直接抗人球蛋白试验结果判定表	
定性		**判定标准**
阴性:	–	红细胞带位于柱底部,在柱其余部分未见凝集
阳性:	+/–	柱下半部有极少的小规模凝集
	+	柱中有一些小规模凝集
	++	整个柱中分布有小规模或中等规模凝集
	+++	柱上半部有中等规模的红细胞凝集带
	++++	柱上部区域有红细胞凝集带
DP		双群(红细在柱底部及上部都有凝集带)

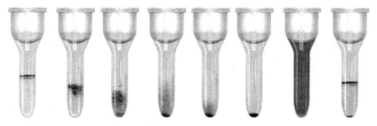

图 11-15　直接抗人球蛋白试验结果判定图

4. 结果解释

(1)结果本身不作为诊断。结果必须与患者的临床信息和其他资料一起评价。

(2)无抗体的微孔管作为对照孔必须为阴性。如果为阳性，试验无效。用生理盐水洗涤红细胞并制备新的洗涤后红细胞悬液重复试验。如果重复试验的无抗体的微孔管为阴性，可判读试验结果；如果为阳性，试验无效。

(3)在确认并非由抽取和/或样本处理方面的问题引起后，应将微孔管中观察到的完全或部分溶血(上清液和/或凝胶柱带粉红色)判读为阳性结果。

(4)直接 Coombs 在新生儿样本中，阴性结果表明没有可检出的抗体；阳性结果表明红细胞被致敏(被子宫内的抗体包被)。

5. 质量控制

(1)推荐在每一系列试验中应包括已知结果的阳性和阴性对照。

(2)若获得非预期质控结果，应对仪器、试剂和材料予以全面确认。

6. 临床意义

(1)常见于新生儿溶血症、自身免疫性溶血症、特发性自身性免疫性贫血和医源性溶血性疾病等。

(2)AIHA、冷凝集素综合征、新生儿同种免疫性溶血、PNH、药物性免疫性溶血等直接抗人球蛋白试验阳性，其他结缔组织病、淋巴细胞增殖性疾病、肿瘤、传染性单核细胞增多症、某些慢性肝肾疾病等直接抗人球蛋白试验可出现阳性结果。

(张 雪)

三、C 反应蛋白定量检测

CRP 是一种蛋白质，当严重细菌、真菌、寄生虫感染以及脓毒症和多脏器功能衰竭时,它在血浆中的水平升高。自身免疫、过敏和病毒感染时 CRP 不会升高。局部有限的细菌感染、轻微的感染和慢性炎症不会导致其升高。细菌内毒素在诱导过程中担任了至关重要的作用。

1. **检测原理**　利用固相免疫双抗体夹心法原理,稀释后的样品加样于反应板,标本流过反应膜,CRP 分子即被固定于膜的 CRP 特异性单克隆抗体所捕获,然后和随后加入的胶体金抗体缀合物相结合,未结合的金标抗体,用洗涤液将其从膜上清除,膜下滤纸层将吸收过剩的液体。当标本中 CRP 达到病理水平时,膜上将出现紫红色,颜色的强度和 CRP 浓度呈正比,用金标定量仪即可作定量测定。

2. **标本要求**　未加或加有抗凝剂(肝素、枸橼酸盐或 EDTA)的毛细血管及静脉血的全血、血清、血浆均可。

3. **参考值**　仪器测量范围为 0.5~200mg/L;正常值范围为 <5mg/L。

4. **临床意义**

(1)CRP 水平 >5mg/L 通常被认为是病理性的。

(2)病毒及轻度细菌感染,CRP 浓度呈低水平或中度水平增加。

(3)当严重的细菌感染时明显增加。

（张　雪）

四、网织红细胞检查

1. **原理**　网织红细胞是未完全成熟的红细胞,胞质内尚有嗜碱性核糖核酸物质,经煌焦油蓝、新亚甲蓝等染色后呈蓝色或蓝绿色网状结构,计数后求百分率或绝对值。

2. **参考值**　0.5%~2.5%。

3. **临床意义**

(1)增加:表示骨髓造血功能旺盛,增生性贫血均可增加,急性溶血性贫血可达 20% 或更高,急性失血网织红细胞可明显增多。缺铁性贫血及巨幼红细胞性贫血时仅轻度增加,但对症治疗后立即升高,可为疗效判断。骨髓受浸润如白血病或癌转移亦可轻度增多。

(2)减少:肾脏疾病,内分泌疾病,溶血性贫血再生危象,再生障碍性贫血等。

(张 雪)

五、血液常规检查

1. **检验目的** 通过对血液中有形成分的数量及分类进行检测,达到对疾病的辅助诊断、疗效观察、服药监测等目的。

2. **全自动血液分析仪各检验参数参考范围** 见表11-6。

表11-6 血液常规参考值

参数	参考范围	单位
白细胞	$(4.0\sim10)\times10^9$	/L
红细胞	$(3.5\sim5.5)\times10^{12}$	/L
血红蛋白	$110\sim160$	g/L
血细胞比容	$35.0\%\sim55.0\%$	—
红细胞平均体积	$80.0\sim100.0$	fl
红细胞平均血红蛋白量	$27.4\sim34.0$	pg
红细胞平均血红蛋白浓度	$320\sim360$	g/L
血小板	$(100\sim300)\times10^9$	/L
中性粒细胞百分比	$50.0\%\sim70.0\%$	—
中性粒细胞绝对值	$(1.90\sim8.00)\times10^9$	/L
淋巴细胞百分比	$20.0\%\sim40.0\%$	—

续表

参数	参考范围	单位
淋巴细胞绝对值	$(0.9{\sim}5.20)\times10^9$	/L
单核细胞百分比	3%~10%	—
单核细胞绝对值	$(0.16{\sim}1.00)\times10^9$	/L
嗜酸性细胞百分比	0.50%~5.00%	—
嗜酸性细胞绝对值	$(0.05{\sim}0.50)\times10^9$	/L
嗜碱性细胞百分比	0~1%	—
嗜碱性细胞绝对值	$(0{\sim}0.2)\times10^9$	/L
红细胞分布宽度	11.5%~14.5%	—
血小板分布宽度	15.5%~18.1%	—
平均血小板体积	6.8~11.5	fl

3. **临床危急值** 如遇危急值,应上报临床科室,并记录在《检验危急值报告记录表》。血液肿瘤中心危急值指标如下:WBC>50×10^9/L 有早期幼稚细胞;PLT <5×10^9/L;Hb<50g/L。

4. **临床意义**

(1)白细胞:

1)增多:①中性粒细胞:见于急性化脓感染、粒细胞白血病、急性出血、溶血、手术后、尿毒症、酸中毒、急性汞中毒、急性铅中毒等;②嗜酸性粒细胞:见于变态反应、寄生虫病、某些皮肤病、手术后、烧伤等;③嗜碱性粒细胞:慢性粒细胞白血病、霍奇金病、癌转移、铅及铋中毒等;④淋巴细胞:见于百日咳、传染性单核细胞增多症、慢性淋巴细胞白血病、麻疹、腮腺炎、结核、传染性肝炎等;⑤单核细胞:见于结核、伤寒、亚急性感染性心内膜炎、疟疾、黑热病、单核细胞白血病、急性传染病恢复期等。

2)减少:①中性粒细胞:见于伤寒、副伤寒、疟疾、流感、化学药物中毒、X线和镭照射、抗癌药物化疗、极度严重感染、再生障碍性贫血、粒细胞缺乏症等;②嗜酸性粒细胞:伤寒、副伤寒、应用肾上腺皮质激素后;③淋巴细胞:多见于传染病急性期、放射病、细胞免疫缺陷等。

(2)血红蛋白:

1)生理性增加:新生儿,高原居住等。

2)病理性增加:真性红细胞增多症,代偿性红细胞增多症。

3)减少:各种贫血、白血病、产后、失血后等。

(3)红细胞:

1)增多:见于真性红细胞增多症、严重脱水、烧伤、休克、肺源性心脏病、先天性心脏病、一氧化碳中毒、登山病、剧烈运动、激动、高山病、高原居住等。

2)减少:各种贫血、白血病、大出血或持续小出血、重症寄生虫病、妊娠等。

(4)血细胞比容:

1)增加:脱水浓缩、大面积烧伤、严重呕吐、腹泻、尿崩症等。

2)减少:各种贫血、水中毒、妊娠。

(5)三种红细胞平均值测定(表11-7):

1)MCV、MCH、MCHC是三项诊断贫血的筛选指标,但此三项指标又依赖于血红蛋白、红细胞计数和血细胞比容三项实际测定。

2)此三项指标是相对稳定的指标,红细胞计数或血红蛋白或血细胞比容可因人而异,有较大的个体差异,而MCV、MCH、MCHC三项则个人差异相对较小,因此在自动仪器检测中可用作质控指标。

表 11-7 正常人及各种贫血时红细胞平均参考值			
	MCH/pg	MCV/fl	MCHC/(g·L^{-1})
正常	27~31	82~92	310~370
大细胞性贫血	>31	>92	正常
正常细胞性贫血	正常	正常	正常
单纯小细胞性贫血	<27	<82	正常
小细胞低色素性贫血	<27	<82	< 正常

（6）RDW：

1）用于缺铁性贫血（IDA）的诊断与疗效观察。

2）用于小细胞低色素性贫血的鉴别诊断（IDA 与地中海贫血）。

3）用于贫血的分类（Bessman 分类法）。

（7）血小板：

1）增多：急性失血、溶血，真性红细胞增多症，原发性血小板增多，慢性粒细胞白血病，脾切除术后（2 个月内），急性风湿热，类风湿性关节炎，溃疡性结肠炎，恶性肿瘤，大手术后（2 周内）。

2）减少：①遗传性疾病：Wiskott-Aldrich 综合征、May-Hegglin 异常、巨血小板综合征、Chèdiak-Higashi 异常、范科尼贫血等；②获得性疾病免疫性血小板减少性紫癜，系统性红斑狼疮，再生障碍性贫血，大红细胞性贫血，严重缺铁性贫血，微血管病性溶血性贫血，阵发性夜间血红蛋白尿，脾功能亢进，脾脏肿瘤，以及病毒、立克次体、细菌等微生物感染，弥散性血管内凝血，肝脏疾病，体外循环，尿毒症，大量输血，充血性心脏功能不全，甲状腺功能异常，肾静脉栓塞等，以及阿司匹林、抗生素等药物影响。

（8）MPV 鉴别血小板减少的原因，MPV 增大可作为骨髓造血功能恢复的较早期指征。

(9) PDW 增大见于急非淋化疗后、巨幼细胞性贫血、慢性粒细胞性白血病、脾切除、巨大血小板综合征、血栓性疾病等。

5. **注意事项**

(1) 血液分析仪测定的适宜温度一定要在 18~25℃之间。

(2) 当出现 RBC、WBC、HGB、PLT、MCV 等和分类结果出现明显升高、降低或异常，以及仪器显示警告信号时均须复查。

(3) PLT<80×10^9/L，仪器提示可能有血小板聚集、巨大血小板或血小板卫星现象的标本，除复查外，需推血片瑞氏染色，镜下观察是否有血小板聚集、巨大血小板或血小板卫星现象，如有血小板聚集、巨大血小板或血小板卫星现象导致血小板计数假性降低，在报告中注明，必要时提示临床选用其他抗凝剂重新抽取标本复查。

(4) 超过限性值范围的结果以大于或小于限性值报告，WBC 或 PLT 可手工计数，以手工计数的结果报告。

(5) HGB<70.0g/L 时，结合患者病情、病史，符合病情者，直接报告；与病情不符或首次测试者，重新采集标本复查，必要时镜检复查。

(6) 白细胞分类检查如仪器提示异常应按照本室规定的复检规则进行。

(7) WBC 提示信息为有核红细胞增高，应推血片染色分类，根据换算公式校准 WBC。校正公式：白细胞校正数/L=X×$\dfrac{100}{100+Y}$，式中 X：未校正前白细胞数；Y：在白细胞分类计数时，计数 100 个白细胞的同时计数到的有核红细胞数。

(8) 除上述指标外，如遇特殊情况或无法解释的结果，也应进行复查和联系临床医师。

(9) 所有的复核应做好记录。

(10) 试剂应在厂商提供的失效期前使用，开封后应在试剂外包装上注明开封日期、使用者姓名，并在开启后 2 个月内使用。

（11）每天开机后先做质控，在质控时方可进行标本分析和结果的报告。

（12）质控品须在质控模式下进行测定，不能在样本模式下进行测定。

（13）溶血、脂血及结块样本的观察：仪器提示后首先应视觉观察，如血小板较低视觉无结块，应用微量吸管挑丝法看是否结块。观察直方图，标本自然分层后可观察溶血及脂血，必要时重新采样。

（14）所有原始记录保留 2 年。

（15）典型疾病血涂片保留用于结果复查和临床教学。

（张　雪）

参考文献

1. Daniel A Arber, Attilio Orazi, Robert Hasserjian, et al. The 2016 revision to the World Health Organization classification of myeloid neoplasms and acute leukemia. Blood, 2016, 127 (20): 2391-2405.

2. 尚红，王毓三，申子瑜 . 全国临床检验操作规程 . 北京：人民卫生出版社 , 2015.

3. Fiona E. Craig and Kenneth A. Foon. Flow cytomertric immunophenotyping for hematologic neoplasma. Blood, 2008, 111: 3941-3967.

4. Swerdlow SH, Campo E, Harris NY, et al. World Health Organization classification of tumours. Pathology and genetics: tumours of haemopoietic and lymphoid tissues, 4th edn, 2008.

5. Tarbox JA, Keppel MP, Topcagic N, et al. Elevated double negative T cells in pediatric autoimmunity. J Clin Immunol. 2014 Jul; 34 (5): 594-599.

6. ISCN. An international system for human cytogenetic nomenclature. Cytogenetic and Genome Research, 1985, 21 (12): 3952.

7. Moorman, AV, Enshaei A, Schwab C, et al., A novel integrated cytogenetic and genomic classification refines risk stratification in pediatric acute lymphoblastic leukemia. Blood, 2014. 124 (9): 1434-1444.

8. Gao C, Zhao XX, Li WJ, et al. Clinical features, early treatment responses, and outcomes of pediatric acute lymphoblastic leukemia in China with or without specific fusion transcripts: a single institutional study of 1, 004 patients. Am J Hematol, 2012 Nov, 87 (11): 1022-1027.

9. Gao C, Liu SG, Zhang RD, et al. NOTCH1 mutations are associated with favourable long-term prognosis in paediatric T-cell acute lymphoblastic leukaemia: a retrospective study of patients treated on BCH-2003 and CCLG-2008 protocol in China. Br J Haematol, 2014 Jul, 166 (2): 221-228.

10. 中华医学会血液学分会血栓与止血学组，中国血友病协作组 . 血友病诊断与治疗中国专家共识 (2017 年版). 中华血液学杂志 , 2017, 38 (5): 364-370.

11. Steve Kitchen, Angus McCraw, Marión Echenagucia. Diagnosis of haemophilia and other bleeding disorders. A laboratory manual. Montreal, QC: World Federation of Hemophilia, 2010.